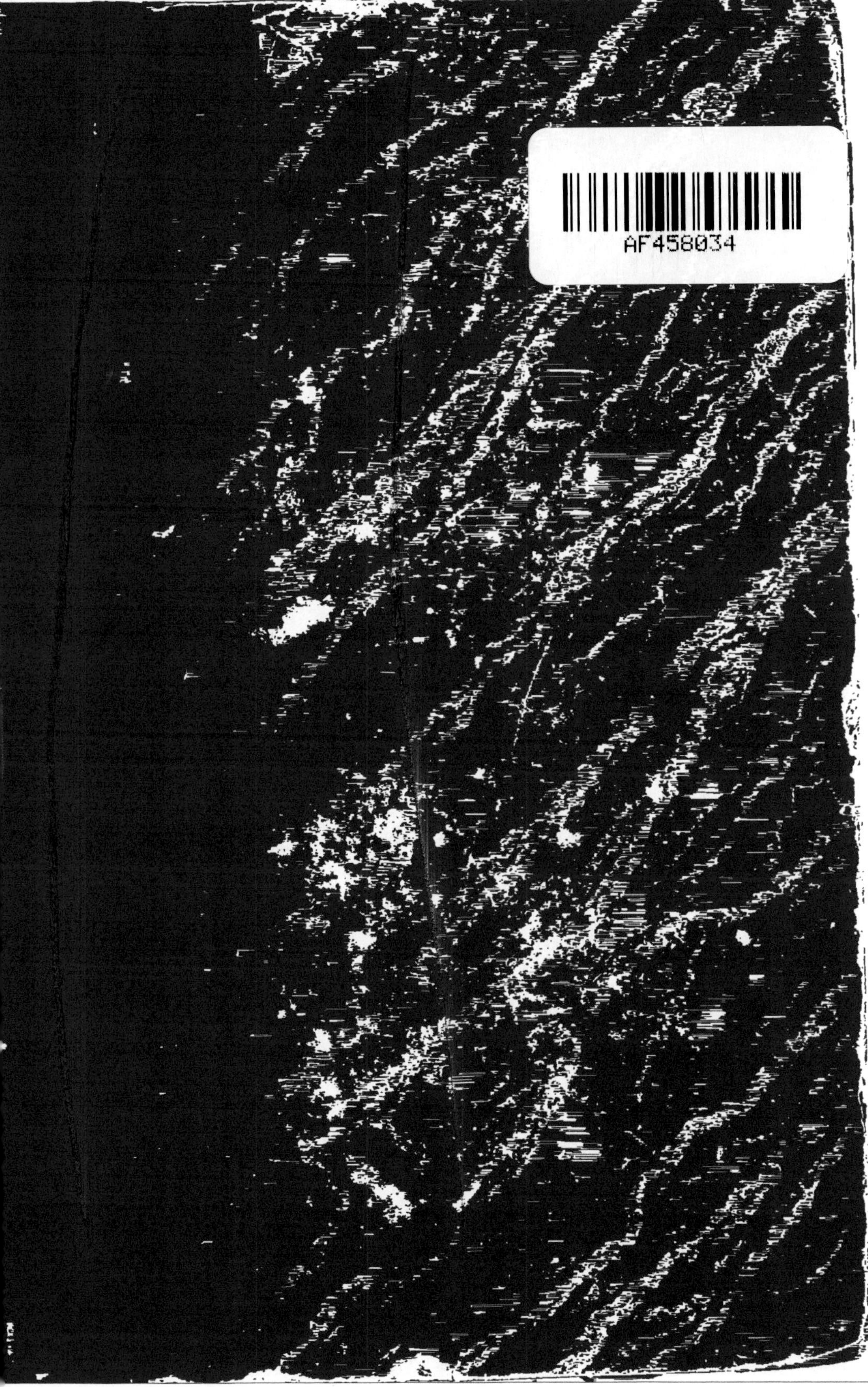
AF458034

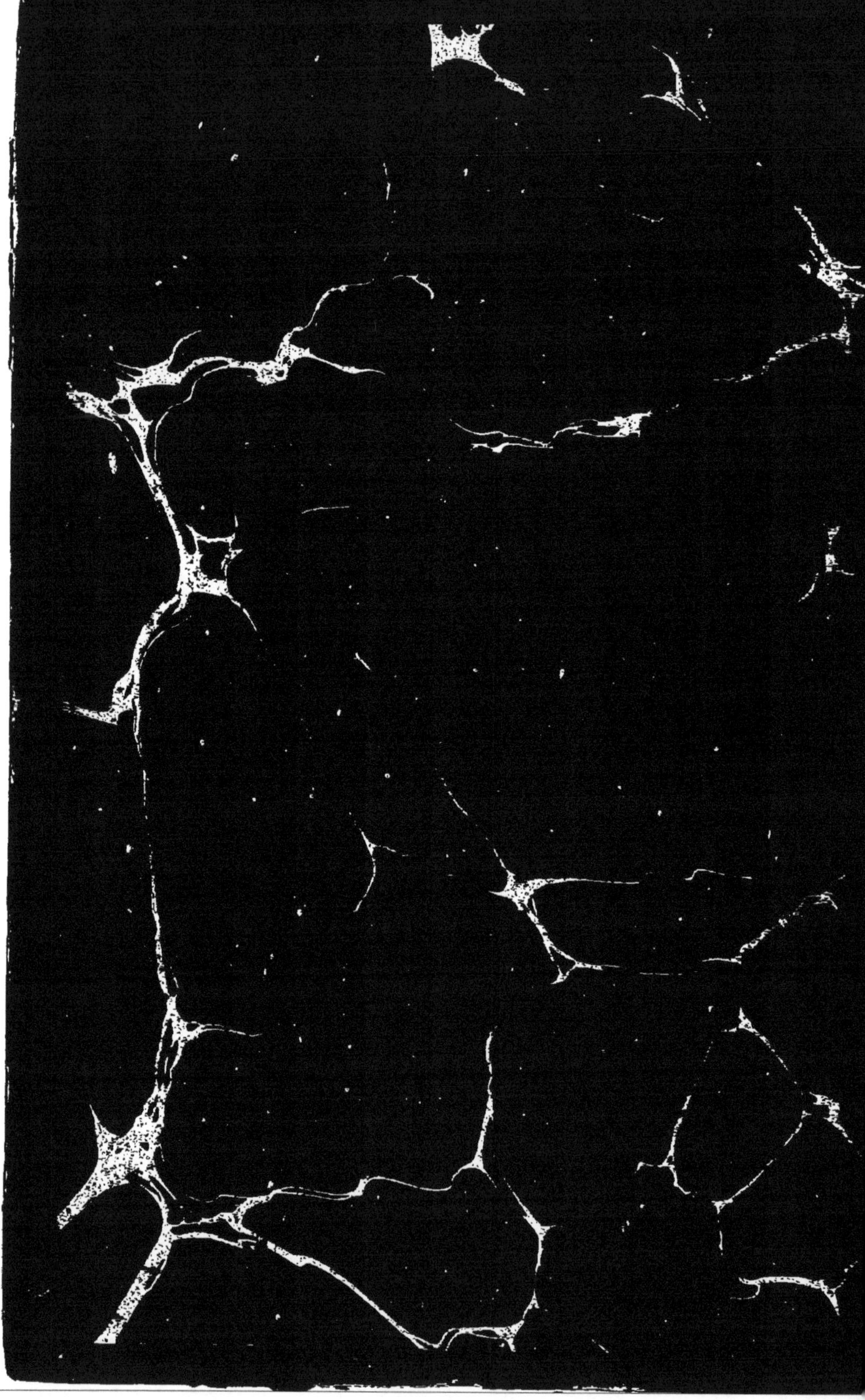

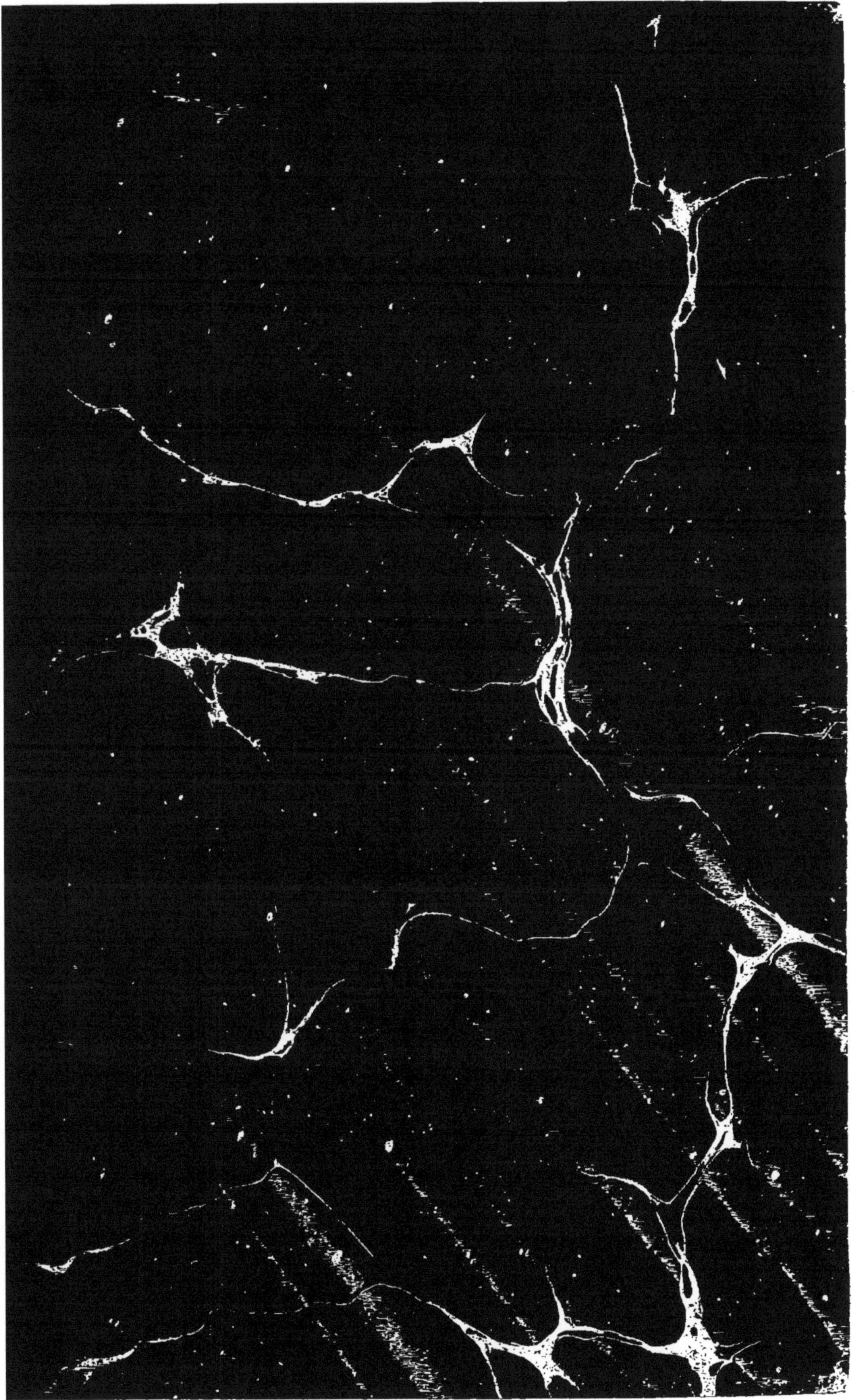

LEÇONS ORALES

DE

CLINIQUE CHIRURGICALE.

On trouve chez le même Libraire.

AMUSSAT. Leçons sur les rétentions d'urine, causées par les rétrécissemens du canal de l'urèthre, et sur les maladies de la prostate, publiées sous ses yeux par M. A. PETIT, docteur en médecine de la Faculté de Paris. *Paris*, 1832, 1 vol. in 8, br., avec fig. 4 fr. 50 c.

BLANDIN (PH. FRÉD.) Traité d'anatomie topographique, ou Anatomie des régions, considérée spécialement dans ses rapports avec la Chirurgie et la Médecine opératoire. *Paris*, 1826. Un fort vol- in-8, et atlas in-fol. de douze planches, sur papier de Chine. 20 fr.

BRIERRE DE BOISMONT. Anthropotomie, ou Traité élémentaire d'anatomie, contenant : 1° les préparations anatomiques ; 2° l'anatomie descriptive ; 3° l'embryologie ; 4° les principales régions du corps humain, avec des notes extraites du cours de PH. FRÉD. BLANDIN, agrégé à la Faculté de médecine de Paris; nouvelle édition. *Paris*, 1832, un fort vol. in-8° de 800 pages, br. 7 fr.

BRIERRE DE BOISMONT. Relation historique et médicale du Choléra-Morbus de Pologne, comprenant l'apparition de la maladie, sa marche, ses progrès, ses symptômes, son mode de traitement, et les moyens préservatifs ; etc. *Paris*, 1832, 1 vol. in-8, avec une carte. 5 fr.

BUET. Histoire générale du Choléra-Morbus depuis 1817 jusqu'en août 1831. *Paris*, 1831. 1 vol. in-8, br. 2 fr. 50 c.

CHOPART. Traité des maladies des voies urinaires ; nouvelle édition, revue, corrigée, augmentée de notes et d'un Mémoire sur les pierres de la vessie et sur la lithotomie ; par FELIX PASCAL, D. M. P. *Paris*, 1830, 2 vol. in-8, br. 12 fr.

COCHE. De l'opération médicale du recrutement et des inspections générales (ouvrage renfermant toutes les questions d'aptitude et d'incapacité pour le service militaire.) *Paris*. 1829, 1 vol. in-8° br. 6 fr.

FOY, Cours de pharmacologie, ou Traité élémentaire d'histoire naturelle médicale, de pharmacie et de la thérapeutique de chaque maladie en particulier, suivi de l'art de formuler en latin et en français. 2 forts vol. in-8, brochés. Paris, 1831. 16 fr.

JOBERT (DE LAMBALLE). Traité théorique et pratique des maladies chirurgicales du canal intestinal. (*Ouvrage couronné en 1829 par l'Institut royal de France.*) *Paris*, 1829, 2 vol. in-8, br. 12 fr.

LEPELLETIER (de la Sarthe.) Traité complet sur la maladie scrofuleuse, et les différentes variétés qu'elle peut offrir. *Paris*, 1830. in-8, br. 7 fr.

LOUYER VILLERMAY. Traité des vapeurs ou maladies nerveuses, et sur-tout de l'hystérie et de l'hypochondrie. Nouv. édit. *Paris*, 1832, 2 vol. in-8, br. 11 fr.

MANEC. Anatomie analytique, *nerf grand sympathique*; feuille grand in-fol. dessinée par Jacob. *Paris*, 1830. 6 fr. 50 c.
Idem. Fig. color. 13 fr.
—Recherches anatomico-pathologiques sur la hernie crurale. *Paris*, 1826, in-4, avec trois planches, br. 2 fr. 50 c.

PERCY. Pyrotechnie chirurgicale, ou l'art d'appliquer le feu en chirurgie. *Paris*, 1811, in-12, fig., br. 3 fr.

PERCY. Manuel du chirurgien d'armée ou instruction du chirurgien militaire sur le traitement des plaies d'armes à feu, avec la méthode d'extraire de ces plaies les corps étrangers, et la descriptions d'un nouvel instrument propre à cet usage. *Paris*, 1830, 1 vol. in-12, fig. br. 2 fr. 50 c.

WELLER. Traité théorique et pratique des maladies des yeux, traduit de l'allemand sur la dernière édition, par *F. J. Riester*, avec des notes par *Jallat, D. M. P.* Paris, 1832, 2 vol. in-8. avec 6 fig., dont 4 col. 10 fr.

LEÇONS ORALES

DE

CLINIQUE CHIRURGICALE

FAITES A L'HÔTEL-DIEU DE PARIS,

PAR M. LE BARON **DUPUYTREN**,

CHIRURGIEN EN CHEF.

RECUEILLIES ET PUBLIÉES PAR UNE SOCIÉTÉ DE MÉDECINS.

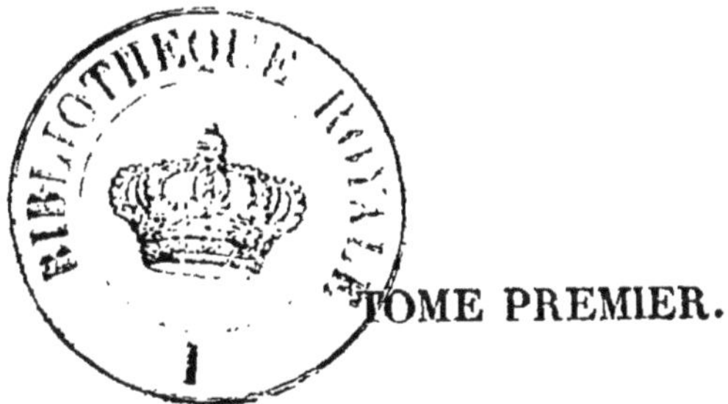

TOME PREMIER.

A PARIS,

CHEZ GERMER BAILLIÈRE, LIBRAIRE,

RUE DE L'ÉCOLE DE MÉDECINE, N° 13 BIS;

A LONDRES, CHEZ J.-B. BAILLIÈRE, LIBRAIRE

DU COLLÉGE ROYAL DES CHIRURGIENS DE LONDRES, 219, RÉGENT STREET;

A BRUXELLES, CHEZ TIRCHER, LIBRAIRE;

A GAND, CHEZ DUJARDIN, LIBRAIRE. — *A LIÈGE*, CHEZ DÉSOER, LIBRAIRE.

1832.

PARIS, IMPRIMERIE D'HIPPOLYTE TILLIARD,
Rue de la Harpe, n° 88.

PRÉFACE.

En publiant les LEÇONS ORALES DE CLINIQUE CHIRURGICALE, faites à l'Hôtel-Dieu de Paris, par M. le baron DUPUYTREN, nous croyons avoir rendu un véritable service à la science. Si on en jugeait par les résultats matériels de cette publication, le grand nombre de souscripteurs que nous avons obtenus en si peu de temps, en serait une preuve irréfragable. Peut-être nous serait-il aussi permis de voir dans cet empressement du public médical, un témoignage flatteur, donné, sinon au talent, du moins au zèle avec lequel nous avons rempli notre tâche jusqu'à ce jour. Cependant nous devons à nos lecteurs quelques explications sur la forme et le plan par nous adoptés : elles feront mieux connaître l'idée dominante qui préside à notre travail, l'esprit dans lequel nous l'avons conçu.

Des personnes se sont imaginé dans le principe, lorsque le prospectus des LEÇONS ORALES a paru, qu'après avoir recueilli jour par jour les paroles de M. Dupuytren, pendant une semaine, nous les reproduirions aussi jour par jour dans la livraison de la semaine suivante. Nous ne pouvons comprendre comment une telle pensée a pu naître dans l'esprit de quelqu'un qui n'aurait même assisté qu'à une seule leçon clinique.

Un cours de clinique est une revue journalière et successive d'une partie des malades actuellement couchés dans les salles du service, qui tous sont atteints de maladies différentes, où sur lesquels deux ou trois au plus présentent quelquefois en même temps une affection de même genre. Or, les malades dont le professeur parle aujourd'hui, ceux dont il parlera dans sa leçon de demain, il en parlera nécessairement encore dans quelques jours, dans huit ou quinze jours, dans un mois, et souvent plusieurs mois après. Les considérations dont telles maladies lui ont fourni le texte un jour, il aura l'occasion plus tard d'y revenir un plus ou moins grand nombre de fois, de leur donner plus de développemens, de les corroborer même par des considérations nouvelles, parce que d'autres faits analogues se présenteront à différentes reprises dans le courant de l'année. L'histoire pathologique d'un individu aurait donc été disséminée, par fractions de quelques lignes, dans huit, douze, quinze livraisons et même plus; les considérations ou les doctrines du professeur relatives à un même genre de maladies, auraient été éparses dans cent endroits divers de nos deux volumes! Le nombre des malades que le professeur peut passer en revue dans une leçon est, terme moyen, de huit ou dix : chaque livraison hebdomadaire aurait donc contenu (à six leçons par semaine) quelques lignes de l'histoire de quarante-huit à soixante cas différens! Pense-t-on qu'un travail où aurait régné une telle confusion, eût pu offrir quelque intérêt, quelque utilité? Non assurément. Le projet qu'on nous supposait était absurde, inexécutable, indigne de l'approbation du célèbre professeur dont nous reproduisons la science profonde; et son exécution n'aurait présenté au lecteur qu'un dédale inextricable, dans lequel il n'aurait pu trouver quelques sujets d'instruction qu'en se livrant aux recherches et aux compulsions les plus pénibles.

D'un autre côté, devions-nous nous borner à composer nos livraisons d'une série interminable d'*Observations* de faits isolés, bien détaillées du reste, bien complètes et flanquées des *Réflexions* dont ceux-ci auraient été individuellement le sujet ? Cette manière convient, elle est même nécessaire pour quelques cas rares qui sortent de la ligne ordinaire ; mais appliquée comme base d'un travail méthodique, elle n'eût produit qu'une compilation de plus : il en existe assez, ce nous semble, pour l'ennui du public.

Il résulte de ce qui précède que la publication d'un cours de clinique chirurgicale n'est pas chose aussi simple, ni aussi facile qu'on pourrait le croire. Le plan que nous suivons a multiplié pour nous les difficultés, rendu notre travail beaucoup plus pénible, beaucoup plus compliqué ; mais il nous a paru le seul profitable à la science, le seul véritablement utile, essentiellement instructif, et nous l'avons adopté.

Tous les faits pathologiques, à mesure qu'ils se présentent à l'observation du professeur, lui donnent l'occasion de développer deux ordres de considérations pratiques : les unes générales, relatives à l'espèce ; les autres particulières, déduites de l'individualité des cas.

En y rattachant d'autres faits dont il a tracé l'histoire, d'autres considérations dans lesquelles il est entré à des époques antérieures à propos de cas analogues, nous arrivons à donner sur chaque sujet de pathologie chirurgicale, un ensemble des points de doctrine les plus importans, et même un corps de doctrine aussi complet que possible, dans lequel les observations particulières viennent en foule appuyer les opinions émises, les principes établis, rendre compte des variétés d'une espèce, justifier le traitement employé, le procédé opératoire mis en usage. C'est ainsi que l'expérience acquise du professeur est mise en regard de son observation journalière, et que l'une se fortifie par l'autre. C'est ainsi que les faits de chaque jour rapprochés des faits observés par lui pendant vingt-cinq ans de travaux assidus, consolident ou modifient les conséquences qu'il en a déduites. C'est ainsi enfin que nos lecteurs profitent à la fois de l'enseignement clinique de l'année courante et de celui auquel le célèbre chirurgien se livre depuis tant d'années. Tel est l'esprit dans lequel ont été faits la plupart des nombreux articles qui composent ce premier volume.

Mais ce plan ne nous empêche point de revenir plus tard sur un sujet déjà traité dans un article général, si le professeur, sollicité par l'intérêt qu'il rencontre dans de nouveaux cas, nous y ramène dans des leçons ultérieures. Notre travail sur la Rétraction permanente des doigts et sur les causes diverses de cette affection, en est un exemple. Ce plan ne nous empêche point de présenter dans tous ses détails et avec tous les développemens qu'elle a suggérés, l'histoire d'un fait isolé, qui est de nature à fixer vivement l'attention par ses complications, par les difficultés du diagnostic, par les obstacles ou les chances de l'opération : l'article sur un cas remarquable d'hydro-sarcocèle en est une preuve.

Le volume que nous donnons aujourd'hui au public et qui est le premier de cette importante collection, contient dix-neuf sujets dont les uns sont entièrement neufs et les autres traités d'une manière beaucoup plus complète qu'ils ne l'ont été jusqu'alors. La Rétraction permanente des doigts par suite de la crispation de l'aponévrose palmaire était une affection inconnue jusqu'à nous. Ce sujet appartient entièrement à M. Dupuytren auquel il a fourni le texte d'une leçon pleine d'intérêt et que tous les journaux se sont empressés de reproduire. Nous pouvons en dire autant des Engorgemens des testicules qui ont été l'objet de remarques pratiques de la plus haute importance. Le chapitre des Brûlures est un de ceux qu'il a traités avec le plus de bonheur et de talent. Mal définies dans leur divers degrés, peu étudiées sous le rapport de leurs complications, inconnues dans leurs caractères anatomiques, livrées à l'empirisme ou abandonnées à une vieille routine pour la thérapeutique, ces lésions devaient subir, dans leur théorie pratique, d'importantes réformes devant le génie observateur de ce savant professeur. Aussi ses doctrines sur cette affection sont-elles aujourd'hui généralement adoptées. Quel sujet peut encore donner une plus haute idée des nombreux progrès de la chirurgie moderne qui lui sont dûs, que ses doctrines et ses méthodes de traitement sur les Fractures de l'extrémité inférieure du péroné et les luxations du pied ?

La critique si subtile et qui s'entoure de précautions oratoires plus ou moins adroites, quand elle s'attaque à une grande renommée qu'elle craint de blesser, a cherché à jeter de la défaveur sur les Leçons orales en disséquant quelques-unes de nos phrases, en rassemblant quelques fautes de typographie, quelques imperfections de style. Ces inconvéniens sont presque inséparables d'une rédaction aussi rapide que celle à laquelle nous sommes astreints, et d'une composition plus rapide encore. Néanmoins nos mesures sont prises pour qu'ils ne se renouvellent pas à l'avenir. Du reste, ces taches qui ne peuvent déparer le fond de notre travail, nous appartiennent : elles ne sauraient porter atteinte ni aux doctrines, ni au génie du célèbre chirurgien en chef de l'Hôtel-Dieu, auquel, nous nous empressons de le dire, nous devons le beau succès que nous avons obtenu en France et à l'étranger.

Nous nous faisons un devoir de témoigner ici notre reconnaissance à M. le docteur Marx, qui n'a cessé de nous aider de ses conseils et de mettre à notre disposition une foule de matériaux importans. Nous prions aussi MM. les docteurs Paillard et Fournier (d'Arras) de recevoir nos remercîmens pour leurs bienveillantes communications.

LEÇONS ORALES

DE CLINIQUE

CHIRURGICALE,

FAITES A L'HÔTEL-DIEU DE PARIS,

PAR M. LE BARON DUPUYTREN,

Chirurgien en chef.

Un des immenses avantages de la clinique chirurgicale de l'Hôtel-Dieu de Paris, c'est le grand nombre de cas curieux, inconnus, à peine soupçonnés, ou mal expliqués, qui se présentent chaque jour à l'observation. Mais, si ce théâtre des misères humaines est riche en incidens de toute espèce, le célèbre praticien qui y déploie les ressources de son génie, réclame, à juste titre, la meilleure partie de la célébrité acquise à cet établissement. Opérateur habile, ingénieux, inventif; professeur clair, méthodique, éloquent : telles sont les qualités qui recommandent l'enseignement de M. Dupuytren aux médecins et aux élèves.

Nous nous estimerons trop heureux, si nous pouvons donner aux leçons que nous allons publier, une partie de l'intérêt qui s'attache aux paroles de ce praticien.

ARTICLE PREMIER.

RÉTRACTION PERMANENTE DES DOIGTS[1],

Par suite d'une affection de l'aponévrose palmaire.

La rétraction des doigts et sur-tout de l'annulaire, a dit M. Dupuytren, était, jusqu'à notre époque, à peu près inconnue dans sa cause. Lorsqu'on passe en revue la multitude de motifs auxquels on l'a attribuée, la quantité de remèdes qu'on a employés contre elle, les hypothèses plus ou moins nombreuses qu'on a faites sur son origine, il n'est point surprenant qu'on l'ait crue incurable. Les auteurs qui se sont occupés de la rétraction des doigts, ne l'ont fait que d'une manière incomplète. M. Boyer, dans son Traité des maladies chirurgicales, la désigne sous le nom de *Crispatura tendinum*, mais il n'en dit que quelques mots.

Peut-être, dit M. Dupuytren, en faisant des recherches, en trouvera-t-on quelques descriptions dans les auteurs; mais ma vie, entièrement consacrée à agir, ne m'a pas permis de les faire toutes, et je serai heureux d'apprendre que ceux qui m'ont devancé, et qui ont écrit sur cette maladie, ont trouvé la cause et les moyens à employer pour la guérir.

On l'a successivement fait dépendre d'une affection rhumatismale, goutteuse, d'une violence extérieure, d'une fracture, d'une cause morbifique qui se serait métastasée, comme cela arrive quelquefois à la suite d'inflammations des gaînes, des tendons des fléchisseurs, ou d'une espèce d'ankylose; nous reconnaîtrons bientôt combien ces prétendues causes étaient peu fondées.

La plupart des individus que cette maladie affecte, ont été obligés de faire des efforts avec la paume de la main et de manier des corps durs. C'est ainsi que le marchand de vin et le cocher dont nous rapporterons les observations, avaient l'habitude, l'un de percer des barriques avec un poinçon ou de gerber des pièces, l'autre de faire jouer sans cesse son fouet sur le dos de ses haridelles. Nous pourrions encore citer l'exemple d'un homme livré aux travaux du cabinet, qui mettait un soin particulier à cacheter ses dépêches. On la rencontre chez les maçons qui saisissent des pierres avec l'extrémité des doigts, chez les cultivateurs, etc.. On voit donc déjà que la maladie se manifeste de préférence chez ceux qui sont obligés de prendre un point d'appui dans la paume de la main.

Les individus chez lesquels il existe une prédisposition à l'affection que nous décrivons, s'aperçoivent qu'ils étendent moins facilement les doigts de la main malade; l'annulaire ne tarde point à se rétracter; l'altération porte d'abord sur la première phalange, les autres suivent le mouvement; à mesure que le mal fait des progrès, l'annulaire se retire de plus en plus: c'est à cette époque que la flexion des deux doigts voisins se prononce d'une manière marquée. A cette période de la maladie on ne sent aucune nodosité au-devant et autour de la corde que présente la face palmaire de l'annulaire. Ses deux dernières phalanges sont droites et mobiles. La première est fléchie à angle plus ou moins droit; elle est mobile sur le métacarpe. Dans cet état, elle ne saurait être redressée malgré les plus violens efforts. Une personne atteinte de cette infirmité, dans le but de se guérir fit faire différens poids qui s'élevèrent successivement jusqu'à 150 livres; malgré l'énormité de ce poids, elle ne put faire cesser la flexion.

Lorsque l'annulaire est fléchi à un haut degré, la peau présente des plis dont la concavité regarde le doigt, et la convexité l'articulation radio-carpienne. Ces plis sont le résultat des adhérences naturelles de la peau avec les parties altérées. Au premier abord, on serait porté à croire que la peau est malade; mais la dissection prouve que l'enveloppe cutanée est étrangère à l'affection. Si l'on touche la face palmaire de l'annulaire, on sent une corde très tendue. Le sommet de cette corde se dirige vers la première phalange; on peut la suivre jusque vers l'extrémité supérieure de la paume de la main. En fléchissant le doigt, elle disparaît presque en totalité. Lorsqu'on fait des efforts pour étendre les doigts, on s'aperçoit qu'on met en mouvement le tendon du palmaire grêle, et que ce mouvement se propage à la partie supérieure de l'aponévrose palmaire; la continuité de ces deux parties donne l'explication de leur action simultanée. On comprend qu'il y a dans ce ſait quelque chose qui fixera plus tard notre attention.

Mais à quoi donc attribuer les incommodités de ce mal ? L'annulaire ne peut plus être étendu, les doigts voisins ne sauraient l'être complétement. Le malade ne peut saisir que des corps peu volumineux ; s'il veut serrer fortement les objets, il éprouve une vive douleur ; l'action de saisir est gênée, détermine une sensation pénible. Reste-t-il en repos, la douleur cesse, et elle ne se fait de nouveau sentir, que lorsqu'il étend trop vivement les doigts.

M. Dupuytren qui, dans sa clinique ou dans ses consultations, a au moins observé trente ou quarante cas de ce genre, cite une foule d'opinions diverses sur la cause de la rétraction de l'annulaire. Les uns l'ont regardée comme un épaississement et un raccornissement de la peau, ne considérant pas qu'elle était entraînée et attirée sur elle-même, parce qu'elle suit le mouvement de la cause qui a déterminé le mal ; d'autres l'on ſait dépendre d'une affection spasmodique des muscles : mais cette explication est purement hypothétique, car, à l'exception de l'extension, tous les autres mouvemens s'exécutent librement et avec facilité. Le plus grand nombre a pensé que la rétraction était liée à une maladie des tendons des fléchisseurs; long-temps M. Dupuytren lui-même partagea cette manière de voir. Mais il fallait connaître la nature de cette maladie. Etait-ce une inflammation, un gonflement, une adhérence du tissu cellulaire, ou une maladie chronique de ces parties? L'inflexible dissection se chargea de résoudre toutes ces questions, en démontrant qu'il n'existait aucune des altérations présumées. Quelques médecins l'ont fait naître d'une maladie des coulisses tendineuses; d'autres, d'une sorte de disposition de la surface articulaire des doigts et des ligamens latéraux. Si l'on examine l'articulation, on voit que les surfaces sont très étendues, et qu'elles sont unies de telle sorte qu'elles affectent plus spécialement la flexion, tandis que les mouvemens d'extension sont moins faciles. Les ligamens latéraux, placés des deux côtés de l'articulation, présentent, dans leur situation, une disposition qu'il importe de noter: Ils sont plus rapprochés du plan antérieur que du plan postérieur; d'où il résulte que les doigts ont plus de tendance à se porter dans le sens de la flexion que dans celui de l'extension. Mais, en admettant que cette hypothèse ait quelque valeur, elle ne pourrait s'appliquer à des hommes dans la force de l'âge; d'ailleurs, elle tombe devant les faits. Il est enfin des médecins qui croient que la rétraction est due à une maladie des surfaces articulaires, qui aurait déterminé le dépoli, l'usure, l'ankylose de l'articulation.

Nous ne nous arrêterons pas plus long-temps sur ces diverses suppositions, a dit M. Dupuytren ; nous ne les avons rapportées que parce qu'elles sont liées à l'historique de la maladie. Le point important pour nous, c'est qu'il existe un obstacle, et que nous devons chercher à en connaître la cause. Il y a peu d'années encore, on pensait que la rétraction de l'annulaire dépendait d'une altération des tendons des fléchisseurs : en voyant en effet la saillie formée à la partie antérieure du doigt, cette opinion paraissait extrêmement plausible.

Telle était l'état de la science relativement à la maladie, lorsqu'un homme atteint de cette affection vint à mourir. M. Dupuytren, qui l'observait depuis long-temps, en fut informé, et il fut assez heureux pour que ce fait remarquable ne fût point perdu pour l'art de guérir. Dès qu'il eut le bras à sa disposition, il fit dessiner avec soin l'état des parties, et procéda ensuite à la dissection. La peau ayant été enlevée dans toute l'étendue de la paume de la main et de la face palmaire des doigts, les plis, le froncement qu'elle offrait naguère, disparurent entièrement ; il était donc évident que l'arrangement qu'elle présentait pendant la maladie ne lui appartenait pas, qu'il lui était communiqué ; mais comment et par quoi ? La dissection fut continuée ; le professeur mit à découvert l'aponévrose palmaire et s'aperçut avec étonnement qu'elle était tendue, rétractée, diminuée de longueur; de sa partie inférieure partaient des espèces de cordons qui se rendaient aux côtés du doigt malade. En faisant exécuter des efforts d'extension aux doigts, M. Dupuytren vit clairement que l'aponévrose subissait une sorte de tension, de crispation : c'était un trait de lumière; aussi conjectura-t-il que cette aponévrose était pour quelque chose dans les effets de la maladie. Mais restait à trouver le point affecté ; il coupa les prolongemens qu'elle envoie sur les côtés des doigts ; immédiatement la contracture cessa, les doigts revinrent au demi-quart de flexion; le moindre effort ramenait les phalanges à l'extension complète. Les tendons existaient dans leur intégrité; les coulisses n'avaient point été ouvertes; qu'y avait-il donc de changé? l'enlèvement de la peau et la section des extrémités de l'aponévrose qui vont à la base des phalanges. Pour ne laisser aucun doute et résoudre toutes les objections, M. Dupuytren mit à découvert les tendons; ils avaient leur volume et leur mobilité accoutumés, leurs surfaces étaient lisses; il poussa l'examen plus loin : les articulations étaient à l'état normal, les os n'étaient ni gonflés, ni inégaux; ils ne présentaient pas le plus léger vestige d'altération, soit à l'extérieur, soit à l'intérieur; il ne distingua aucun changement dans l'inclinaison des surfaces articulaires, ni altération dans les ligamens extérieurs, ni ankylose; les gaînes synoviales, les cartilages, la synovie n'avaient pas non plus souffert d'altération. Il était dès lors naturel de conclure que le point de départ de la maladie était dans la tension exagérée de l'aponévrose palmaire, et que cette tension elle-même était due à une contusion de l'aponévrose par suite de l'action trop forte ou trop long-temps prolongée d'un corps dur dans la paume de la main. Il n'était donc plus question que de trouver l'occasion d'appliquer cette théorie à de nouveaux faits : elle ne devait pas se faire longtemps attendre.

Les opinions diverses émises sur les causes de cette affection, ont nécessairement occasioné beaucoup d'incertitude dans les moyens thérapeutiques. Plusieurs praticiens ont pensé qu'elle était au-dessus des ressources de l'art. M. le docteur Bennati, consultant Asthley Cooper pour un italien, nommé Ferrari, qui présentait cette difformité, le célèbre chirurgien anglais lui répondit que la maladie était incurable. D'autres, en admettant la possibilité de la guérir, ont préconisé des moyens, dont le grand nombre démontre l'inefficacité. M. Dupuytren ayant eu à traiter plusieurs individus, qu'avaient une rétraction de l'annulaire, a successivement employé des fumigations de vapeurs, d'abord faites avec des espèces émollientes, puis avec des substances calmantes ; des cataplasmes pendant le jour, et quelquefois pendant la nuit ; des sangsues ; des frictions avec des pommades résolutives, et notamment avec la pommade mercurielle, et avec le calomel ; il a eu également recours aux douches alcalines, simples, sulfureuses, savonneuses, à toutes les températures, sans que le succès soit venu couronner ses efforts. Fatigué de cette résistance opiniâtre, M. Dupuytren prescrivit une extension permanente, au moyen d'une machine fabriquée par Lacroix. L'emploi de ce moyen ne produisit aucune amélioration ; de vives douleurs, au contraire, se faisaient bientôt sentir dans la paume de la main, lorsque l'extension avait été trop long-temps continuée; on fut donc obligé de l'abandonner. Quelques chirurgiens avaient proposé la section des tendons des fléchisseurs. Cette opération a été pratiquée deux fois. Dans la première, on coupa le tendon au milieu. Il se manifesta une inflammation, avec étranglement, le long de la gaîne; la vie du malade fut mise en danger, et le doigt resta fléchi. Dans un autre cas, la section eut lieu beaucoup plus bas, il n'y eut point d'accidents, mais le doigt conserva presque toute sa flexion. Ce fut long-temps après ces opérations, pratiquées par des chirurgiens estimables d'ailleurs, que M. Dupuytren fut consulté pour un cas semblable, par M. le docteur Mailly.

Voici l'observation recueillie par ce médecin:

CONTRACTURE DE L'ANNULAIRE ET DU PETIT DOIGT,

Dissipée complétement par le simple débridement de l'aponévrose palmaire.

En 1811, M. L...., marchand de vin en gros, quai de la Tournelle, n° 25, ayant reçu un grand nombre de pièces de vin du Midi, voulut aider ses ouvriers à les ranger dans son magasin, en les entassant les unes sur les autres, ce qu'on appelle, en termes de commerce, *gerber*. A l'instant où il essayait de soulever l'une de ces pièces qui sont ordinairement ſort volumineuses, en plaçant la main gauche au-dessous du rebord saillant formé par l'extrémité des douves, il ressentit au même moment un craquement et une légère douleur dans la partie interne de la paume de la main. Il conserva, pendant quelque temps, de la sensibilité et de la raideur dans cet organe; mais peu à peu ces symptômes se dissipèrent, en sorte qu'il n'y fît que peu d'attention. L'accident était presque oublié, lorsqu'il s'aperçut que l'annulaire tendait à se rétracter et à s'incliner vers la paume de la main, sans pouvoir être relevé autant que les autres. La douleur n'existant point, il négligea cette légère difformité. Peu à peu elle fit des progrès, chaque année l'inclinaison était plus marquée. Au commencement de 1831, l'annulaire et le petit doigt étaient tout-à-fait fléchis et couchés sur la paume de la main; la seconde phalange était pliée sur la première, et l'extrémité de la troisième appliquée sur le milieu du bord cubital de la surface palmaire. Le petit doigt très fléchi était incliné d'une manière invariable vers la paume de la main. La peau de cette partie était plissée, entraînée vers la base des deux doigts rétractés.

M. L.... contrarié de voir ce vice deconformation s'accroître de jour en jour, et désirant vivement en être débarrassé à quelque prix que ce fût, consulta plusieurs médecins. Tous pensèrent que la maladie avait son siége dans les tendons fléchisseurs des doigts affectés, et qu'il n'y avait d'autre remède que la section de ces parties. Les uns voulaient couper les deux tendons à la fois, et les autres n'en diviser qu'un seul. Consulté à son tour, M. Mailly pensa de même, que la maladie était probablement due à une rétraction des tendons fléchisseurs, mais il conseilla au malade de s'en remettre entièrement à la vaste expérience de M. Dupuytren. A peine ce professeur eût-il vu la main de M. L.... qu'il déclara que cette affection n'avait point son siége dans les tendons, mais dans l'aponévrose palmaire seulement, et que quelques débridements pratiqués sur cette aponévrose suffiraient pour rendre aux doigts toute la liberté de leurs mouvements. L'opération fut convenue et arrêtée pour le 12 juin, et M. Dupuytren, aidé par MM. les docteurs Mailly et Marc, y procéda de la manière suivante :

La main du malade étant solidement fixée, il commença par faire une incision transversale de dix lignes d'étendue, vis-à-vis l'articulation métacarpo-phalangienne du doigt annulaire; le bistouri divisa d'abord la peau, puis l'aponévrose palmaire, avec un craquement sensible à l'oreille. L'incision achevée, on vi le doigt annulaire se redresser, et il put être étendu presque aussi facilement que dans l'état naturel. Désirant éviter au malade la douleur d'une nouvelle incision, M. Dupuytren essaya de prolonger la section de l'aponévrose, en glissant le bistouri transversalement et profondément au-dessous de la peau, du côté du bord cubital de la main, pour arriver à dégager le petit doigt, mais ce fut en vain. Il ne put que légèrement dilater l'incision de l'aponévrose; en conséquence, il se détermina à pratiquer de nouveau une incision transversale, vis-à-vis l'articulation de la première et de la seconde phalange du petit doigt, et détacha ainsi son extrémité de la paume de la main; mais le reste du doigt se tint invariablement fixé vers cette partie. Alors une nouvelle incision divisa la peau et l'aponévrose, vis-à-vis l'articulation métacarpo-phalangienne correspondante. Elle procura un léger dégagement: ses effets étaient encore incomplets. Enfin, une troisième et dernière incision fut pratiquée en travers, vis-à-vis le milieu de la première phalange elle-même, et aussitôt le petit doigt put être étendu avec la plus grande facilité; ce résultat annonçait hautement que la dernière division avait intéressé le point d'insertion de la digitation aponévrotique. Un écoulement de sang peu considérable succéda aux incisions. On pansa avec de la charpie sèche, puis on assujettit le petit doigt et l'annulaire dans l'extension, à l'aide d'une machine appropriée et fixée sur le dos de la main.

Le jour de l'opération et la nuit suivante,

peu et même point de douleur ; seulement gêne légère causée par l'extension continuelle: le lendemain matin, le dos de la main est le siége d'un empâtement peu étendu, résultat de la compression de la machine, qui avait été construite d'une manière assez grossière, par un bandagiste peu habile. Le 14, au matin, on substitue une machine confectionnée par M. Lacroix, et consistant en un demi-cylindre en carton, terminé par quatre tiges métalliques, s'allongeant ou se raccourcissant à volonté, et surmontées d'espèces de dés, pour embrasser l'extrémité des doigts. Le malade semble d'abord éprouver du soulagement; mais le soir, l'irritation se réveille, la douleur redouble, et la main est envahie par un gonflement général. Alors, sans retirer la machine extensive, M. Dupuytren ordonne d'arroser constamment la main d'une solution d'eau froide et d'extrait de saturne. Sous l'influence de ces ablutions fréquentes, la douleur et la tension diminuent, et l'état du malade devient plus supportable.

Le 15 on lève la charpie, et on trouve la suppuration à peine établie; la main est encore engorgée, et une douleur tensive, mais tolérable, se fait ressentir dans toute l'étendue des doigts redressés. On maintient la tension au même degré, et on continue les fomentations saturnines. Le 16, il n'y a plus qu'un léger empâtement de la main, une raideur dans les doigts; la suppuration est complétement établie. Le 17, les symptômes ont encore diminué d'intensité, et on peut augmenter la tension des doigts de quelques degrés, sans déterminer de douleur. Enfin les jours suivans, l'empâtement et la tension se dissipent, et les plaies marchent vers leur cicatrisation, mais d'une manière lente, à cause de l'écartement que produit entre leurs lèvres la position forcée dans laquelle la main est maintenue à dessein. Néanmoins, la cicatrisation est complète dans toutes les plaies, le 2 juillet. Le mode, suivant lequel elle s'est opérée, doit être noté; en effet, elle a suivi une progression en rapport avec le degré différent d'influence que l'extension exerçait sur chacune d'elles.

Ainsi l'on vit successivement se fermer : 1° celle qui correspondait à l'articulation de la première et de la deuxième phalanges du doigt annulaire; 2° celle qui était vis-à-vis la partie moyenne de cette même première phalange; 3° celle qui était en rapport avec l'articulation métacarpo-phalangienne du petit doigt; 4° enfin, celle qui avait été pratiquée la première, et qui correspondait à l'articulation métacarpo-phalangienne de l'annulaire. Au reste, le malade a conservé l'usage de la machine extensive pendant plus d'un mois, afin de s'opposer au rapprochement et à l'affrontement des bords des sections aponévrotiques, et d'en obtenir la cicatrisation isolée. Lorsqu'on enlève la machine, on voit que le malade peut facilement fléchir les doigts, et qu'il n'en est empêché que par la raideur dans laquelle l'état d'extension continuelle tient les articulations. Mais cette raideur sera bientôt dissipée, dès qu'on permettra au malade de se livrer à quelques mouvemens.

Le 2 août, M. L... ne porte plus la machine extensive que la nuit, et déjà ses articulations commencent à prendre un léger degré de souplesse, qui fait juger que l'usage des tendons fléchisseurs est resté intact, et que dans quelque temps, les mouvemens des doigts seront rétablis dans leur état naturel.

L'observation que nous venons de lire ne

laisse plus de doute sur la cause de la maladie; l'opinion de M. Dupuytren est donc la seule véritable, la seule qui rende ingénieusement compte des faits.

Mais comment l'aponévrose palmaire peut-elle déterminer de semblables effets, c'est ce qu'une courte description de cette enveloppe fibreuse fera bien comprendre (1). L'aponévrose palmaire superficielle résulte, en partie, de l'épanouissement du tendon du palmaire cutané et du prolongement du ligament annulaire antérieur du carpe. D'abord extrêmement forte à sa naissance, elle s'amincit ensuite graduellement en avançant, de manière à donner naissance, vers son bord inférieur, à quatre languettes fibreuses qui se dirigent vers l'extrémité inférieure des quatre derniers os métacarpiens. Là, chacune d'elles se bifurque pour le passage des tendons des fléchisseurs, et chacune des branches de cette bifurcation vient se fixer sur les côtés de la phalange, et non en avant comme beaucoup d'anatomistes l'ont cru. Ce sont ces prolonge-

(1) Traité des aponévroses, suivi de considérations chirurgicales, par *Alex. Paillard*. Paris, 1827.

mens qui, plus tendus que l'aponévrose, doivent être coupés. Lorsqu'on dissèque la peau et l'aponévrose, on éprouve une certaine difficulté à les séparer à cause du tissu cellulaire et des prolongemens fibreux qui naissent de l'aponévrose. Ces adhérences expliquent le froncement et les mouvemens de la peau. On pourrait craindre, dans la section des prolongemens fibreux, d'intéresser les nerfs et les vaisseaux, mais lorsque l'aponévrose est tendue, elle forme une espèce de pont qui les protège, de sorte qu'on peut la couper sans danger. L'aponévrose palmaire a pour usage de maintenir les tendons des muscles fléchisseurs, d'empêcher la concavité antérieure de s'effacer et de protéger les différentes parties de la main; chez les animaux qui se perchent, elle est très prononcée et jouit d'une élasticité très remarquable. Telles sont les fonctions ordinairement attribuées à l'aponévrose palmaire; mais elle en a d'autres en vertu desquelles elle tend sans cesse à ramener les doigts à la demi-flexion, qui est aussi leur état de repos, et c'est l'exagération de cette fonction, produite par une maladie, qui détermine la rétraction des doigts.

Cette rétraction, et en particulier celle de l'annulaire, est donc maintenant une maladie connue dans sa cause, et dont le mode de traitement est établi sur des règles fixes; aussi concevra-t-on aisément le succès de l'opération pratiquée lundi, 5 décembre, par M. Dupuytren.

L'individu qui fait le sujet de cette observation est un cocher d'environ 40 ans. Depuis plusieurs années, il voyait ses doigts se retirer vers la paume de la main, l'annulaire était sur-tout rétracté; lorsqu'il vint à la clinique, les doigts étaient tellement inclinés qu'ils ne se trouvaient plus qu'à la distance d'un pouce et demi de la paume de la main; la peau de la paume formait des plis dont la concavité était tournée vers les doigts. Si l'on étendait les phalanges, on apercevait une espèce de corde se dirigeant du doigt à la paume de la main. La maladie existait dans les deux mains. Le diagnostic ne pouvait être douteux.

Le malade assis sur une chaise, M. Dupuytren saisit la main droite et fit exécuter des mouvemens aux doigts; on vit manifestement la tension de l'aponévrose; alors avec un bistouri courbe il pratiqua des incisions demi-circulaires, l'une à la base de l'annulaire, afin de couper les deux prolongemens digitaux et latéraux de l'aponévrose palmaire qui se rendent à ce doigt, l'autre à un pouce et quart au-dessous de la première dans la paume de la main, pour faire une seconde section de ce prolongement digital, et le séparer par sa base du corps de l'aponévrose palmaire. Ces incisions terminées, l'annulaire a presqu'aussitôt repris sa position normale; il n'y a eu qu'une petite quantité de sang répandue. Le malade s'étant trouvé très faible, M. Dupuytren a remis à un autre jour l'opération de la main gauche. Le pansement sera dirigé d'après la méthode adoptée dans le traitement du marchand de vin, et nul doute que le résultat ne soit semblable.

Les faits qui viennent d'être exposes établissent d'une manière incontestable que la rétraction des doigts tient dans ces cas, d'après les signes exposés par M. Dupuytren, à une rétraction de l'aponévrose palmaire et particulièrement des prolongemens qu'elle envoye à la base des doigts; que cette maladie peut être guérie par la section en travers de ces prolongemens et de la partie de l'aponévrose qui les fournit.

Trois faits ne sauraient établir une doctrine générale, mais ils ne manqueront pas d'éveiller l'attention des savans et des praticiens, et il est probable que cet éveil deviendra profitable à la science et à l'humanité, en multipliant les observations sur les causes, le signes, les effets et le traitement de cette maladie, et principalement sur l'opération que M. Dupuytren a imaginé pour la guérir. J'appelle, ajoute en terminant le professeur, ces observations de tous mes vœux, dussent-elles être contradictoires avec les miennes ; ce que je désire, avant et par-dessus tout, c'est ce qui peut être utile à l'humanité à laquelle j'ai voué mes facultés et mes veilles. Mais il faut bien que l'on sache que tous les cas analogues ne se ressemblent pas, que toutes les méthodes ne leur sont pas applicables, que les meilleures peuvent être dépréciées et même déshonorées par de fausses applications ; telles seraient, par exemple, celles que l'on ferait de cette méthode à des rétractions des doigts, produites par des rhumatismes, la goutte, des panaris, etc.

ARTICLE II.

SUITES D'UN COUP DE PISTOLET TIRÉ AU-DESSOUS DU MENTON.

Destruction de la majeure partie du corps de l'os maxillaire inférieur, de la lèvre inférieure et des autres parties molles, jusqu'à l'os hyoïde, donnant lieu à un hiatus énorme par lequel s'écoule incessamment la salive. — Saillie à droite du fragment de l'os maxillaire inférieur qui, fortement relevé, soulève la lèvre supérieure, et se présente sous forme de défense. — Résection de l'os jusqu'à la bouche ; formation d'une lèvre inférieure ; réunion des bords de la plaie au moyen de la suture entortillée. (*Observation recueillie par M. Lembert, dans le service de* M. Dupuytren.)

Les plaies d'armes à feu ne sauraient être assujétties, comme les fractures, les uxations, à des règles plus ou moins fixes. Le trajet des projectiles, les désordres qu'ils causent, les acciens qu'ils déterminent, exigent de la part des chirurgiens des ressources nombreuses et un jugement sûr. Les plaies de tête, résultats de suicide, méritent sur-tout une attention particulière. Nous pourrions citer ici une foule de cas des plus curieux, si nous ne nous étions sévèrement interdit de faire des excursions hors du domaine chirurgical de l'Hôtel-Dieu de Paris. L'observation que nous allons rapporter doit d'ailleurs être distinguée parmi celles qui sont relatives au même sujet.

Le nommé Mercier (Charles Antoine), âgé de 36 ans, militaire, né à Brecy, département des Ardennes, entra le 23 mars 1831 à l'Hôtel-Dieu, pour y être traité d'une affreuse difformité, qui avait son siége dans la mâchoire inférieure. Cet homme qui servait, dit-il, avec distinction, depuis quinze ans, dans le 6e des dragons, ne put capter la bienveillance du capitaine en second, qui ne négligea, s'il faut l'en croire, aucune occasion de manifester les mauvaises dispositions dont il était animé a son égard.

En août 1830, de nombreuses promotions furent faites dans son régiment, il était désigné pour le grade de maréchal-des-logis-chef, et il eût été infailliblement nommé, sans l'intervention puissante du capitaine en second, qui s'opposa formellement à sa nomination. Mercier qui se vit ainsi privé tout à coup, et sans retour, du rang auquel il aspirait depuis longues années, et qu'il croyait avoir mérité, ne put supporter cette injustice, il prit la vie en dégoût, et résolut de se détruire. A cet effet, il s'arma, le 31 août, d'un pistolet d'arçon, chargé de deux balles, le plaça sous son menton et lâcha la détente. Le coup partit. Il paraît que le canon du pistolet était dirigé obliquement en avant, car la mâchoire inférieure seule et les parties molles qui la recouvrent furent atteintes, mais elles le furent d'une manière terrible. L'os maxillaire inférieur fut brisé en éclats et détruit dans une étendue remarquable. Cette destruction s'étendait depuis la dent canine, du côté droit, jusqu'à la branche du côté gauche; la lèvre inférieure, si toutefois on en excepte un demi-pouce à gauche, et les parties molles qui recouvrent le menton jusqu'à l'os hyoïde, disparurent dans l'explosion. Des désordres aussi graves n'amenèrent que peu de phénomènes généraux; au bout de deux mois les plaies étaient cicatrisées, mais ces cicatrices étaient horribles à voir; on n'avait rien fait pour rendre la difformité moins grande et plus facile à supporter, et pour s'opposer à l'écoulement de la salive. La difformité s'était encore accrue par suite de la contraction des muscles masséter et ptérigoïdien interne, qui, n'étant plus contrebalancée par celle des muscles antagonistes, avait insensiblement élevé le fragment appartenant à la branche droite de l'os maxillaire inférieur, jusqu'au niveau des ailes du nez, où il faisait saillie comme une défense, en soulevant la lèvre inférieure. C'est dans cet état que le malade se présenta le 23 mars dernier à la consultation de l'Hôtel-Dieu, déterminé à se soumettre à tous les traitemens qui pourraient corriger sa difformité. Un hiatus énorme existait entre l'os maxillaire supérieur et l'os hyoïde. Cet hiatus, à peu près triangulaire, offrait un bord supérieur, formé par la lèvre supérieure, et deux bords latéraux qui convergeaient jusqu'au point de rencontre avec l'os hyoïde; le bord latéral gauche qui partait de la commissure de ce côté, était formé supérieurement, et dans l'étendue d'un demi-pouce, par un débris du bord libre de la lèvre inférieure; le bord latéral droit était formé entièrement aux dépens des parties molles de la joue et du col; la lèvre supérieure, à son point de rencontre avec le bord latéral droit, était soulevée par la portion de mâchoire inférieure dont il a déjà été question, et dépassée par la dent canine qui s'avançait comme une défense; ajoutez à cette description un écoulement continuel de la salive, et vous aurez une idée de cette horrible difformité. Que fallait-il faire? Pouvait-on conserver la portion d'os maxillaire et la faire servir à la mastication? il aurait fallu, pour arriver à ce résultat, commencer par l'abaisser. On ne pouvait opérer cet abaissement qu'en divisant d'abord les muscles masséter et ptérigoïdien interne; et les muscles une fois divisés, comment la mâchoire eût elle pu être élevée? Cette opération n'eût été d'aucun fruit pour le malade; on dut donc se borner à corriger la difformité par la résection de la portion d'os maxillaire qui faisait saillie. On dut aussi chercher à former une lèvre et à réunir la plaie dans une grande étendue.

Comment faire cette résection? En pratiquant une incision transverse à la joue, du côté droit, en mettant l'os à découvert, et se servant d'une scie à chaînes.

La lèvre, de ce côté, ne pouvait être faite qu'aux dépens de la joue, et la plaie réunie, que par la suture entortillée, après que ses bords auraient été ravivés.

L'opération fut pratiquée le 16 avril de la manière suivante : une incision transversale, longue d'un pouce et demi, divisa la joue du côté droit, à l'union du bord supérieur de l'hiatus avec le bord latéral droit. L'os maxillaire fut mis à nu et isolé de toutes parts. La scie fut portée derrière la seconde grosse molaire, et l'os retranché en quelques secondes. Les bords latéraux de l'hiatus furent ensuite avivés avec un bistouri; le droit dans toute sa longueur, le gauche jusqu'au point où existait encore un débri de la lèvre inférieure, débri qu'on devait utiliser. On procéda ensuite à la réunion. La plaie de la joue fut rapprochée par deux points de suture entortillée; on eut soin, en faisant cette réunion, d'attirer fortement en dedans le lambeau inférieur qui dépassa le supérieur d'un pouce, et concourut ainsi à la formation de la lèvre inférieure; les bords latéraux furent ensuite rapprochés dans les parties avivées par cinq points de suture. La réunion de cette plaie longitudinale était parfaite, si ce n'est cependant à la jonction de ses trois quarts inférieurs avec son quart supérieur, lieu où les tissus qui avaient contracté une texture fibreuse, étaient inextensibles. On favorisa cette suture par l'application d'un bandage des plaies en travers, et de compresses graduées qui ramenaient fortement les tégumens en avant. Le cinquième jour, on retira les aiguilles qui unissaient la plaie de la face, dont les bords étaient parfaitement adhérens. On crut devoir laisser plus long-temps celles de la plaie du col, et quand on les retira le huitième jour, on pût voir que la plaie était réunie en haut et en bas, que la lèvre inférieure était formée, mais que dans le point correspondant aux tissus fibreux, c'est-à-dire dans l'étendue d'un pouce environ, la réunion par première intention avait échoué et que l'aiguille avait coupé les lèvres de la plaie. On ne perdît pas l'espoir d'en obtenir la cicatrisation par seconde intention ; à cet effet on rapprocha les lèvres de la plaie au moyen de compresses graduées et de bandelettes de diachylon gommé, qui, appliquées derrière les oreilles ramenaient la peau en avant en se croisant sur la ligne médiane. Ces moyens continués pendant un mois et aidés de la cautérisation des lèvres de la plaie, ont eu tout le succès qu'on devait en attendre, et deux mois après l'opération, il ne restait qu'un pertuis presque imperceptible par lequel suintait un peu de salive. Cette petite fistule tarira-t-elle? Nous l'espérons. Quoi qu'il en soit, le malade est méconnaissable, il n'a à regretter que la perte de sa mâchoire qu'aucuns secours humains ne pouvaient lui rendre; à la place de cet hiatus énorme qui laissait toute la bouche à découvert, existe une cicatrice linéaire, et le malade possède une lèvre inférieure de nouvelle formation.

Nous n'avons parlé, dans le cours de cette observation, d'aucuns phénomènes généraux, parce qu'il ne s'en est point développé. Le malade était nourri avec du lait qu'il buvait au moyen d'un biberon.

ARTICLE III.

DE LA CATARACTE.

Ses diverses espèces. — Procédés opératoires. — Traitement.

Onze malades affectés de cataracte ont été récemment opérés à l'Hôtel-Dieu par M. Dupuytren, selon la méthode qu'il emploie le plus ordinairement, c'est-à-dire par abaissement. Ces malades lui ont offert l'occasion de développer les principes lumineux qu'il professe depuis longues années sur cette affection; les perfectionnements qu'il a introduits dans cette partie intéressante de la chirurgie, et les conséquences pratiques qu'il a déduites de sa grande expérience, de ses nombreuses observations. Ces motifs nous engagent à présenter, dès ce jour, à nos lecteurs, l'ensemble, ou plutôt l'analyse des doctrines de ce célèbre chirurgien sur la cataracte, sur les procédés opératoires, et sur tout ce qui se rattache à l'opération et à ses suites. C'est d'ailleurs la méthode que nous suivrons pour chaque spécialité chirurgicale de la Clinique de l'Hôtel-Dieu, parce que nous la croyons la plus instructive pour les élèves, que nous avons eus plus spécialement en vue dans notre entreprise. De cette manière, ils auront sous les yeux, non-seulement les considérations que le professeur aura développées dans une leçon récente sur un cas de chirurgie ou plusieurs cas analogues, mais encore l'ensemble des points de doctrine les plus importants qu'il aura professés, à des époques antérieures, sur l'ordre ou le genre de maladies, auquel ces cas spéciaux se rapportent. Les lecteurs comprendront que cette méthode leur offrira le précieux avantage de profiter à la fois de l'enseignement clinique de l'année courante et de celui des années précédentes, avantage qu'aucune publication n'avait su leur procurer jusqu'à ce jour. Ils comprendront aussi qu'en rattachant à des faits individuels, à mesure qu'ils se présenteront à l'observation du professeur, une foule de faits et de considérations dont il aura parlé précédemment, nous épuiserons successivement toutes les généralités; et qu'à une époque déterminée nos souscripteurs trouveront, pour ainsi dire, dans nos livraisons, un Traité complet de chirurgie pratique par M. Dupuytren. Ils comprendront enfin que si nous nous bornions à y inscrire cette série de faits isolés dont le professeur doit s'occuper dans chaque leçon, nous n'atteindrions qu'imparfaitement notre but. Au reste, le plan que nous venons d'indiquer, ne nous empêchera point de donner séparément, et dans tous ses détails, l'histoire d'un cas particulier, chaque fois qu'il aura été l'objet de réflexions importantes de la part de M. Dupuytren ; il ne nous empêchera point de revenir sur un sujet qui aurait déjà été traité dans un article général, si le professeur, sollicité par l'intérêt qu'il présenterait, nous y ramenait dans des leçons ultérieures. Tel est le point de vue sous lequel nous avons envisagé notre tâche, dont l'accomplissement n'est pas sans difficultés.

La Cataracte, comme beaucoup d'autres maladies, a été divisée en un certain nombre d'espèces. La cataracte *simple* consiste dans l'opacité de la lentille cristalline. Une autre espèce, presque aussi commune que la précédente, résulte de l'opacité de la membrane cristalloïde : on la nomme cataracte *membra-*

neuse. Celle-ci, d'après les observations nombreuses de M. Dupuytren, est à la cataracte ordinaire comme 1 est à 1 1/2. Elle est surtout fréquente chez les enfans, où elle est quelquefois congéniale, et où Saunders l'a observée vingt et une fois sur quarante-quatre. Le plus souvent elle est alors complète, très rarement incomplète. Chez les adultes, elle se forme ordinairement à la suite de coups, de contusions, de piqûres reçus sur le globe de l'œil. Elle se rencontre aussi chez les individus de constitution scrofuleuse, et chez ceux qui ont subi l'extraction sans qu'on ait eu la précaution de déplacer la capsule. Enfin, lorsqu'elle est incomplète, elle se présente sous des formes variables. La plus ordinaire est celle que Saunders a nommée *centrale*, et qui a été observée depuis très long-temps par M. Dupuytren; elle affecte le centre de la capsule cristalloïde. Quelquefois congéniale, elle ne survient ordinairement qu'après la naissance. On la reconnaît à un point saillant, opaque et perlé, situé au centre de la capsule. Ce point va en s'abaissant et se divise quelquefois en filamens rayonnés, à mesure qu'il se rapproche de la circonférence de la lentille;

de telle sorte que toute cette partie conservant un peu de sa transparence, la vision peut encore avoir lieu. Cette variété de la cataracte est toujours accompagnée d'un mouvement convulsif des yeux, qui tournent sur leur axe, comme pour présenter successivement à la lumière les points transparens de la membrane. Les paupières, et quelquefois la tête elle-même sont affectées, dans leur totalité, d'un mouvement semblable, qui paraît avoir le même but.

Après cette variété de la cataracte, la plus fréquente est celle dite cataracte *laiteuse, molle, pulpeuse*. Le cristallin est, dans ce cas, très mou dans sa totalité; d'autres fois cette mollesse n'est que partielle; souvent même il est entièrement converti en liquide blanc, lactescent, opaque. La membrane cristalloïde et la lentille elle-même sont susceptibles de s'incruster d'une plus ou moins grande quantité de phosphate calcaire, et d'acquérir une consistance osseuse; ce que l'on reconnaît aisément au choc produit par le contact de l'instrument contre l'organe. La cataracte a lieu, dans ce cas, *par ossification*. Enfin, suivant quelques auteurs, la cataracte présenterait cette variété que l'on a nommée *cataracte noire*. Elle serait parfaitement distincte de l'amaurose, et se manifesterait par des signes sensibles : tantôt réflétant plusieurs couleurs à la fois, tantôt brune, tantôt verdâtre, tantôt rayée de stries blanches qui s'étendent sur un fond noir, et, dans tous les cas, accompagnée d'une grande mobilité de l'iris. Beaucoup de chirurgiens, et M. Delpech entre autres, en ont nié l'existence. M. Dupuytren, dans sa vaste pratique, n'a jamais rencontré de cataractes noires ; aussi est-il loin de l'admettre. Nous l'avons souvent entendu raconter le fait suivant : Pelletan et Giraud avaient cru trouver sur un de leurs malades une cataracte de cette espèce. Ils prièrent M. Dupuytren de l'examiner. Celui-ci pensa que la maladie n'était autre chose qu'une amaurose. Après quelques discussions cliniques, Pelletan et Giraud persistèrent dans leur avis, et le prièrent de vouloir bien (afin de se convaincre) faire l'opération. M. Dupuytren fit l'extraction, et amena au dehors un cristallin *parfaitement sain*. L'opération ne fut suivie d'aucun accident ; mais le malade resta privé de la lumière, la rétine étant paralysée.

Plusieurs faits observés à l'Hôtel-Dieu ont conduit M. Dupuytren à admettre une *disposition héréditaire* à contracter la cataracte. Nous n'en rapporterons qu'un, recueilli à sa consultation publique, qui nous paraît mettre hors de doute cette disposition. Il n'en est peut-être pas d'exemple aussi remarquable.

Une dame âgée se présente un jour à sa consultation, accompagnée d'une partie de sa famille. A l'âge de soixante et quelques années, la vue de cette dame commença à se troubler. Dix-huit mois après, les deux cristallins étaient entièrement opaques. L'abaissement de l'un d'eux, pratiqué par M. Dupuytren, ne fut suivi d'aucun accident et rendit à la malade la faculté de voir, faculté qu'elle a toujours conservée; car, à l'âge de quatre-vingts ans, elle voyait encore très bien. La cataracte de l'œil opposé n'avait pas été opérée.

La vue de sa fille commença à s'affaiblir à vingt-huit ans; bientôt elle ne vit plus à se c onconduire, mais elle distinguait bien le jour d'avec la nuit; les pupilles étaient mobiles, les yeux sains. A trente ans, deux ans après l'origine de l'affection, M. Dupuy tren pratiqua sur un des yeux de cette malade la même opération qui avait rendu la faculté de voir à sa mère : elle eut le même succès. Dix ans après, la vision n'avait éprouvé aucune altération de ce côté. Encouragée par ce succès, la malade voulut être débarrassée de son autre cataracte. Les journaux avaient retenti des éloges d'un oculiste : elle s'adressa à lui, et l'opération fut faite par extraction. Mais, ainsi qu'il arrive, dit M. Dupuytren, dans le plus grand nombre des cas, cette opération eut d'autres suites que la première : des douleurs vives, une inflammation intense mirent un obstacle à la guérison, la cornée devint opaque, et la malade perdit son œil, sans que celui opéré par M. Dupuytren par abaissement fût troublé dans ses fonctions.

Le fils de cette dame, âgé de dix-sept ans, avait aussi deux cataractes. Il fut opéré par abaissement, à l'Hôtel-Dieu, et guérit également.

Avec celui-ci, la grand'mère conduisit à M. Dupuytren un autre de ses petit-fils, dont les cristallins commençaient aussi à devenir opaques ; et enfin une petite-fille qui déjà ne voyait plus les objets qu'à travers un nuage, symptôme précurseur de l'opacité des cristallins. Voilà donc la grand'mère, la fille et trois petits-enfans, tous affectés de cataracte. Cette observation est remarquable, et par la disposition de cette famille à ce genre d'affection, et par les succès obtenus par M. Dupuytren.

Ce professeur a eu l'occasion d'opérer un grand nombre de *cataractes natives* et de faire, sur les suites de ces opérations, des remarques qu'on ne lira pas sans intérêt. Mais, dit-il, je dois faire observer ici que je n'ai jamais vu les prodiges dont plusieurs auteurs ont parlé, ni entendu les personnes auxquelles j'avais rendu la vue, faire, sur la distance, la forme et la couleur des objets, les raisonnements merveilleux dont le récit est devenu le sujet de tant de commentaires de la part des métaphysiciens et des idéologues. J'ai remarqué presque toujours au contraire, que les aveugles pour cause de cataracte, soit que celle-ci fut native, soit qu'elle existât depuis longues années, habitués à ne vivre qu'avec quatre sens, étaient généralement embarrassés de celui dont on leur avait rendu l'usage; ils avaient de la peine à en combiner l'action avec celle des autres ; ils montraient souvent une telle paresse à s'en servir, que j'ai été plusieurs fois obligé de les priver d'un et même de deux de leurs sens, pour les forcer à exercer les organes de la vue. C'est ainsi que j'ai été conduit à boucher les oreilles d'un enfant qui se guidait sur le son ou sur les impressions qu'il recevait par les mains ; il portait constamment celles-ci en avant de son corps comme des tentacules.

Mais les difficultés sont quelquefois si grandes, que M. Dupuytren a échoué souvent à rétablir la vision, après avoir complètement réussi à rétablir l'organe de la vue. Serait-ce que, dans ces cas, il existait une maladie des nerfs optiques, de leur décussation, ou de leur origine ; ou que ces parties, semblables à des membres paralysés, atrophiés par une longue inaction, n'auraient pu reprendre, avec la nourriture, la faculté d'agir ?...

Il est trois manières principales de détruire la cataracte en détournant le cristallin et ses annexes de l'axe visuel, afin de laisser aux rayons lumineux un libre passage jusqu'au fond de l'œil : l'extraction des parties opaques par l'incision de la cornée transparente ; l'abaissement ou broiement de ces parties au moyen de la piqûre de la sclérotique; et enfin la kératonixis, qui est l'abaissement ou le broiement de ces mêmes parties, pratiqué d'avant en arrière à l'aide d'une aiguille qui traverse la cornée transparente.

Le professeur s'élève souvent contre la vanité du précepte donné par quelques auteurs, d'abaisser constamment la cataracte, et contre le précepte enseigné par d'autres, de la diviser ou de la broyer dans tous les cas. Il soutient que l'abaissement ou le broiement exige des conditions telles, qu'on ne saurait juger, *a priori*, à quel procédé on doit accorder la préférence. En effet, une cataracte un peu dense ne peut être que déplacée, et ne saurait être broyée, faute d'appui; tandis qu'une cataracte molle ne peut être abaissée en masse, faute de consistance, et qu'elle doit être broyée. M. Dupuytren, soutient qu'il faut agir d'après les circonstances, et employer suivant qu'elles sont différentes, l'abaissement ou le broiement.

Mais M. Dupuytren préfère l'abaissement à l'extraction; rarement il a recours à cette dernière méthode, et seulement dans certains cas spéciaux où elle est manifestement indiquée, comme, par exemple, lorsque le cristallin ou sa membrane a subi une altération telle dans sa nature, que la résorption soit impossible. Le broiement n'est qu'une modification de l'abaissement. Diviser le cristallin en enfonçant l'aiguille dans sa partie centrale, détruire sa capsule, et disperser ses débris dans l'humeur aqueuse, voilà en quoi consiste ce procédé. Suivant M. Dupuytren, le tiers environ des cataractes que l'on abaisse, peut être broyé.

On ne saurait trop se persuader, dit-il, combien il serait peu rationnel d'employer la même méthode dans tous les cas. En chirurgie, comme en médecine, les mêmes méthodes de traitement ne sauraient être constamment mises en usage pour parvenir au même but; ainsi, dans la cataracte, l'âge du sujet, certaines circonstances qui tiennent à la forme, au volume de l'organe de la vision et de ses dépendances, doivent obliger les praticiens à recourir alternativement à l'un ou à l'autre procédé. Relativement à l'âge, si on a égard au degré d'énergie du système absorbant, on conçoit qu'en général il vaudrait mieux opérer les enfans par abaissement, et les vieillards par extraction. Chez les premiers, les fonctions de la vie sont dans toute leur énergie ; les mouvements de composition et de décomposition s'exécutent avec une rapidité étonnante, l'absorption du cristallin se fait presque à l'instant où cet organe, en perdant ses rapports, perd ses conditions de vie ; en outre le cristallin n'est jamais, à cet âge, aussi dur qu'à un âge plus avancé, et il est par conséquent moins réfractaire aux forces absorbantes. Chez les vieillards, au contraire, les mouvements de composition et de décomposition sont ralentis, l'absorption, sur-tout, semble avoir perdu une grande partie de son énergie, l'exhalation prédomine et souvent encore, le cristallin est d'une dureté remarquable, et par cela même plus rebelle à l'absorption. M. Dupuytren a trouvé des cristallins parfaitement intacts, bien que déplacés depuis plus de deux ans, chez des vieillards qui avaient succombé à des maladies étrangères à la cataracte. Mais il est d'autres considérations qui militent en faveur de l'abaissement dans les deux âges : les enfants sont rarement dociles, et ne sachant distinguer ce qui leur est nuisible ou avantageux, ils ne peuvent se résigner à tenir leurs mains écartées des yeux, à garder une immobilité absolue pendant l'opération. De là naissent des difficultés pour l'extraction, et des causes qui peuvent occasioner la sortie de l'humeur vitrée. Chez les vieillards, souvent l'œil est profondément enfoncé dans l'orbite, les rebords de la cavité osseuse paraissent très proéminens, ou bien encore le globe oculaire est peu développé : c'est dans ces cas que l'extraction est sur-tout difficile. Dans tous les âges on rencontre des individus chez lesquels, par suite d'une aberration dans les mouvemens ou dans la conformation et les rapports de l'organe, cette dernière méthode devient d'une extrême difficulté ; d'autres ont l'œil continuellement agité par des mouvemens rapides et comme convulsifs ; enfin, il est d'observation constante que toutes les fois qu'un individu est privé de la vue depuis quelque temps, avec l'habitude de voir, il semble avoir aussi perdu l'habitude de regarder ; les mouvemens du globe oculaire n'obéissent plus à sa volonté, et cette circonstance accroît bien souvent les difficultés de l'extraction. Telles sont quelques-unes des considérations pour lesquelles M. Dupuytren emploie de préférence l'abaissement.

En accordant à l'abaissement la préférence

sur l'extraction, le professeur a cru devoir apporter quelques modifications dans le manuel opératoire. L'aiguille dont il se sert n'est ni l'ancienne aiguille en fer de lance, ni le crochet de Scarpa, mais elle tient de l'une et de l'autre en ce qu'elle offre un fer de lance comme la première, et une courbure comme la seconde ; sa lame est étroite et allongée, courbée sur une de ses faces, très aiguë par sa pointe, fort tranchante sur ses bords, et le volume de sa tige est exactement proportionné à celui de sa lame ; dispositions qui la rendent également susceptible de piquer, de diviser, de saisir et de déplacer, de céder à la main et de se mouvoir sans effort et sans laisser écouler l'humeur aqueuse. Depuis quinze ou vingt ans, cet instrument a été adopté par le plus grand nombre des praticiens, et il est connu sous le nom de son auteur. Dans les cas qui nécessitent l'extraction, M. Dupuytren se sert du couteau de Richter, qui lui paraît préférable à celui de Lafaye, en ce qu'il agit en sciant, tandis que ce dernier agit plutôt en pressant.

L'abaissement, lorsque la cataracte est simple et ne présente aucune complication, est pratiqué selon la méthode ordinaire ; et le cristallin est, suivant les circonstances, déprimé en masse ou divisé par le broiement. Lorsque le cristallin est abaissé et que la capsule, déchirée avec l'aiguille, a été entraînée par cet instrument, M. Dupuytren examine toujours avec soin si cette capsule est parfaitement noire et dégagée. S'il reste encore quelques débris, ils sont portés dans la chambre antérieure où l'absorption est plus active que dans la postérieure. Le même procédé est toujours suivi dans le cas d'opération par broiement. Si la cataracte est membraneuse, que l'opacité de la capsule soit complète ou partielle, qu'elle soit ou non compliquée de l'opacité de la lentille cristalline, elle est traitée absolument comme dans les cas précédents, et l'abaissement est toujours préféré aux autres procédés. En effet, cette variété, dont l'histoire pathologique est si intéressante, n'a véritablement aucune importance particulière relativement à l'opération. Dans la cataracte laiteuse, partielle ou incomplète, l'abaissement n'a lieu nécessairement que par broiement, et les fragmens trop mous pour être divisés convenablement, sont dispersés çà et là dans l'humeur aqueuse au moyen de l'instrument. Mais lorsque le ramollissement, parvenu à son dernier terme, ne laisse plus subsister, dans l'intérieur de la capsule cristalloïde, qu'un liquide plus ou moins épais, il s'écoule nécessairement dans l'intérieur de l'œil aussitôt que cette capsule est divisée par l'aiguille, et dès lors l'obscurcissement de cet organe cache entièrement à l'opérateur les mouvements de son instrument. Dans de telles circonstances, M. Dupuytren prend le sage parti de suspendre l'opération, et d'attendre que la résorption ait rétabli la netteté de l'œil pour la recommencer. Nous ne nous arrêterons pas sur l'opération de la cataracte par ossification : il est évident que, dans ce cas, il n'y a d'autre méthode possible que celle qui consiste dans l'extraction. Pour l'obtenir, on saisit le corps étranger à l'aide de pinces qui le disposent de manière à ce que l'un de ses bords se présente le premier à l'ouverture de la pupille. Ce qui offre le plus de difficultés dans les cas où l'on peut présumer l'existence de la cataracte noire, c'est le diagnostic. Lorsque la couleur du cristallin est seulement brune ou nuancée de plusieurs reflets lumineux, il ne peut y avoir de doute ; mais si elle est totalement noire, par exemple, on ne sait positivement s'il y a ou s'il n'y a pas cataracte. Dans ce cas, M. Dupuytren agit et conseille d'agir d'abord comme s'il existait une amaurose, et il ne se décide à l'opération qu'autant que les moyens employés pour combattre cette dernière affection, restent sans succès. On conçoit, en effet, que lors même que cette opération serait alors inutile ou suivie d'accidents, il n'en peut résulter aucune suite fâcheuse pour le malade, puisqu'il a également perdu la faculté de voir, soit qu'on opère, soit qu'on n'opère pas.

Il y a environ 23 ans, M. Dupuytren fut conduit par un accident inattendu à pratiquer l'opération de la cataracte d'une manière inusitée. Ne pouvant réussir à fixer les yeux d'une jeune fille affectée de cataractes accidentelles, et à attaquer la partie antérieure et externe de la sclérotique, pour opérer par dépression, il prit le parti d'attaquer la cornée transparente, seul endroit de l'œil que les mouvements convulsifs des muscles laissassent en évidence, et de conduire l'aiguille jusqu'au cristallin, en la faisant passer à travers la pupille : cette opération réussit parfaitement.

Mais comme c'était par nécessité et non par choix qu'il avait pénétré dans l'œil par la cornée transparente, il n'eut pas la pensée de considérer cette manière d'opérer comme une méthode qu'on dût adopter. Il ignorait d'ailleurs que cette opération eût été pratiquée avant lui, qu'elle fût employée dans d'autres contrées, et sur-tout qu'elle dût jamais être indiquée comme un procédé régulier. Cependant la faveur qu'elle acquit en Allemagne, et les avantages qu'on lui attribuait, ramenèrent ses idées sur cette méthode; il résolut de faire un assez grand nombre d'opérations en pratiquant l'abaissement ou le broiement d'avant en arrière, après avoir piqué la cornée transparente à l'aide d'une aiguille, ou, comme on dit, par *kératonyxis*. Après avoir soumis les malades au traitement préparatoire dont nous parlerons plus loin, comme pour les opérations par les autres méthodes, M. Dupuytren fait relever par un aide la paupière supérieure, tandis qu'il abaisse lui-même la paupière inférieure avec le doigt médius de la main gauche, ayant soin qu'elles soient retenues l'une et l'autre par leur bord libre : dirigeant alors en avant la pointe de l'aiguille que nous avons décrite, et la concavité de sa courbure en haut, il l'enfonce dans la cornée, au niveau de la partie inférieure de la pupille préalablement dilatée, et il facilite l'action de l'aiguille en la poussant par sa convexité avec l'indicateur de la main droite, tandis qu'il la presse de haut en bas et d'avant en arrière avec l'autre main, appliquée à son manche. La cornée étant traversée, la pointe de l'aiguille est dirigée dans la chambre antérieure, dans la pupille et jusque sur le cristallin. Arrivé à ce point, s'il se propose d'abaisser ce corps en masse, il fait exécuter à l'aiguille un mouvement de rotation sur son axe, de manière à diriger la convexité de la courbure en haut; et faisant glisser la pointe entre la partie supérieure du cercle qui borne la pupille et la partie supérieure du cristallin, il embrasse la cataracte avec la concavité de l'instrument; puis, élevant le manche de ce dernier et abaissant son fer, il déprime le cristallin au-dessous du niveau de la pupille et de l'axe des rayons visuels. S'il veut diviser la cataracte, il présente tantôt la pointe, tantôt les bords tranchants de l'aiguille, à la membrane cristalline et au cristallin, qu'il morcelle et qu'il disperse aussi loin que possible de l'axe des rayons visuels. L'opération terminée, M. Dupuytren retire l'aiguille en la ramenant à la situation qu'elle avait en entrant dans l'œil; il couvre les yeux d'un bandeau, ferme à la lumière tout accès dans le lit du malade, et prescrit à celui-ci la diète et le repos. Quant aux accidents, il s'applique à les prévenir, et, s'il s'en manifeste, à les combattre par des moyens convenables.

Depuis 1819, ce professeur s'est livré à des recherches assez nombreuses sur ce genre d'opération, afin d'en constater les avantages ou les inconvénients, comparativement aux autres méthodes. Les conséquences auxquelles il est arrivé, sont que 1° la kératonyxis n'est pas, en général, d'une exécution plus facile que l'opération que l'on pratique à travers la sclérotique; 2° que la facilité qu'elle présente de pouvoir être faite sur les deux yeux avec la même main, n'est qu'un faible avantage, sur-tout pour les personnes qui, comme lui, opèrent des deux mains avec une égale facilité. Cependant, M. Dupuytren pense que, sous ce rapport, elle l'emporterait sur la ponction de la cornée opaque, et que cette circonstance devrait lui faire accorder la préférence sur la ponction de la sclérotique, si elle n'offrait pas d'ailleurs d'autres inconvénients. Il résulte encore des observations du professeur, que 3o la situation de la main et de l'aiguille entre l'œil de l'opérateur et celui du malade, ne permet pas de suivre avec facilité les mouvements de l'instrument, ni ceux qui sont imprimés à la cataracte, sur-tout au moment où, pour déprimer celle-ci, on est obligé d'élever la main et le manche de l'instrument; 4o que le cercle qui borde la pupille gêne les mouvements de l'aiguille et empêche de déplacer aisément la cataracte, de la plonger dans la partie inférieure du corps vitré, et sur-tout de détacher les lambeaux de la membrane cristalline, qui adhèrent si souvent aux procès ciliaires; 5o que la kératonyxis ne prévient ni les accidents nerveux, ni les accidents inflammatoires qu'on a reprochés aux opérations par abaissement, pratiquées à travers la sclérotique; observation d'autant plus importante que c'est sur la prétendue innocuité de cette manière d'opérer, qu'a été fondée, en grande partie, la préférence que quelques praticiens allemands lui ont accordée; 6o que, bien plus, suivant le raisonnement et l'expérience, ce procédé expose davantage à l'iritique l'opération ordinaire, puisqu'en effet l'iris est beaucoup plus fatiguée que dans l'autre manière d'opérer; 7° que la kératonyxis est quelquefois suivie d'une cicatrice opaque, qui constitue, suivant les cas, une simple difformité, ou bien en même temps une difformité et un obstacle à la vision; 8° enfin, que le résultat de l'opération de la cataracte pratiquée par kératonyxis, ne differe pas sensiblement des résultats de l'opération par ponction de la sclérotique. En effet, voici quels ont été ces résultats dans vingt-une opérations de ce genre, pratiquées par M. Dupuytren, chez des individus de sexe et de contitution différents, offrant des cataractes avec des complications variées, et telles qu'on les trouve communément chez des individus non choisis. Sur les vingt-une opérations dont M. le docteur Marx a été chargé par M. Dupuytren de recueillir les observations et de dresser le tableau exact,

Onze ont eu un succès immédiat et durable;

Six n'ont obtenu de succès qu'au bout d'un mois;

Deux ont été suivies d'accidents nerveux;

Cinq l'ont été d'ophthalmies légères;

Deux ont donné lieu à une inflammation de l'iris;

Une, à une inflammation et à l'atrophie du globe de l'œil;

Cinq ont laissé des débris de membrane cristalline à la circonférence de la pupille;

Quatre ont dû être suivies d'une deuxième opération, et même d'une troisième;

Un malade a perdu l'œil par suite d'inflammation;

Un autre la faculté de voir par la formation d'une cicatrice opaque au-devant de la pupille;

Deux autres enfin ont été atteints d'une amaurose indépendante de l'opération et de ses suites, qui est venue s'opposer à la guérison.

Il est vrai que, d'une part, les accidents nerveux ont disparu au bout de quelques jours, au moyen des antispasmodiques unis à quelques dérivatifs, et que, de l'autre, les ophthalmies simples ont cédé, après dix ou douze jours, à l'usage des antiphlogistiques; que des deux iritis, l'une a cédé à ces derniers moyens unis aux dérivatifs, purgatifs et autres, et à l'usage de la poudre de belladone, tandis que l'autre a été guérie par une opération qui a détaché la pellicule membraneuse qui se forme presque toujours en pareil cas derrière l'iris, et sur laquelle le bord de la pupille resserrée semble adhérer.

En résumé, dix-sept individus sur vingt-un ont recouvré la vue : c'est un 17/21, ou un cinquième plus un des malades opérés. Ce résultat ne diffère pas sensiblement de celui que procure à M. Dupuytren l'opération de la cataracte par ponction de la sclérotique. Cependant le professeur n'en conclut pas qu'il faille renoncer à la kératonyxis ; il pense, au contraire, qu'on doit l'accueillir comme une ressource nouvelle, préférable, dans certains cas, à la méthode ordinaire d'abaissement. Mais le nombre de ces cas lui paraît très borné, et jusqu'à ce jour il n'a trouvé d'autres circonstances capables de motiver sa préférence en faveur de la kératonyxis, que la saillie de l'orbite, l'étroitesse de l'ouverture des paupières, la petitesse et l'enfoncement de l'œil, l'excessive mobilité de cet organe, et sur-tout les mouvemens convulsifs dont il est agité chez quelques individus, notamment chez les enfans affectés de cataractes natives et chetz les personnes affectées de cataractes du centre de la membrane cristalline. Dans ces circonstances, la kératonyxis doit être préférée, non-seulement à l'abaissement par ponction de la sclérotique, mais encore, et à bien plus forte raison, à l'opération par extraction.

Il nous reste maintenant à rappeler brièvement les principes généraux que professe M. Dupuytren, sur la conduite que l'on doit tenir avant, pendant et après l'opération, quelle que soit la méthode qu'on se propose d'employer. Avant l'opération, le professeur attache la plus grande importance à ne jamais la pratiquer sans avoir étudié soigneusement les circonstances atmosphériques, les influences de la température et la constitution médicale régnante. Chacun sait qu'il est des temps où les ophthalmies sont extrêmement communes, et il est très probable que l'opération serait alors suivie d'accidents inflammatoires. Mais en outre il porte le plus grand soin dans l'examen de l'état général du malade et de la nature des affections concomitantes de la cataracte. Ces affections qui souvent contre-indiquent l'opération ou doivent la faire ajourner, sont : ou un rhumatisme plus ou moins ancien, ou un catarrhe pulmonaire, ou une affection de l'estomac, des intestins, etc. La constipation, les hémorrhoïdes, les dartres, les diverses affections cérébrales, peuvent causer, d'une manière plus ou moins indirecte, des accidents vers l'œil déjà irrité par l'opération. S'il existe une affection rhumatismale, l'opération peut en déterminer le transport vers la tête; l'œil et ses alentours deviennent douloureux; il se manifeste une ophthalmie souvent très grave. Que l'on explique ce effet par un déplacement de l'humeur rhumatismale ou de l'irritation, peu importe; toujours est-il qu'il n'est pas prudent d'opérer dans ces cas, et l'expérience s'est prononcée sur les accidents qui doivent en résulter. Il faut donc d'abord combattre le rhumatisme, et si l'on se décide à opérer pendant qu'il existe encore quelques douleurs vagues, on doit avoir recours à l'application d'un vésicatoire dans un lieu éloigné de la tête. S'il existe un catarrhe pulmonaire, outre l'inconvénient du transport du sang vers la tête par l'effet de la toux, on aurait à craindre, si on avait opéré par abaissement, de voir remonter la cataracte par suite des secousses qu'impriment à la tête les efforts de la toux.

S'il existe une affection de l'estomac, non-seulement on aura à redouter les mêmes accidents mécaniques que détermine la toux, et qui pourraient être produits ici par le vomissement, mais encore toutes les complications qui résultent nécessairement de la sympathie existante entre l'estomac et les yeux ; on sait, en effet, qu'il est des affections de ces derniers organes, qui sont l'effet immédiat d'une lésion du ventricule. De plus, si on a opéré pendant l'existence d'une maladie de l'estomac, bien que cette affection soit légère, il faudra toujours faire observer une plus longue diète, et l'on sait toute la difficulté que l'on éprouve à y soumettre les enfants et les vieillards ; chez ces derniers, d'ailleurs, la diète n'est pas toujours sans danger. Elle produit chez certains malades une odeur nauséabonde, aigre, qui saisit l'odorat ; elle occasione du dégoût, une mauvaise bouche ; la langue devient large, pâle, sédimenteuse, et cet état ne cède quelquefois qu'avec beaucoup de difficulté. La diarrhée oblige les malades à se lever souvent ; de là, des déplacements de la cataracte. La constipation peut avoir plusieurs des inconvénients de la toux, et occasioner des effets sympatiques, quand elle est déterminée par une irritation. La coexistence d'hémorrhoïdes fluantes est une contre-indication à l'opération ; et bien qu'on puisse la pratiquer quand l'écoulement a cessé, on doit toujours, dans ce cas, se tenir en garde contre les congestions sanguines vers la tête, et en combattre les moindres symptômes par des applications de sangsues à l'anus. Lorsque le malade est affecté de dartres, l'opération pourrait amener des répercussions ou des déplacements d'irritation, qui ne manqueraient pas de donner lieu à quelque maladie de l'œil, difficile à guérir. Ce n'est donc qu'après avoir combattu les complications de la cataracte, que nous sommes loin d'avoir toutes passées en revue, que M. Dupuytren se décide à l'opération.

Lors même qu'il n'existe aucune complication, le malade, avant de subir l'opération, y est préparé par des moyens que M. Dupuytren ne néglige jamais et qui sont peut-être aussi importants que l'habileté du chirurgien. Ces précautions ou traitement préparatoire, consistent dans la prescription de quelques bains entiers, de lavements émollients, de boissons de même nature, de saignées générales ou locales, suivant les circonstances et la constitution du sujet; de temps en temp son administre quelques cuillerées d'huile de ricin, et enfin, si l'œil est très mobile, si l'on craint que cet organe ne s'irrite à l'approche des instruments, on l'habitue par avance aux manœuvres chirurgicales, en simulant l'opération et en l'exposant fréquemment à la vue des mouvements de tout genre qu'il devra supporter plus tard. Plus particulièrement, lorsque M. Dupuytren croit devoir pratiquer l'opération par kératonyxis, il fait instiller, dès la veille, entre les paupières, quelques gouttes d'une solution d'extrait de belladone ou d'eau de laurier-cerise, afin de déterminer une dilatation plus ou moins considérable de la pupille.

Le sujet étant convenablement préparé par les moyens que nous venons d'indiquer, on l'opère, et l'abaissement est la méthode que M. Dupuytren adopte, comme nous l'avons déjà dit, dans la grande majorité des cas. Pour cette opération, le malade est constamment laissé dans son lit et placé dans la position horizontale, la tête élevée : cette situation, moins favorable pour la pratique de l'extraction, offre, au contraire, dans l'opération par abaissement, l'avantage de maintenir l'œil et le malade lui-même dans un état parfait d'immobilité ; en outre, on n'est pas exposé à voir remonter le cristallin par l'effet des mouvements et des déplacements du malade. Le professeur est convaincu, contre l'avis d'un grand nombre de praticiens, que le choix de cette position horizontale est pour beaucoup dans le succès.

Un accident assez désagréable, qui peut arriver pendant qu'on opère les malades sur une chaise, et que M. Dupuytren a eu l'occasion d'observer, c'est la *syncope*. Cet événement, pendant que l'on pratique une opération aussi délicate que celle de la cataracte, est très gênant pour le chirurgien. L'an dernier (1830), M. Dupuytren fut appelé par M. *Husson*, pour visiter un malade qui avait été opéré de la cataracte, il y avait déjà longtemps, et dont l'un des yeux était malade.

L'opération avait été faite par la méthode d'extraction, sur un seul œil. Le malade avait été placé sur une chaise, et à peine le chirurgien avait-il achevé la section de la cornée transparente, qu'il survint une syncope tellement forte, que l'opération ne put être achevée. Le cristallin resta en place; la guéri- de la plaie se fit, et quelques mois après, le malade fut opéré de l'autre œil par le même chirurgien, et suivant le même procédé. On l'avait placé comme la première fois, sur une chaise; une syncope eut encore lieu, et ce ne fut qu'après beaucoup de temps et de difficultes qu'on parvint à terminer l'opération. Cet accident fort embarrassant ne serait probablement pas arrivé, ou se serait moins prolongé, si le malade avait été au lit. (Note communiquée par le docteur Paillard).

L'opération terminée, M. Dupuytren couvre les yeux d'un bandeau, prend les précautions nécessaires pour empêcher tout accès des rayons lumineux dans le lit du malade, et prescrit à celui-ci la diète et le repos absolu. L'âge des individus et les circonstances qui se présentent, règlent sa conduite relativement à la durée de la diète. Si l'opéré est d'une forte constitution, si l'on observe quelques dispositions à une congestion vers la tête, le professeur fait pratiquer dans la journée une saignée que l'on renouvelle, si le malade vient à éprouver de la douleur à la tête ou dans les yeux. En même temps, on administre une boisson calmante, des pédiluves, des lavemens. S'il survient des vomissemens, et chez les enfans ce phénomène se présente presque toujours, il prescrit d'abord une potion anodine, composée d'eau de laitue, de fleurs d'oranger, de sirop diacode, et, s'ils persistent, l'eau de Seltz ou la potion de Rivière.

Dans les cas où il y a de l'agitation et des symptômes nerveux, des lavemens avec quelques gouttes de laudanum produisent de très bons effets. En résumé, la saignée générale, l'application de sangsues, principalement à l'anus ou aux extrémités inférieures, les pédiluves, les antispasmodiques, les délayans, les purgatifs, les révulsifs externes, les vésicatoires, le séton à la nuque, tels sont les moyens principaux avec lesquels M. Dupuytren combat les accidens, et sur lesquels il insiste plus ou moins, suivant le caractère ou la persistance de ces derniers.

Contrairement à la pratique de plusieurs chirurgiens célèbres, lorsque le malade est affecté d'une double cataracte, M. Dupuytren n'opère jamais qu'un œil d'abord, et attend constamment, pour procéder à l'opération de l'autre, que le sort du premier soit fixé, que la guérison soit complète. L'expérience lui a démontré tous les avantages de cette conduite, que le raisonnement et la connaissance des lois physiologiques viennent à leur tour justifier. En effet, deux opérations simultanées doivent avoir nécessairement pour le malade des suites plus graves qu'une seule; et l'inflammation qui en résulte, occupant à la fois deux organes importans et d'une sensibilité particulière, produira des effets plus intenses, des accidens moins faciles à combattre. Mais ce qui est sur-tout digne d'attention, c'est qu'il est bien rare que cette inflammation offre dans les deux yeux la même régularité; il arrive presque toujours qu'elle se concentre avec violence sur l'un d'eux et y produit rapidement une désorganisation complète, tandis que l'autre n'est que faiblement atteint. On observe ici ce qui a lieu généralement dans les inflammations simultanées des organes pairs.

Appelons maintenant l'attention sur la conduite de M. Dupuytren dans les complications diverses de la cataracte, complications dont l'étude est d'autant plus nécessaire, qu'elles augmentent plus ou moins les difficultés de l'opération. L'une des principales et des plus communes est le rétrécissement de la pupille ; le professeur en a vu plusieurs exemples à l'Hôtel-Dieu, et il est tel quelquefois que l'ouverture pupillaire ne pourrait même donner passage à l'aiguille à cataracte. Ce resserrement, qui ne tient à aucune cause organique, et que, pour cela, on pourrait appeler inorganique, se manifeste souvent chez des individus d'une constitution scrofuleuse : il tient à une inflammation de la rétine, reconnaissable à l'épaississement et à la rougeur de celle-ci. Cette inflammation, attaquée à temps, cède aux antiphlogistiques et à l'instillation de quelques gouttes de solution aqueuse d'extrait de belladone. Une autre complication est l'adhérence de la capsule cristalline à la face postérieure de l'iris, ou du cristallin à la membrane qui l'enveloppe, ou de l'iris au cercle ciliaire; enfin le déplacement du cristallin, etc.

En général, dit M. Dupuytren, presque toutes les maladies qui affectent la membrane cristalline, l'iris, la pupille, le cercle ciliaire ou les autres parties de l'œil intéressées dans la cataracte, sont ordinairement le résultat d'une inflammation de l'iris, inflammation extrêmement fréquente, et dont les suites compromettent plus ou moins la vision. Je dis que ces maladies sont ordinairement un effet de l'iritis, et plusieurs raisons tendent à confirmer cette opinion. Si l'on examine les adhérences qui existent entre la capsule cristalline et l'iris, on voit clairement que les vaisseaux qui se sont développés à l'infini, naissent principalement de cette dernière, et chacun sait que dans la formation des adhérences, lorsque deux surfaces sont ainsi réunies, le plus grand nombre des vaisseaux provient de celle qui est la plus active, c'est-à-dire de la surface la plus enflammée. Il est donc fort probable que dans ce cas la capsule du cristallin n'a été affectée que consécutivement. De plus, si l'on se rappelle que les trois dixièmes des cataractes membraneuses sont dues ou à des contusions, ou à des violences extérieures exercées sur le globe de l'œil, ou bien à une affection scrofuleuse qui s'est particulièrement manifestée sur cet organe, l'opinion que nous émettons deviendra de plus en plus probable. Enfin, si l'on observe avec attention la structure anatomique de l'œil, et sur-tout la disposition des vaisseaux qui se distribuent à ses différentes parties ; si l'on remarque que le plexus des vaisseaux est situé, non point au dehors, mais au-dedans de la conjonctive ; que les inosculations de ces petits vaisseaux entre eux, sont extrêmement nombreuses, et, formant une espèce de zône au point de jonction de la sclérotique avec la cornée transparente, disparaissent dans cette partie, à mesure qu'ils pénètrent dans la sclérotique pour se porter sur l'iris, on s'expliquera comment une ophthalmie même qui aurait eu son siége primitif dans la conjonctive, peut ultérieurement se communiquer à l'iris, et produire les accidens dont nous avons parlé. Ce qui est vrai pour les altérations de la capsule cristalline, ne l'est pas moins pour les autres lésions morbides de l'œil. Il suffit d'une légère inflammation de l'iris pour qu'il se produise deux phénomènes remarquables : la contraction de la pupille, et le dépôt d'une petite quantité de lymphe sur sa partie antérieure, remplissant l'espace qui la sépare de la membrane cristalloïde ; cette quantité peut augmenter au point que la lymphe épanchée passe à travers la pupille, et se trouve suspendue jusqu'au fond de la chambre antérieure. Il arrive alors, si rien ne s'oppose aux progrès du mal, ce qui arrive dans tous les cas d'épanchement de même nature, c'est-à-dire que, d'une part, une fausse membrane s'organise, et que, d'une autre, il se orme des adhérences entre les divers tissus; ou la pupille s'oblitère entièrement, circonstance, du reste, fort rare; ou l'iris adhère à la capsule cristalloïde.

Mais, quand il s'agit d'iritis et de resserrement de la pupille, il importe de bien s'entendre, dit le professeur. Il arrive souvent que l'on prend pour une inflammation idiopathique de l'iris ce qui n'est qu'un état sympathique, dépendant d'une inflammation de la rétine. Cette dernière inflammation est très-commune, beaucoup plus commune qu'on ne peuse. Il n'y a presque pas de semaine que nous n'en voyions ici quelques exemples, ou dans nos salles, ou dans nos consultations publiques. On les observe sur-tout chez les enfans scrofuleux. Lorsqu'on nous les amène, ces enfans, dans cet amphithéâtre, d'aussi loin que nous les apercevons, nous pouvons juger de la nature de leur maladie : ils s'avancent à pas incertains, les mains placées devant les yeux, pour les protéger contre la clarté du jour, et quand ils arrivent devant la fenêtre, on les voit faire un mouvement brusque, tourner la tête du côté opposé et appliquer fortement les mains sur les organes de la vue: on leur dit d'ôter les mains, ils les appliquent avec plus de force; on veut les enlever, ils résistent; écarter les paupières, ils s'agitent violemment pour s'y opposer; enfin, quand on y parvient, ils poussent des cris aigus, tiennent l'œil convulsivement tourné en haut, et la cornée transparente cachée sous la paupiere supérieure : il y a chez eux une véritable horreur de la lumière. Or, d'où vient cette héméropbobie? Quelle est la cause pour laquelle le moindre rayon lumineux détermine un impression si profondément douloureuse? Assurément on ne peut la chercher dans une lésion de ces tissus de l'œil qui sont complétement privés de sensibilité. Serait-elle dans une inflammation de l'iris? mais cette inflammation existe souvent à un très haut degré sans donner lieu à ce phénomène. Il faut donc nécessairement admettre qu'elle consiste dans une phlegmasie de la rétine, de cette membrane nerveuse douée d'une sensibilité exquise, chargée de recevoir et de transmettre les impressions de la lumière. L'irritation de cet organe réagit sur l'iris et produit ce rétrécissement de la pupille, que l'on prend si souvent, comme nous l'avons dit, pour un signe caractéristique de l'iritis. On conçoit que toute la différence qu'il y a entre ces deux cas, c'est que dans l'un, le resserrement pupillaire est l'effet consécutif de l'inflammation de la rétine, et dans l'autre, l'effet immédiat d'une affection idiopathique de l'iris. Ce qui les distingue, c'est cette profonde horreur de la lumière dont nous venons de parler.

Une complication de la cataracte, dont nous devons encore parler, et qui rend l'opération complétement illusoire, c'est la paralysie de la rétine. Il est d'une grande importance de constater d'abord cette lésion, afin de ne pas tenter une opération inutile, et exposer les malades aux accidens qui peuvent en résulter. En l'absence de tout autre désordre (tel que l'adhérence de la capsule cristalline à la face postérieure de l'iris) auquel on puisse attribuer l'immobilité de la pupille, ce dernier signe est, en général, le moins équivoque. Mais chez quelques individus on rencontre certaines particularités propres à établir, sinon une certitude absolue, du moins une très forte présomption en faveur de l'existence de cette paralysie. Un jeune homme de vingt-huit à trente ans, actuellement couché dans les salles de l'Hôtel-Dieu, est affecté d'une cataracte membraneuse accidentelle, c'est-à-dire, produite par un accident, une contusion reçue sur la partie antérieure du globe de l'œil. La capsule cristalline n'est pas altérée en totalité; plusieurs points de sa surface et le cristallin sont parfaitement transparens; cependant la vision est complétement abolie, le malade ne peut distinguer le jour d'avec la nuit. Une femme âgée, que M. Dupuytren a opérée le 16 décembre, a offert un exemple contraire. Bien que la lentille fût entièrement opaque, la faculté de voir existait encore à un très faible degré, la malade pouvait distinguer le jour des ténèbres. D'où vient cette singulière différence, dit le professeur? Quel est l'obstacle qui, chez le jeune homme, s'oppose à toute perception des rayons lumineux? Il n'est aucun de vous qui ne soit porté à conclure qu'il existe ici autre chose qu'une simple cataracte; et, en effet, nous avons de fortes raisons de croire que la cause de ce phénomène consiste dans une paralysie de la rétine. Il nous reste donc bien peu d'espoir de rétablir la vision. Cependant le malade demande à être opéré, lors même, dit-il, que l'opération ne devrait pas lui rendre la faculté de voir. Le désir d'être débarrassé d'une difformité est sans doute le motif de sa résolution. J'ai vu souvent, continue le professeur, des personnes, principalement des femmes, venir réclamer l'opération dans des circonstances analogues, sans espoir de recouvrer la vue, et dans le seul but d'être délivrées d'une difformité qui déparait leurs traits. Pour l'une d'elles, la réalisation d'un projet de mariage s'y trouvait même intéressée. J'ai cédé quelquefois à ces considérations, et aucun accident n'est survenu. De semblables motifs sont trop frivoles pour un homme qui peut vivre sans inconvénient avec un œil cataracté; aussi engagerons-nous fortement notre malade à ne pas persister dans ses désirs, si décidément l'opération nous paraît devoir rester sans succès pour le rétablissement de la vue.

Avec quelque habileté qu'ait été pratiqué l'abaissement de la cataracte, il arrive assez souvent, et c'est un des plus graves reproches qu'on puisse adresser à cette méthode, il arrive souvent que le cristallin remonte, et qu'en se replaçant derrière la pupille, il ôte à la lumière tout moyen de pénétrer jusqu'à la rétine. Des efforts de toux, des mouvemens inconsidérés exercés par le malade, et mille autres causes trop longues à énumérer, amènent ce résultat. Il est difficile d'exprimer la tristesse dans laquelle tombent les malades, qui, après avoir momentanément recouvré la vue, s'en voient privés de nouveau.

Si la cataracte a été abaissée en masse, deux partis peuvent être pris. On peut la laisser en place, en attendant qu'elle soit résorbée; mais cette résorption se fait quelquefois attendre si long-temps, qu'il vaut mieux, en général, l'abaisser de nouveau, ce qui doit être pratiqué comme si on avait à l'abaisser pour la première fois.

Il est des cas dans lesquels la cataracte a une telle tendance à remonter, que M. Dupuytren a été obligé de l'abaisser jusqu'à quatre fois dans l'intervalle de quelques mois; il a remarqué que cette opération diminue de danger à mesure qu'elle se répète plus souvent chez le même individu.

Dans ces circonstances, on trouve presque

toujours le cristallin ramolli et lanugineux à sa surface : preuve de l'action que les vaisseaux absorbans avaient exercée sur lui ; l'un des malades opérés depuis peu de temps à l'Hôtel-Dieu, en a offert un exemple.

On a vu aussi le cristallin, abaissé une première fois en masse, remonter, au bout d'un certain temps, non pas en totalité, mais en partie seulement, soit que l'autre partie eût été déjà résorbée, ou qu'après s'être detachée spontanément, elle soit restée plongée dans le corps vitré. Un vieillard que M. Dupuytren a opéré une seconde fois, le 16 de ce mois, pour un accident de ce genre, nous a offert un exemple de cette particularité.

La cataracte est susceptible de reparaître derrière la pupille, alors même qu'elle a été opérée par broiement ou par division ; dans ce cas, elle se forme par la réunion de parties plus ou moins nombreuses de la cataracte divisée, lesquelles se relèvent, se rassemblent et se confondent derrière la pupille. La résorption de ces sortes de cataractes, que l'on pourrait nommer *cataractes par agglomération*, est en général plus facile, plus prompte que celle des cataractes entières. On voit alors, au bout d'un temps plus ou moins long, suivant l'âge et l'état des forces absorbantes des malades, des espaces transparens paraître et s'étendre jusqu'à ce que la pupille soit enfin complétement nettoyée. La vue des malades se rétablit, s'étend et se fortifie dans la même proportion, et chaque jour amenant des progrès dans l'état de la vision, ils ne cessent de faire chaque jour des découvertes qui leur causent autant de joie que l'invasion de la maladie leur avait causé de tristesse. Quelquefois pourtant, des débris de ces cataractes persistent opiniâtrément, et altèrent plus ou moins profondément la vision. On est alors obligé de les attaquer, de les déchirer et de les détourner de l'axe des rayons visuels.

Le cristallin, continue M. Dupuytren, a des fonctions que tout le monde connaît; est-il enlevé, abaissé ou détruit, la vision ne saurait se faire comme dans l'état naturel. Quelques individus myopes rentrent, par la soustraction du cristallin, dans la jouissance d'une vue ordinaire; mais les presbites ont plus de peine à voir qu'avant la formation de la cataracte. Ceux-ci ont besoin qu'une lentille artificielle, placée au-devant de l'œil, vienne suppléer au cristallin enlevé. L'usage de ces verres ne doit être permis au malade que long-temps après que l'opération a été pratiquée, autrement l'intensité des impressions qu'ils déterminent, enflammerait l'œil, et ferait perdre au malade le fruit de l'opération, comme je l'ai souvent observé.

Le cristallin retenu d'une manière fixe, à l'état sain, dans sa capsule, paraît devenir plus susceptible de déplacement, lorsqu'il a perdu de sa transparence. Tantôt il se déplace en totalité et passe dans l'une des deux chambres antérieure ou postérieure, plus rarement dans la première; tantôt, restant en partie fixé, il se détache dans une plus ou moins grande étendue, et flottant par l'un de ses côtés, obstrue incomplétement l'ouverture pupillaire. C'est par l'effet de déplacemens semblables, qu'il est arrivé à des malades affectés de cataractes, de recouvrer subitement la vue, à la suite d'un mouvement brusque ou d'un coup porté sur la tête ou sur l'œil. Quelquefois il s'enfonce dans le corps vitré pendant les tentatives faites pour l'extraire, ou bien il passe dans la chambre antérieure pendant l'abaissement. Enfin, quelques observations prouvent la faculté que possèdent certains individus, de faire, pour ainsi dire, voyager à volonté leur cristallin cataracté d'une chambre de l'œil à l'autre. Le plus remarquable des exemples de ce genre, rappelés par le professeur, est, sans contredit, celui que M. Demours a consigné dans son *Traité des maladies des yeux*, et dont nous croyons devoir résumer ici l'histoire : « J'ai vu quelquefois, dit M. Demours, le cristallin opaque passer par la pupille dans la chambre antérieure, et de là retourner à sa place. Quelques malades peuvent lui faire exécuter à volonté ce déplacement alternatif. M. le docteur Tillard et M. Busnel, ancien chirurgien-major, étaient chez moi, le 3 juillet 1817, lorsque M. Gastel, affecté de cataracte, fit passer, en leur présence, le cristallin opaque dans la chambre antérieure, et le fit repasser derrière l'iris. M. Gastel, sujet de cette rare observation, est cordonnier, âgé de trente-un ans, de bonne constitution, et il demeure rue de la Tonnellerie, nº 44. La cataracte qu'il a à l'œil droit, date de l'âge de six ans; le cristallin opaque est descendu peu à peu derrière l'iris, vers l'époque de la puberté. Il était invisible à dix-huit ans, et plongé dans le corps vitré désorganisé.... A dix-neuf ans, pendant un service militaire très actif, ce corps passa devant l'iris. Les douleurs continuelles que le malade éprouvait, lui firent obtenir son congé. Je me proposais d'en faire l'extraction; mais le malade, désirant éviter l'opération, je lui conseillai d'instiller dans l'œil quelques gouttes de solution aqueuse d'extrait de belladone pour dilater la pupille, et faciliter le retour de la lentille opaque derrière l'iris; de favoriser ce passage, en restant couché, pendant vingt-quatre heures, sur le dos, et même, pendant cet intervalle, en ayant, de temps à autre, la tête tellement placée que le sommet fût plus bas que le cou; enfin de faire instiller quelques gouttes de vinaigre aussitôt que le cristallin ne serait plus visible, et cela dans l'intention d'exciter une phlegmasie artificielle, capable de faire cesser la dilatation de la pupille, et même de rendre son diamètre plus petit qu'il n'était avant l'emploi de la belladone : procédé que j'ai employé utilement dans certains cas. Tout fut exécuté, et suivi du succès que j'attendais.

» M. G. fut huit ans et demi sans être incommodé de son singulier accident, qui a lieu de nouveau depuis deux ans, jusqu'à trois et quatre fois par mois. Il lui suffit de baisser vivement la tête par inadvertance, pour que la lentille passe devant l'iris; alors il souffre et est incapable d'occupation, jusqu'à ce que, couché par terre, le menton haut et le sommet de la tête bas, il la fasse rentrer en exerçant d'assez fortes frictions sur le globe de l'œil, à l'aide de la paupière supérieure. Je lui en ferai probablement l'extraction quelque jour. »

On conçoit, poursuit M. Dupuytren, que toutes ces variétés pathologiques nécessitent certaines modifications dans le manuel opératoire, ou dans le traitement, suivant leurs causes et leur nature. Si le rétrécissement de la pupille est le produit d'une inflammation aiguë, les antiphlogistiques, l'application des sangsues à l'angle de l'œil, les ventouses scarifiées aux tempes, et sur-tout les saignées au pied, suffiront pour le dissiper; mais si l'affection est à l'état chronique, s'il n'existe aucun signe d'inflammation, les moyens précités n'auraient aucun résultat avantageux; c'est alors que l'on fait usage, avec succès, de l'extrait de belladone en frictions, et sur-tout de l'eau de laurier-

6

cerise, dans le but de dilater convenablement la pupille et de rendre l'opération plus facile.

L'observation m'a appris que les cataractes accompagnées d'un rétrécissement considérable de la pupille, sont assez souvent compliquées de l'adhérence de la capsule cristalloïde à la face postérieure de l'iris. Dans ces sortes d'adhérences, si le cas se présente au moment ùla lymphe épanchée commence seulement à se condenser, et donne lieu à une simple agglutination, facile à rompre, l'usage de la belladone peut encore être d'une grande utilité; car l'iris, en s'étendant tout-à-coup par l'action du médicament, détruit par ce mouvement, une grande partie de cette agglutination récente, et il reste fort peu de chose à faire pour l'opérateur. Mais si les adhérences sont organisées, il est de toute nécessité de porter l'aiguille à cataracte entre les deux membranes, et de détruire leur union avant d'abaisser le cristallin. L'adhérence de l'iris au cercle ciliaire présente beaucoup de variétés chez les divers individus; chez quelques-uns, elle est si étendue et si intime, qu'on éprouve de très grandes difficultés à les séparer, lorsqu'on veut produire une pupille artificielle; chez d'autres, l'iris se déchire plutôt qu'elle ne se décolle ; chez d'autres enfin, elle se détache au moindre effort.

Dans les déplacemens du cristallin, devenu, ou non, opaque, M. Dupuytren admet comme règle générale que, quel que soit le lieu qu'il occupe, toutes les fois qu'il ne cause aucun accident inflammatoire, il faut l'abandonner à lui-même, mais opérer aussitôt qu'il se manifeste le moindre signe d'inflammation. En effet, s'il n'est point opaque, on ne gagnerait rien à l'extraire, et dans le cas contraire, la nature s'est chargée d'en faire l'abaissement. Lorsque le cristallin est enfoncé dans le corps vitré, il n'y a évidemment rien à faire qu'à le laisser dans la position qu'il occupe, car les choses se trouvent dans un état analogue à celui qui résulterait de l'opération par abaissement, et le cristallin est, comme à la suite de celle-ci, soumis à l'action des vaisseaux absorbans. Lorsqu'il est dans la chambre antérieure de l'œil, l'opération est simple et facile. Dans la plupart des cas, on pratique une petite incision à la cornée, et le corps étranger tombe de lui-même, ou l'on en fait l'extraction avec l'aiguille. C'est ainsi que les praticiens se conduisent généralement.

M. Dupuytren est le premier qui se soit écarté de la route connue, en opérant un cas de ce genre, en 1819, d'une manière inusitée et jusque là sans exemple. Un ancien militaire, âgé de 34 ans, reçu à l'Hôtel-Dieu le 2 novembre, avait la chambre antérieure de l'œil gauche complétement remplie par un corps arrondi, d'un blanc nacré, et formé par le cristallin devenu opaque, qui avait franchi spontanément la pupille, dans un moment, il paraît, où le malade baissait fortement la tête. L'œil était rouge, enflammé, douloureux et larmoyant, la céphalalgie intense. Une saignée au bras, un bain et un purgatif firent cesser les accidens, et M. Dupuytren pratiqua l'opération deux jours après, de la manière que nous allons décrire :

Le malade couché dans son lit, la têe élevée par des oreillers, l'aiguille fut enfoncée à deux lignes environ de l'union de la cornée transparente avec la cornée opaque; l'opérateur lui fit traverser la chambre postérieure, pénétra dans l'antérieure, accrocha le cristallin, le fit repasser dans la chambre postérieure, au fond de laquelle il le tint abaissé pendant quelque temps, puis il retira son aiguille. Le malade put voir la main qui venait de lui rendre la lumière, et distinguer les personnes qui assistaient à l'opération. Les suites en furent heureuses. Le malade quitta l'hôpital six jours après, ayant la pupille parfaitement nette, voyant très bien et n'éprouvant plus la moindre douleur. Ainsi, traverser, avec l'aiguille, la sclérotique, la chambre postérieure, revenir dans l'antérieure, accrocher le cristallin, le ramener dans la chambre postérieure, et l'abaisser ensuite dans le corps vitré, tel est le procédé suivi par M. Dupuytren dans cette circonstance. Nous dirons l'opinion du professeur sur la valeur de ce mode opératoire, inconnu jusqu'alors, et adopté pour un cas tout spécial, lorsqu'il aura trouvé l'occasion d'en entretenir ses auditeurs.

Nous venons d'exposer les idées principales de M. Dupuytren sur la cataracte. Dans des livraisons subséquentes, nous rapporterons des observations propres à justifier ces généralités.

Nota. 2e livraison, p. 49, ligne 21, cette phrase : *Ce qui offre le plus de difficultés*, etc., doit commencer ainsi : « Suivant les auteurs qui admettent la cataracte noire, ce qui offre le plus de difficultés dans les cas où l'on peut en présumer l'existence, c'est, etc. »

Au verso, page 50, ligne 3e, au lieu de : *Dans ces cas, M. Dupuytren agit*, lisez : » Dans tous les cas, M Dupuytren agit, etc. «

ARTICLE IV.

DES ENGORGEMENS DES TESTICULES.

Engorgemens inflammatoires, scrofuleux et vénériens.

L'ar tdu chirurgien ne consiste pas seulement à retrancher les parties que la nature a frappées de mort, mais encore à conserver celles que le praticien vulgaire n'eût pas hésité à amputer. Que d'infortunés sont revenus des champs de bataille plus maltraités par des mains inhabiles que par la mitraille! Nous pourrions citer bon nombre d'hôpitaux où la manie de faire des opération a entraîné la perte d'une foule de victimes. Combien de c irurgiens, par exemple, ne balancent point à amputer les membres affectés de tumeurs blanches, sans s'inquiéter si le poumon est le siége de tubercules ou d'autres altérations? Jamais ce désir d'opérer ne nous a paru plus prononcé que dans les engorgemens des testicules. On aurait dû cependant s'apercevoir que la tristesse, le chagrin et la mélancolie fin ssaient presque toujours par conduire au tombeau ceux qui avaient subi cette cruelle mutilation. Ce résultat déplorable n'avait point échappé à M. Dupuytren : aussi est-il parvenu, depuis plusieurs années, à prévenir l'opération dans un grand nombre de cas, en remontant à l'origine du mal.

Tous les ans on reçoit à l'Hôtel-Dieu environ une centaine d'individus atteints d'engorgemens des testicules. La plupart d'entre eux sortent guéris sans u'on ait été obligé de les opérer.

Plusieurs malades sont en ce moment dans la salle Sainte-Marthe. Chez les uns, l'engorgement a pour siége l'épididyme ; chez les autres, c'est le corps même du testicule qui est affecté ; chez d'autres, enfin, l'épididyme et le testicule sont engorgés. Dans ces différens cas, l'engorgement a été trois fois la suite d'une blennorrhagie, deux fois il est survenu sans qu'il existât antérieurement aucun écoulement.

Il y a environ deux mois que l'un de ces individus, âgé de quarante ans, vint à la consultation pour se faire traiter d'une tumeur qui occupait le testicule droit. L'organe présentait un volume six fois plus considérable que dans l'état sain. En le touchant, on sentait un endurcissement tel qu'on ne le rencontre pas dans l'hydrocèle, tandis qu'on distinguait manifestement à la surface, des bosselures et des inégalités qui sont un signe presque caractéristique de l'existence du squirre. Le poids du testicule était considérable. Interrogé sur la cause de sa maladie, cet homme répondit qu'il l'attribuait à un froissement de l'organe. Dans le plus grand nombre de cas, dit M. Dupuytren, j'ai eu l'occasion de constater que l'engorgement des testicules provenait de violences extérieures, d'anciennes maladies vénériennes, d'une disposition scrofuleuse, ou d'un vice interne : aussi ai-je pour règle de ne jamais pratiquer l'opération, avant d'avoir fait usage pendant un mois, six semaines, du traitement que je crois approprié à la cause de l'affection.

Les premières explications données par le malade firent conjecturer à M. Dupuytren que l'engorgement était dû à une violence extérieure : aussi pensa-t-il que le traitement antiphlogistique résoudrait la tumeur. La constitution du malade ne pouvait pas faire présumer qu'elle tînt à un vice scrofuleux : en conséquence il recommanda de faire une application de sangsues sur la tumeur, de la recouvrir de cataplasmes émolliens, d'aller au bain et d'être extrêmement sobre dans le régime. Cet individu revint à la consultation n'ayant éprouvé aucune amélioration dans son état. On l'engagea à recourir une seconde fois aux mêmes moyens, mais ce fut inutilement.

Admis dans l'hôpital il y a environ un mois (11 novembre), il fut examiné pour la seconde fois. Ses demi-aveux firent soupçonner d'anciennes affections syphilitiques : aussi le professeur prescrivit-il le traitement anti-vénérien qu'il emploie avec succès depuis nombre d'années. Le malade fut mis à l'usage de la *décoction de salsepareille*, *de squine* et *de gayacg* (deux pots), avec addition de *quatre à six onces de sirop sudorifique*; trois fois par jour il prenait une des pilules suivantes :

Deuto-chlorure de mercure .	de 1/8 à 1/2 gr.
Opium gommeux.	1/2 gr.
Extrait de Gayac.	2 gr.

L'expérience ayant appris à M. Dupuytren que des doses fractionnées agissaient plus efficacement que celles qui étaient plus fortes, il donne chaque jour ces pilules contenant chacune *un huitième, un sixième de grain de sublimé*, de telle sorte que le malade n'arrive que graduellement à la dose entière, qui n'est que d'un demi-grain.

Presque toujours, au bout d'un mois ou deux, les accidens sont dissipés à l'aide de ce traitement ; mais malgré la persévérance que l'on mit dans l'emploi de ces moyens, le malade n'en retira aucun avantage.

Le testicule avait au contraire augmenté de volume ; il était pesant, bosselé. L'individu éprouvait des douleurs lancinantes qui se propageaient le long du cordon jusqu'aux reins. Dans cette situation, M. Dupuytren a pensé qu'il serait dangereux de reculer plus longtemps l'opération. Je ne crois pas me tromper, ajoute le professeur, en annonçant d'avance qu'il y a dans la tunique vaginale une couche de liquide épanché ; mais cet hydrocèle symptomatique n'est point la maladie ; l'affection principale est l'engorgement du testicule, par suite de l'altération de sa substance propre. Il est probable que la dégénérescence n'est pas avancée : car, s'il faut ajouter foi aux paroles du malade, l'engorgement ne daterait que de trois mois. S'il avait un an de durée, je n'hésiterais point à proclamer qu'on trouvera le testicule ramolli, grisâtre, présentant, en un mot, les caractères du cancer cérébriforme.

Mais de quelle manière enlèvera-t-on cet organe? La réponse est aisée; par un procédé aussi prompt et aussi sûr que possible. On fera sur les parties antérieure et même postérieure une incision commençant à la hauteur de l'anneau inguinal, se portant à la partie inférieure et se relevant postérieurement. Faisons connaître les motifs de cette incision. Le testicule n'est pas seulement affecté dans l'engorgement squirreux, souvent aussi l'altération a gagné une portion des vaisseaux spermatiques; c'est donc pour suivre les parties malades que l'incision s'étend jusqu'à l'anneau inguinal; elle parcourt toute la longueur de l'organe, pour le faire sortir en entier de ses enveloppes; car si l'ouverture avait seulement deux à trois pouces d'étendue, le testicule ne pourrait facilement être attiré au-dehors, et la dissection deviendrait extrêmement pénible. Le but de l'incision en arrière n'est pas moins facile à comprendre; si elle ne se prolongeait pas dans cette partie, les bourses, en revenant sur elles-mêmes, formeraient des sacs où le pus s'accumulerait.

L'incision terminée, il faut s'occuper aussitôt de lier les vaisseaux, le spasme et l'action de l'air pouvant les faire remonter, et alors on aurait à craindre que l'humidité et la chaleur, n'amenant leur détente, il n'y eût hémorrhagie. Après ce temps de l'opération, on fait sortir le testicule, on le saisit et on donne les bourses à tenir aux aides; on dissèque le cordon : s'il y a des vaisseaux ouverts, on les lie, parce que l'écoulement du sang pourrait déterminer des infiltrations, des inflammations, des abcès, et qu'on serait contraint, en dernier ressort, de recourir à la ligature. Il faut avoir soin d'enlever tout le tissu cellulaire qui environne le testicule, le cordon, les membranes et même le muscle crémaster. On examine le cordon; s'il est sain, on le coupe au-dessus du testicule; s'il est altéré, l'incision doit être portée bien au-delà de la partie malade.

Divers procédés sont employés pour l'extirpation des testicules chez les animaux. Les uns tordent le cordon des vaisseaux spermatiques et l'arrachent; d'autres le distendent, et l'arrachent sans le tordre. On s'aperçoit aisément que cette opération est très douloureuse par la position qu'affectent les animaux, et par l'attention qu'ils ont de diminuer la longueur de leur ventre. L'arrachement n'est pas, à la vérité, suivi d'hémorrhagie, mais cet avantage ne nous paraît point devoir contrebalancer les accidens graves auxquels ils pourraît exposer l'homme. En Normandie, on enlève les testicules des chevaux, en les comprimant entre deux bâtonnets, la gangrène amène la séparation des parties. Ce moyen dangereux entraîne souvent la perte d'un grand nombre de chevaux.

Chez l'homme, l'ablation des testicules a lieu de deux manières. Une section pure et simple pourrait occasioner une hémorrhagie; d'ailleurs les parties n'ont pas autant de force rétractile que dans les animaux. On est donc obligé, dit M. Dupuytren, d'embrasser le cordon dans une ligature générale. Cette ligature comprendra le canal déférent, le crémaster et les vaisseaux. Elle devra sur-tout embrasser les nerfs des testicules, les vaisseaux spermatiques et le cordon. Mais cette méthode est elle-même très douloureuse, et il vaut mieux faire des ligatures partielles. Si l'on fait la section du cordon avant la ligature, celle-ci devient plus facile à pratiquer. On aura soin de ne pas couper trop près de l'anneau inguinal, sans cela, on aurait à redouter des hémorrhagies internes. Pour s'opposer à la rétraction du cordon, on a ordinairement recours à la ligature générale; mais ce procédé est d'une exécution pénible; il est plus simple de fixer le cordon spermatique, en le traversant avec un *tenaculum*. On le coupe ensuite au-dessous de cet instrument. Cette section achevée, on absterge la surface pour voir d'où coule le sang, et l'on fait des ligatures partielles. Si l'opération a été courte et simple et les ligatures bien placées, on pourra réunir les lèvres de la plaie par première intention. Mais on sait que le tissu des bourses jouit de la rétractilité et de l'extensibilité; par suite de ces propriétés, les lèvres de la plaie s'écartent, se reportent en dedans, et les peaux seules sont mises en contact.

Cette disposition est un grand obstacle à la cicatrisation; aussi, M. Dupuytren a-t-il imaginé, pour empêcher l'adossement de la peau, de faire usage de deux ou trois points de suture. Ce pansement a le grand avantage de rendre très prompte la guérison, et de s'opposer aux effets de l'hémorrhagie.

Les extirpations des testicules sont très rares à l'Hôtel-Dieu de Paris, tandis qu'elles sont plus communes dans d'autres hôpitaux : nous en avons dit plus haut les raisons. Nous ajouterons que le traitement de l'Hôtel-Dieu n'empêche point de pratiquer plus tard l'opération ; d'où résulte l'important précepte de ne point extirper un testicule réputé cancéreux, avant de s'être bien assuré que la maladie ne tient point à une inflammation par cause extérieure, à une affection scrofuleuse ou syphilitique, ou à un vice interne. Sans cette précaution indispensable, l'on s'exposerait à voir survenir, au bout d'un temps plus ou moins long, l'engorgement du second testicule. L'observation suivante en est un exemple bien frappant :

M. ***, âgé de quarante ans, cultivateur, portait, depuis deux ans, un engorgement du testicule gauche. Ce malade, ancien soldat, avait eu quelques affections vénériennes. Cependant, le volume, la dureté et les douleurs lancinantes ne laissèrent aucun doute sur la nature de l'engorgement ; on le crut squirreux ;

l'ablation proposée fut acceptée par le malade, et pratiquée par le docteur G... Le cordon, les glandes de l'aîne ne présentèrent aucune altération; la plaie marcha rapidement vers la cicatrisation; mais au bout d'un mois, le testicule droit commença à s'engorger. Etait-ce une récidive? Dans cette supposition, convenait-il d'amputer encore cet organe? N'était-il pas à craindre que le mal ne se propageât dans l'abdomen? Le cas était fort embarrassant. M. Dupuytren fut alors consulté. Son expérience, et l'habitude d'interroger ave soin les malades, et de leur faire subir un traitement en rapport avec la cause présumée de l'engorgement, avant de pratiquer l'opération, le conduisirent à prescrire les anti-vénériens. A peine un mois s'était-il écoulé, que l'engorgement diminua de volume, et bientôt il ne tarda pas à se résoudre complétement!

Citons un autre fait d'une nature différente, mais qui prouve combien le chirurgien doit être réservé dans son diagnostic.

En 1827, on reçut à l'Hôtel-Dieu un homme qui présentait nn engorgement considérable du testicule gauche. Des douleurs lancianntes se faisaient sentir dans la tumeur et se propageaient le long des cordons spermatiques aux aînes et aux reins; le malade était dans un état de maigreur très avancé. Aucun signe n'indiquait que la maladie fût due à une hydrocèle ou à un engorgement scrofuleux ou vénérien ; tout faisait, au contraire, conjecturer qu'elle était squirreuse. M. Dupuytren fit néanmoins observer que si l'hydrocèle était compliquée d'un épaississement cartilagineux de la tunique vaginale on pourrait s'y tromper, et que cette erreur avait été commise plus d'une fois. Pour prévenir une semblable méprise, ajoute le professeur, on fera une ponction longitudinale à la peau, et, après avoir mis à nu le testicule, une ponction exploratrice sera pratiquée à travers la tunique vaginale, vers le centre de la tumeur; si aucun liquide ne s'en écoule, ou s'il ne sort qu'un peu de sang décomposé et fétide, le cordon des vaisseaux spermatiques sera saisi, on en fera la ligature en masse, on le coupera en totalité, et les vaisseaux seront liés. On évitera ainsi tout reproche. Si, malgré les apparences, de l'eau seule en remplissait la poche, on agirait aussitôt en conséquence. L'opération prouva combien la conduite de cet habile praticien avait été prudente, car, au lieu d'un squirre, on ne trouva qu'une hydrocèle avec épaississement cartilagineux de la tunique vaginale.

Dans les engorgemens de nature inflammatoire, c'est tantôt le corps, tantôt l'épididyme qui est le siège de la maladie, ou l'un et l'autre en même temps; dans le premier cas, le gonflement est plus prononcé, et plus facile à résoudre; celui de l'épididyme, au contraire, est moins volumineux, plus dur, plus difficile à guérir. La structure anatomique des parties explique cette différence. Le testicule, en effet, est un organe formé d'un tissu mou, pulpeux, parenchymateux, en un mot, et dans lequel, par conséquent, les fluxions se développent et se dissipent avec facilité. L'épididyme, au contraire, beaucoup plus compliqué dans sa structure, et offrant à l'intérieur une surface muqueuse, peut-être aussi une membane musculaire, à l'extérieur un tissu fibro-celluleux, les engorgemens s'y forment avec plus de lenteur et sont beaucoup plus difficiles à combattre. Chez les malades qui sont dans cette dernière classe, la partie antérieure est molle et souple, ce qui ne laisse aucun doute sur le bon état des testicules; mais en portant la main à la partie postérieure, on sent un corps dur, inégal, qui appartient très évidemment à l'épididyme. Les sangsues, les bains, les cataplasmes émolliens guérissent presque toujours les engorgemens inflammatoires des testicules, tandis qu'ils ont beaucoup moins d'efficacité contre les gonflemens de l'épididyme.

M. Dupuytren recommande d'employer d'abord le traitement antiphlogistique; s'il est sans succès, il lui substitue les fondans, puis les dérivatifs. Telles sont les trois bases fondamentales de sa thérapeutique dans les circonstances semblables. Ainsi, à l'état aigu, la méthode antiphlogistique suffira pour dissiper les accidens. Une, deux ou trois saignées, selon la force du sujet, des applications de douze, quinze et vingt sangsues, répétées plusieurs fois, des bains, des émolliens, une diète sévère, parviendront à dissiper les symptômes. Ces moyens sont si puissans qu'on a souvent vu des engorgemens disparaître en huit et dix jours. Si l'engorgement s'est d'abord montré primitivement chronique, ou si de l'état aigu, il a passé à l'état chronique, on commencera par faire encore usage des émolliens ; on prescrira ensuite les fondans, tels que les emplâtres de diachylon, de savon de *Vigo cum mercurio*, mais on ne guérirait que très lentement et très difficilement, si on n'y joignait la méthode dérivative, consistant dans l'emploi des purgatifs, tous les deux ou trois jours. Le calomel, dont on a si souvent abusé, est un excellent remède. A son défaut, on peut administrer l'huile de ricin, vers les dix ou onze heures du soir, à la dose d'une, de deux, ou de trois cuillerées à bouche, suivant le tempéramment et la force du sujet. D'autres purgatifs, tels que le sulfate de soude, l'eau de Sedlitz, etc., peuvent être donnés avec avantage. Ces moyens parviennent presque toujours à résoudre les engorgemens des testicules, mais quand ils ne sont pas employés avec persévérance, on voit ces organes devenir cancéreux, et c'est alors qu'il est indispensable de les enlever.

La cause qui détermine l'engorgement des testicules, peut tenir à une disposition scrofuleuse, et il ne paraît pas difficile au premier abord de distinguer les engorgemens de nature vénérienne, ou par froissement, de ceux qui sont scrofuleux; je dois dire cependant, ajoute M. Dupuytren, qu'ils commencent dans plusieurs circonstances absolument comme les autres, et que ce n'est qu'après un temps plus ou moins long qu'ils présentent leur véritable caractère. En général, ceux-ci ne cèdent point aux traitemens ordinaires, ils se prolongent indéfiniment et existent souvent avec d'autres affections de même nature, et liées à la constitution scrofuleuse.

La dégénérescence tuberculeuse est un des caractères principaux de ces sortes d'engorgemens; elle affecte dans le plus grand nombre de cas les tissus fibro-celluleux qui environnent l'épididyme; elle se montre aussi dans la substance même du testicule. Ces tubercules se développent avec lenteur, et peuvent durer trois à quatre ans; leur développement, leur marche, leur durée sont des signes qui doivent en faire reconnaître la nature.

Ces engorgemens sont moins durs que les squirreux et plus durs que ceux qui sont inflammatoires. Ils sont sans chaleur, sans rougeur et font éprouver un sentiment de pesanteur et d'engourdissement; le tissu cellulaire sous cutané est ordinairement libre. La tumeur est communément inégale et irrégulière dans sa configuration générale, tandis que dans l'engorgement squirreux, le testicule est globuleux et l'épididyme raboteux; le cordon spermatique est épargné, quelquefois cependant il est attaqué. La maladie faisant des progrès, il se forme dans l'intérieur de l'organe des points qui se ramolissent; si on le palpe, il semble que l'on touche une substance molle. Bientôt, on voit se dessiner à l'extérieur de petites saillies qui correspondent à des points bleuâtres. Ces parties de la peau s'ulcèrent, et il s'écoule par les ouvertures un pus séreux, une matière caséeuse, puis jaunâtre, pultacée, qui est évidemment le produit de l'affection scrofuleuse. Il s'établit des fistules qui donnent issue à un pus séreux, mal lié et non formé. A cette époque, il ne peut plus y avoir le moindre doute sur la nature de la maladie. Cette affection peut durer des années entières. Si le principe en est combattu et arrêté, d'heureux changemens ne tardent point à se manifester dans l'organe; mais si les secours de la médecine n'ont pu triompher du mal, le testicule devient mollasse, fongueux, et semblable au tissu qu'on trouve autour des articulations atteintes de tumeurs blanches. Le testicule scrofuleux peut passer à l'état cancéreux, mais cette terminaison est rare. Lorsqu'il est parvenu à ce degré de désorganisation, chacun comprend qu'il n'y a plus que l'extirpation qui puisse guérir la maladie, si toutefois elle est bornée à l'organe.

L'engorgement reconnu de nature scrofuleuse, on combattra les symptômes inflammatoires, s'ils existent, et quand ils seront dissipés, on aura recours aux mesures hygiéniques générales, qui ont souvent plus d'efficacité que les remèdes. Le malade choisira pour son habitation un lieu élevé, sec et exposé au midi. Il sera couvert de flanelle de la tête aux pieds. Des frictions sèches seront pratiquées sur le corps. Il se livrera à l'exercice en plein air et, autant que possible, au soleil. Il fera usage d'un régime fortifiant, se nourrira de viandes noires, de gibier, de légumes antiscorbutiques, tels que le cresson, les raves noires, les cardons, le céleri. Il s'interdira les acides, les acidules minéraux et végétaux, les légumes d'un goût acerbe, et sur-tout les farineux. Il boira une tisanne faite avec une infusion de chicorée sauvage et de sommités de feuilles de houblon. Si sa constitution est éminemment lymphatique, on recommandera le sirop de gentiane préparé à l'eau, en ayant soin, au contraire, de proscrire celui qui est fait avec le vin, ou avec l'ammoniaque.

D'autres remèdes peuvent encore être administrés. Dans ces derniers temps, on a préconisé l'iode et ses préparations. On le donne à la dose d'un huitième, d'un sixième, d'un quart, d'un demi-grain, dans de l'eau distillée, aromatisée avec de la menthe. Les vertus de l'iode, comme celles de tous les nouveaux agens thérapeutiques, ont été singulièrement exagérées : c'est un médicament qui réussit dans plusieurs cas, mais qu'on aurait tort de considérer comme une panacée. A l'extérieur, on l'emploie à l'état d'hydriodate de potasse en pommade ou en lotions. Quand on ne veut pas recourir à ce moyen, on peut faire usage des bains sulfureux, salés, aromatiques, excitans. Des applications locales de ces mêmes liquides auront lieu sur les parties malades. Il sera avantageux de faire des injections dans les trajets fistuleux, en ayant soin que ces liqueurs ne s'égarent point. Mais il vaut mieux diriger sur les points affectés des douches sulfureuses, salées, iodurées. A l'aide de ces moyens, long-temps continués, à l'aide des cautérisations, on parviendra souvent à guérir les engorgemens scrofuleux.

Mais si, malgré ces moyens thérapeutiques, le testicule arrive à une désorganisation avancée, s'il tend à la dégénérescence squirreuse, ou s'il devient mollasse, pulpeux, s'il contient beaucoup de foyers scrofuleux, il ne faut pas hésiter à pratiquer l'amputation, après néanmoins avoir combattu les dispositions intérieures. Sans cette précaution, on s'exposerait à voir les malades succomber à des accidens consécutifs, à des pleurésies, des pneumonies, des suppurations du foie, etc.

Lorsque l'opération a été pratiquée, si l'on examine les altérations qu'a subies l'organe, (sans complication de dégénérescence cancéreuse), on trouve les parties saines séparées des parties malades ; ça et là on aperçoit une multitude de dégénérescences scrofuleuses, et une matière blanchâtre, demi-fibreuse, demi-celluleuse, contenant de l'albumine coagulée. On distingue aussi des tubercules ou des amas de matière tuberculeuse, renfermés dans des kystes muqueux, ou sans kystes. Le siége de ces altérations est le plus ordinairement dans le tissu cellulaire environnant l'épididyme, dans l'épididyme même, d'autrefois dans le testicule, plus rarement dans le cordon.

Outre les deux espèces d'engorgemens dont nous venons de parler, il en existe une troisième, les engorgemens vénériens. Dans ces derniers temps, dit M. Dupuytren, on a voulu traiter les affections vénériennes exclusivement par la méthode antiphlogistique ; mais on ne faisait pas attention qu'il y a dans ces maladies deux choses, l'élément inflammatoire et l'élément syphilitique. Assurément, les premiers symptômes qui décèlent une maladie vénérienne sont de nature inflammatoire, et doivent, par conséquent, être traités par la méthode antiphlogistique. Il arrive quelquefois que cette méthode fait entièrement disparaître les symptômes ; mais on commettrait une grande erreur, si l'on croyait avoir obtenu une guérison radicale. Tant qu'on n'aura pas détruit l'élément syphilitique, on devra craindre des récidives. Je pourrais citer, ajoute ce professeur, une multitude d'exemples qui démontreraient jusqu'à l'évidence que des personnes, atteintes de maladies vénériennes, qui n'avaient point voulu faire usage d'un traitement approprié, ont vu survenir des ulcérations à la gorge, des exostoses, des engorgemens des testicules, qui ont cédé à l'emploi des antisyphilitiques. Personne de vous n'a oublié l'histoire de ces trois jeunes élèves qui s'inoculèrent, il y a quelques années, le pus d'un ulcère vénérien. A l'aide d'un traitement antiphlogistique, ils virent tous les accidens qui s'étaient manifestés se dissiper entièrement. Mais au bout de quelque temps, les signes d'une affection vénérienne consécutive éclatèrent avec tant de violence, que l'un d'eux termina misérablement son existence ; les autres vinrent me consulter, je les traitai et les guéris par les antisyphilitiques.

A quels signes reconnaîtra-t-on l'engorgement vénérien ? Tous les jours on voit arriver des malades avec un engorgement testiculaire auquel ils ne peuvent assigner de cause. Ils n'ont pas éprouvé de frottement, n'ont pas fait de chûte, leur engorgement s'est dissipé et a passé au testicule opposé, ou a toujours persisté dans l'un ou dans l'autre jusqu'à ce jour. Eh bien, si la tumeur est allongée, si elle a une forme cylindroïde, si elle ne détermine point de douleurs lancinantes lorsqu'on la touche, et si le malade a eu d'anciennes affections vénériennes, telles que des blennorrhagies, des bubons, des chancres traités par la cautérisation, la plus fatale des méthodes, s'il déclare que le testicule, après avoir été six mois, un an, dix-huit mois affecté, est revenu à l'état normal, tandis que l'autre organe s'est pris, vous aurez de fortes présomptions en faveur de la nature vénérienne de la maladie; car, si l'engorgement était squirreux, il ne se déplacerait point ainsi; c'est même un caractère pathognomonique de ces sortes de tumeurs. Une observation non moins importante, c'est que dans le cas de récidive, lorsqu'on a enlevé un testicule cancéreux, c'est presque toujours le cordon qui devient malade, tandis que dans l'engorgement syphilitique, c'est au contraire le second testicule qui s'affecte. Si un examen général vous révèle la présence d'autres symptômes, tels que pustules, exostoses, il ne saurait y avoir de doute. Dans le cas où on ne pourrait établir un jugement certain, ne vaudrait-il pas mieux faire usage, pendant six semaines, deux mois, d'un traitement anti-vénérien, que de pratiquer une opération inutile et funeste dans ses résultats.

L'existence du virus vénérien a eté mise en doute dans ces derniers temps, ainsi que nous l'avons déjà dit; cependant l'expérience semblait l'avoir incontestablement démontrée. Ce n'est donc que par un amas de subtilités que cette croyance, si généralement établie, a été ébranlée. En admettant que la syphilis fût une inflammation, comment n'avoir pas remarqué qu'elle se communiquait dans l'immense majorité des cas? n'était-ce pas là un signe caractéristique qui la différenciait de toutes les autres inflammations. La distinction établie, par M. Dupuytren, des deux élémens de la maladie, est essentiellement pratique, elle fait aisément comprendre pourquoi tant de personnes, traitées par la méthode antiphlogistique, ont vu tous les symptômes d'une affection syphilitique constitutionnelle se développer six mois, un an, et même plus, après leur prétendue guérison. L'histoire de ces trois élèves en médecine, que nous avons citée plus haut, n'est-elle pas la réponse la plus foudroyante que l'on puisse faire à l'hypothèse si dangereuse de la non existence du virus vénérien? L'élément syphilitique est donc un être réel, un virus positif, qui se communique comme celui de la petite vérole. Malheur à ceux qui ne voient que l'élément inflammatoire; en le combattant seul, ils détruisent à la vérité l'effet, mais ils laissent subsister la cause.

ARTICLE V.

DE L'EMPHYSÈME TRAUMATIQUE.

1° Emphysème par suite de fractures de côtes et de déchirure du poumon et de la plèvre.

Le hasard a conduit, à l'Hôtel-Dieu, le 9 décembre dernier, deux individus affectés d'emphysème traumatique d'une gravité différente. C'est une circonstance heureuse pour votre instruction, a dit le professeur, celle qui soumet à votre examen deux maladies analogues, qui, à raison de la nature, de la diversité, ou de la violence des causes qui les ont produites, doivent nécessairement vous offrir des formes et des caractères variés. L'un de ces malades est un porteur d'eau, âgé de soixante-huit ans, qui dans la journée fut heurté par le timon de la voiture d'un marchand de bois, et renversé. Il se trouva placé presque en travers sous la roue qui lui passa sur le côté gauche antérieur de la poitrine. Bien que la voiture ne fût pas chargée, le poids de la roue a été assez considérable pour produire les désordres que nous allons décrire. Cet homme a de la toux, une grande oppression, le pouls fréquent, plein. L'examen scrupuleux du côté droit du thorax ne m'a fait découvrir aucune lésion; mais à gauche, il existe une vive douleur vers la région précordiale; cette région est d'une grande sensibilité au toucher. En y appliquant la main, on y reçoit la sensation manifeste d'un craquement semblable au bruit de côtes fracturées dont les fragmens se froisseraient pendant les mouvemens respiratoires des parois thoraciques. Ce bruit est également sensible à l'oreille, qui perçoit en outre une sensation analogue à celle qui résulterait de la chute d'une multitude de gouttes d'eau, se succédant rapidement les unes aux autres. Il existe encore sur le même côté une tuméfaction assez considérable, mais sans changement de couleur à la peau, sans le moindre signe d'inflammation; tuméfaction que l'on peut déplacer et faire cheminer d'un lieu à un autre en la comprimant, en la chassant, pour ainsi dire, avec la main. Ce n'est pas tout : au moment où on la presse de cette manière, on sent une crépitation prononcée, telle qu'on l'éprouve sur les animaux dont on a insufflé le tissu cellulaire pour les dépouiller. Ces symptômes sont les signes irrécusables et d'une fracture de côtes et d'un emphysême qui s'est formé dans cette région, c'est-à-dire, d'une infiltration d'air atmosphérique dans le tissu cellulaire sous-cutané. La vie du malade, néanmoins, ne nous paraît pas menacée : l'emphysême est peu considérable, jusqu'à présent il se borne au côté gauche de la poitrine, rien n'annonce qu'il ait envahi les organes internes; et l'expérience a démontré que lorsque ce phénomène se circonscrit dans une région peu étendue, que l'infiltration se réduit à quelques pouces cubes d'air, la résorption s'en opère avec assez de facilité et en peu de temps. Il en est bien autrement lorsque l'air a gagné non-seulement toute l'étendue du tissu cellulaire de la périphérie, mais encore celui des organes internes du thorax et même de l'abdomen, lorsqu'il n'y a pas seulement infiltration, mais encore épanchement d'air dans les grandes cavités des membranes séreuses : tel est le cas grave d'un autre malade dont nous parlerons bientôt. Il faut toutefois tenir compte, à l'égard de celui dont nous venons de vous tracer l'histoire, des lésions concomitantes, causes directes du développement de l'emphysème. Il est arrivé sans doute que des fragmens des côtes fracturées par l'action de la roue, et nous vous avons indiqué les signes de cette fracture, poussés contre les organes pulmonaires, en ont déchiré la plèvre et peut-être des vésicules aériennes, dans une étendue plus ou moins grande ; de là une lésion organique du poumon, et l'irruption de l'air vers les parois thoraciques. Chez ce malade, la petite quantité de fluide atmosphérique qui, se dévie des voies naturelles fait présumer que la déchirure n'est pas considérable.

Expliquons maintenant le mécanisme par lequel cette infiltration se forme. Lorsque, par suite d'anciennes pleurésies ou pleuro-pneumonies, il existe des adhérences organisées entre les deux plèvres, et qu'il s'est établi, de cette manière, une continuité de tissus entre la surface du poumon et la paroi thoracique, l'emphysème est assurément bien facile à comprendre : l'air passe directement de l'intérieur du poumon dans ces mailles celluleuses de nouvelle organisation, y chemine de proche en proche, et arrive ainsi à travers la paroi fracturée, jusque dans le tissu cellulaire sous-cutané. Lorsqu'il n'y a pas d'adhérences, l'air inspiré s'échappe en partie par l'ouverture faite à la surface du poumon, et se répand d'abord dans les tissus environnans et dans la cavité pleurale. De là, chassé en tous sens et par les mouvemens alternatifs d'expansion et d'abaissement des agens de la respiration, et par l'effet de sa propre élasticité, il s'infiltre progressivement dans le tissu cellulaire de tous les organes internes et externes ; de sorte que, si la quantité d'air épanché est considérable, il envahit non-seulement les parois du thorax et de l'abdomen, les extrémités supérieures et inférieures, l'intérieur du scrotum, le cou et la tête, mais encore les plèvres, les deux médiastins, le péricarde même, et jusqu'au tissu cellulaire qui unit les divers élémens organiques dont les poumons se composent.

Le malade dont il est question a d'abord été saigné le jour de son entrée à l'hôpital ; une nouvelle saignée et quelques autres moyens accessoires ont été prescrits le lendemain matin par M. Dupuytren ; des compresses saturées d'une solution résolutive ont été appliquées sur le côté malade, et le tronc entouré d'un bandage de corps contentif. En faisant usage de ce dernier moyen, le professeur s'est proposé pour but de suspendre l'action respiratoire des muscles externes, et d'obliger l'individu à ne respirer que par le diaphragme, afin, d'une part, de favoriser la soudure des côtes fracturées, et, de l'autre, de s'opposer, autant que possible, aux causes de l'emphysême. Après avoir indiqué les divers agens de la respiration, et décrit le mécanisme de ce phénomène physiologique, il prouve par des exemples la possibilité où l'on est de respirer à l'aide seulement de ce muscle interne. En effet, c'est ce qui a lieu, dit-il, lorsque, par suite d'une lésion de la partie supérieure du cordon rachidien, tous les muscles externes ont été frappés de paralysie.

L'autre malade, plus âgé que le précédent, et d'une constitution beaucoup plus forte, s'étant pris de querelle, a été terrassé par son adversaire ; celui-ci, non content de sa victoire, lui a meurtri la poitrine à coups de pieds redoublés, et principalement à coups de talon. Plusieurs côtes ont été fracturées ; des fragmens de ces côtes, violemment

8.

poussés à l'intérieur, ont fait des blessures graves au poumon ; il s'en est suivi un emphysême énorme, qui a promptement envahi l'épaule d'abord, puis toute la région antérieure et postérieure du thorax, ensuite le cou, dont la tuméfaction était déjà considérable le lendemain de l'accident, et enfin la région abdominale et les testicules. Cet homme est en outre affecté d'un asthme ancien, qui est une circonstance bien défavorable dans de telles conjonctures. Un emphysême porté à un tel degré, continue le professeur, est toujours par lui-même une maladie extrêmement grave : l'infiltration fait des progrès effrayans, l'air atmosphérique envahit rapidement, comme nous l'avons déjà dit, le tissu cellulaire des organes internes, et les malades se trouvent bientôt réduits à ne pouvoir respirer. Nous en avons vu plusieurs succomber, dans des angoisses extrêmes, à une suffocation qui n'avait pas d'autre cause que celle que nous signalons. Jugez de ce qu'il doit arriver, lorsque les fonctions respiratoires sont à la fois altérées et par une cruelle affection asthmatique, et par un emphysême tel que celui que vous avez sous les yeux. Les malades, alors, périssent toujours promptement : nous avons donc entièrement désespéré du salut de ce vieillard. Vous avez vu en effet aujourd'hui, la profonde anxiété dont il est agité, ses efforts impuissans à articuler quelques mots pour répondre à nos questions ; à chaque inspiration, une nouvelle colonne d'air s'échappe par l'ouverture du poumon et aggrave incessamment sa position ; il n'y a pas seulement infiltration, mais encore épanchement de fluide atmosphérique dans les grandes cavités ; l'expectoration est sanguinolente, ce qui annonce une lésion profonde de l'organe pulmonaire ; le pouls est petit, concentré, convulsif. En présence d'une série de phénomènes aussi fâcheux, les efforts de l'art sont vains. Que pouvions-nous faire, en effet? Employer les moyens que nous avons mis en usage pour le premier malade ? c'eût été hâter l'instant déjà trop rapproché de la fin de son existence ; car on conçoit qu'un bandage de corps n'aurait eu ici d'autres résultats que de porter ses angoisses au dernier degré. On a conseillé les incisions de la peau, afin d'ouvrir une voie à l'air infiltré : bien que nous n'ayons pas la moindre confiance en ce moyen, nous en avons pratiqué un certain nombre sur différentes régions du corps, et principalement sur divers points du grand pectoral, plutôt pour nous conformer aux préceptes reçus, que dans l'espérance d'en obtenir quelques résultats; elles n'ont servi à rien, et il serait, je crois, superflu d'en expliquer les motifs. S'il s'agissait d'un emphysême peu considérable, circonscrit sur un point peu étendu, dans lequel on a l'espoir fondé de combattre avec succès, par des moyens appropriés, la cause qui l'a produit et qui l'entretient, et dans lequel, par conséquent, les lésions organiques ne sont pas au-dessus des ressources de l'art, on concevrait que des incisions pratiquées sur la région qui en est le siége, pussent prévenir une plus grande infiltration d'air, en lui ouvrant une issue à l'extérieur; mais, dans les cas analogues à celui qui nous occupe, l'insuffisance de cette ressource vous est trop bien démontrée, pour qu'il soit nécessaire de nous arrêter plus longtemps sur ce sujet.

Les prévisions de M. Dupuytren n'ont été que trop bien justifiées; le malade a succombé quelques heures plus tard, et *l'autopsie cadavérique* a confirmé, dans tous ses détails, le diagnostic qu'il avait porté. A l'extérieur, tuméfaction générale, mais sans changement de couleur à la peau, inégale, molle, très facilement dépressible, pouvant être déplacée, sans effort, avec la main, et accompagnée de cette crépitation qui la distingue. A l'intérieur, nous avons sur-tout remarqué la grande quantité d'air que contenaient les médiastins antérieur et postérieur, et la présence de ce fluide dans toute l'étendue du tissu interlobulaire, ainsi que le professeur l'avait annoncé. Trois côtes étaient fracturées à droite, et la face latérale du poumon de ce côté, présentait une vaste et profonde déchirure.

Chez le premier malade, au contraire, une prompte amélioration s'est manifestée. Au bout de cinq jours, il ne souffrait plus dans le côté affecté, les efforts de toux ne déterminaient plus aucune douleur, l'expectoration ne présentait pas la moindre trace de sang, l'infiltration avait presque entièrement disparu, le pouls était bon, la respiration peu gênée, déjà l'appétit se faisait sentir; cet homme, en un mot, était sur la voie d'une guérison prochaine.

On a vu que chez ces deux malades, l'emphysême a joué un rôle important dans le cours de la maladie, il était le symptôme le plus apparent, et il a été porté à un tel degré, sur-tout chez le dernier, qu'il constituait à lui seul une maladie fâcheuse, indépendamment des lésions graves dont il était le résultat. D'autres fois, il n'apparaît que parmi les symptômes du second ordre, et n'est pas facile à reconnaître. Cependant il est nécessaire d'en constater l'existence, tant pour s'opposer à ses progrès ultérieurs, que parce qu'une fois reconnu, ce symptôme est d'un puissant secours dans l'appréciation des désordres concomitans. Un homme de 41 ans et d'une forte constitution, fut latéralement pressé contre un mur par le timon d'une voiture : apporté à l'Hôtel-Dieu, on observa que sa respiration était extrêmement courte et laborieuse; à gauche aucune lésion appréciable; mais le sternum était transversalement fracturé à l'union de ses deux tiers supérieurs avec l'inférieur; le fragment supérieur était assez profondément déprimé vers le médiastin. A droite, au niveau des quatrième, cinquième et sixième côtes et à quatre à cinq travers de doigt du sternum, existait une dépression considérable, au fond de laquelle on sentait évidemment une crépitation indiquant la fracture de ces os, et probablement aussi de leurs cartilages. On distinguait même très distinctement, avec la pulpe du doigt, l'extrémité saillante des fragmens externes. Un peu au-dessous du siége de ces fractures, existait aussi une ecchymose large comme une pièce de cinq francs. Les traits du malade exprimaient une profonde anxiété, la parole était courte, interrompue, le pouls petit, presque insensible, rapide, la peau froide. Les doigts promenés au-devant du siége des fractures, y ressentaient une crépitation analogue à celle que produit l'air en traversant les cellules du tissu cellulaire ; mais ce qui est remarquable, c'est que, à chaque temps d'inspiration, cette tumeur augmentait considérablement, et s'étendait de la partie inférieure du sternum au siége de la fracture ; elle se déprimait, au contraire, pendant l'expiration ; au niveau de la dépression résultant de la fracture des côtes, la peau se soulevait et s'abaissait de la même manière, mais en formant une tumeur beaucoup plus volumineuse. La plus légère pression déterminait la crépitation emphysémateuse, et suffisait pour faire disparaître ces tumeurs. Dans les deux tiers inférieurs de la cavité droite de la poitrine, le stéthoscope faisait reconnaître un gargouillement très distinct. On pratiqua une saignée, on appliqua des compresses résolutives sur le siége des tumeurs et un bandage de corps modérément serré. Le malade se félicitait d'abord de cette compression, elle diminuait la douleur qu'il éprouvait; mais le quatrième jour, l'oppression redouble tout-à-coup, les pommettes se colorent, le pouls devient très-vif, dur et reste toujours petit; on pratique une nouvelle saignée. Le malade passe une dixaine de jours dans des alternatives de mieux et d'accès de suffocation; les tumeurs dont nous avons parlé avaient disparu, il n'existait plus nulle part de traces d'emphysême; mais une large et très noire ecchymose s'étend de la base de la poitrine jusqu'à la partie supérieure et externe de la cuisse; la poitrine s'embarrasse de plus en plus, et le malade succombe le douzième jour. A l'autopsie, on trouva des adhérences anciennes et très fortes entre les deux plèvres, le fragment supérieur du sternum engagé dans le péricarde, le ventricule droit du cœur déchiré par ce fragment, dans les deux tiers de son épaisseur ; une grande quantité de sérosité sanguinolente, et ailleurs du sang noir, presque sans mélange dans la plèvre droite ; les quatrième, cinquième et sixième côtes étaient fracturées, et de plus, leurs cartilages détachés du sternum. Entre elles, existait une ouverture déchirée, assez large pour laisser passer très aisément un doigt.

2° EMPHYSÊME TRAUMATIQUE DES PAUPIÈRES.

L'introduction de l'air dans le tissu cellulaire sous-cutané ou intermusculaire, ne complique pas seulement les plaies pénétrantes de la poitrine ; elle peut avoir lieu dans toutes les régions voisines de l'appareil respiratoire. L'emphysême des paupières n'est pas une maladie rare ; plusieurs auteurs en ont fait mention : on en a observé plus d'un exemple à l'Hôtel-Dieu de Paris.

Emphysême des paupières, suite de la fracture présumée de la lame plane de l'ethmoïde ou de l'os unguis.

Un ouvrier terrassier, âgé de vingt-cinq ans, reçoit un éboulement de terre sur la partie antérieure droite de la tête, du cou et de la poitrine ; dégagé, il n'éprouve, à la racine du nez, qu'une légère douleur, à laquelle il fait peu attention, et il continue son travail. Un quart-d'heure après environ, ayant fait des efforts pour se moucher, il se développe tout-à-coup, à gauche, une tuméfaction considérable des paupières; cette tuméfaction est portée au point que l'œil est entièrement couvert. Quelle est la cause et la nature de ce gonflement, demande le professeur? Est-ce un érysipèle? La peau est, en effet, brillante, tendue, comme dans cette affection; mais il n'existe ni cette rougeur plus ou moins vive, ni cette chaleur ardente, qui la caractérisent : les paupières conservent leur couleur et leur température naturelles. Serait-ce un œdème? mais d'abord l'œdème ne se forme pas d'une manière aussi rapide, et d'un autre côté, on n'observe point cet empâtement des tissus qui est propre à l'infiltration séreuse. Cet homme, par l'effet de l'éboulement, aurait-il reçu sur la partie une contusion violente, qui aurait donné lieu à un épanchement de sang? Mais alors, on reconnaîtrait cet épanchement sanguin à la présence de nombreuses ecchymoses violacées, à la couleur brune générale, plus ou moins foncée, des paupières. D'après ces signes négatifs, tout nous portait donc à soupçonner que la tuméfaction était le produit d'une infiltration d'air ; et en effet, ayant touché avec soin les organes, nous avons constaté de la manière la plus évidente la crépitation emphysémateuse, non sur un point seulement, mais dans toute leur étendue. Ne voulant pas nous en rapporter uniquement à nous-mêmes, nous avons prié plusieurs d'entre vous d'examiner le malade à leur tour, et ils ont reçu la même sensation. Il serait inutile de vous démontrer par des faits, que cette crépitation est le signe caractéristique de la présence de l'air atmosphérique dans le tissu cellulaire des parties tuméfiées. Chaque fois que dans des cas analogues, on a pratiqué à la peau des incisions avec le bistouri, on a vu une certaine quantité de fluide élastique s'échapper par ces ouvertures. Sur les cadavres d'individus qui avaient succombé soit à la gravité de l'emphysème, soit par l'effet de lésions organiques concomitantes, la présence de ce fluide a été reconnue partout où l'on avait constaté cette crépitation pendant la vie. Ayant eu à traiter une personne chez laquelle ce phénomène était des plus positifs, nous fûmes engagé par des circonstances particulières à donner quelques coups de bistouri sur la partie tuméfiée; une assez grande quantité d'air sortit à l'instant par les incisions : il ne saurait donc y avoir le moindre doute à cet égard ; mais dans le cas qui nous occupe, il s'agit de savoir comment cette infiltration a pu se former. Nous pensons que l'éboulement de terre ayant exercé une très forte compression sur la face, il s'en est suivi la rupture de la lame plane de l'ethmoïde ou de l'os unguis, et que c'est à travers cette ouverture que l'air a passé des fosses nasales dans l'intérieur des paupières. Une circonstance assez remarquable, c'est que l'emphysême ne s'est pas développé immédiatement après l'accident, mais seulement au bout d'un certain temps, à la suite des efforts faits par le malade pour se moucher. La cause de cette particularité n'est pas inexplicable : sans doute, la fracture de l'ethmoïde ou de l'os unguis n'ayant pas entraîné d'abord la déchirure des parties molles qui les tapissent, celles-ci pouvaient mettre obstacle au passage de l'air ; mais ensuite, le malade ayant poussé avec violence, en se mouchant, une forte colonne de ce fluide contre ces parties, elles auront été déchirées, et la communication se serait ainsi établie entre les fosses nasales et les paupières. Nous étions assez curieux de savoir, ajoute le professeur, si, après l'accident, il avait rendu quelques gouttes de sang par le nez : tous les autres malades que nous avons vus dans le même cas, ont présenté ce symptôme. Chez celui-ci, d'après toutes les questions que nous lui avons adressées, cet écoulement ne paraît pas avoir eu lieu.

Le traitement a consisté en une saignée générale et l'application de compresses trempées dans une solution résolutive, sur la base de l'orbite. M. Dupuytren a sur-tout recommandé au malade de ne pas se moucher, d'éviter les efforts de toux, de rien faire qui pût renouveler le passage de l'air par l'ouverture présumée, et il annonça qu'il serait guéri sous peu de jours. En effet, le troisième jour de son entrée à l'hôpital, la crépitation avait déjà beaucoup diminué ; le quatrième jour, elle était presque insensible, et le cinquième, les paupières étaient à peu près dans leur état naturel. Le fait suivant a la plus grande analogie avec le précédent, dont il ne se distingue peut-être que par une légère différence dans le siége de la lésion, cause de l'emphysême.

Emphysème des paupières, suite d'une déchirure présumée de la membrane pituitaire.

Un autre jeune homme ayant reçu un coup violent sur le nez, par la chute d'une planche, il n'en résulta d'abord qu'une douleur assez vive; mais, quelques heures après, s'étant mouché avec force, il sentit comme un sillon de feu qui montait des parties latérales du nez au grand angle de l'œil et qui se répandait dans les deux paupières du côté gauche. Aussitôt celles-ci devinrent tellement boursouflées, que l'œil fut entièrement couvert et le passage des rayons lumineux intercepté. Le malade fut reçu à l'Hôtel-Dieu. Les paupières étaient fortement tendues, rénitentes, mais indolentes et sans changement de couleur à la peau. La crépitation emphysémateuse fut constatée. Les mêmes moyens amenèrent une guérison complète en quatre ou cinq jours. M. Dupuytren avait pensé que le coup reçu par le malade avait occasioné une déchirure de la membrane pituitaire vis-à-vis l'union du cartilage latéral nasal, qui aurait été détaché du bord inférieur des os propres du nez.

Emphysème de la région temporale, suite de la fracture du sinus frontal.

L'emphysème peut être produit, dans les points les plus élevés des voies respiratoires, par des causes beaucoup plus graves que celles des cas précédens. En voici un exemple.

Un homme fait une chute sur la partie antérieure du front. Quelque temps après, une tumeur assez volumineuse se développe dans la région temporale. Son caractère paraissait difficile à déterminer à plusieurs personnes, lorsque M. Dupuytren, la comprimant légèrement, la fit cheminer vers la partie antérieure du front et disparaître entièrement. Elle était le résultat du passage de l'air dans le tissu cellulaire ambiant, air qui provenait du sinus frontal fracturé et ouvert sous la peau.

Il nous serait facile de multiplier les exemples d'emphysèmes traumatiques, résultant d'une plaie pénétrante de la poitrine, ou d'une communication d'une autre nature, établie, par une violence extérieure, sur d'autres régions des voies aériennes. Mais il nous semble que ceux dont nous venons de rapporter l'histoire et les considérations dont ils ont fourni le texte, suffisent pour donner une idée exacte, de ce genre singulier de maladies, faire connaître les bases du diagnostic et le traitement qui lui convient. Il ne nous reste que quelques mots à ajouter relativement à l'infiltration d'air dans les points les plus élevés de l'appareil respiratoire. Outre la crépitation dite emphysémateuse, et les signes négatifs que nous avons indiqués, on voit encore chaque fois que, pour s'assurer de la nature du mal, on engage le malade à se moucher avec un peu de force, le gonflement des paupières ou des autres parties affectées, augmenter d'une manière très sensible. Si on avait affaire à un malade sans connaissance, plongé dans un état de résolution complète, en lui pinçant le nez, on observe aussi un accroissement instantané de la tumeur, accroissement produit par la colonne d'air expiré, qui ne trouvant pas d'issue par la voie naturelle des narines, se porte toute entière dans la nouvelle voie accidentellement établie. Dans tous les cas d'emphysême des paupières, le développement s'en fait avec une extrême rapidité; cela tient sans doute à la grande laxité du tissu cellulaire qu'elles renferment.

ARTICLE VI.

DE LA CARIE DE LA COLONNE VERTÉBRALE.

Des trajets fistuleux et des abcès symptomatiques.

Il y a environ deux mois, une femme se présenta à l'Hôtel-Dieu pour être traitée d'un abcès qu'elle portait à la partie supérieure et interne de la cuisse. Cette femme était, en outre, atteinte d'une gibbosité concave en dedans, convexe en dehors. On sait que la moelle épinière n'est jamais comprimée quand la flexion ne se fait pas à angle droit, et que par conséquent il n'y a point de paralysie des extrémités inférieures. Tel était le cas de cette malade, dont la carie portait sur le corps des vertèbres. La tumeur qui existait à la cuisse s'ouvrit d'elle-même, et il s'écoula une certaine quantité de pus. Du côté opposé, il se forma une autre tumeur, moins volumineuse, mais dont l'origine était évidemment la même. Il était manifeste que ces deux abcès communiquaient par deux trajets fistuleux avec le point carié. Cette malade avait été traitée pendant trois mois par des préparations d'iode ; on la croyait guérie : il s'en fallait de beaucoup. La carie suivit sa marche, et cette femme vint nous réclamer des secours. Nous fîmes appliquer des moxas sur les côtés de la gibbosité. Depuis un mois son état paraissait s'améliorer d'une manière sensible, lorsqu'elle fut prise, par suite d'un changement de température ou peut-être d'une résorption de pus, des symptômes d'une pleuro-pneumonie. C'est en vain que nous avons tenté d'en arrêter le cours par des applications réitérées de sangsues sur le point douloureux, par l'emploi d'un vésicatoire sur le sternum, par des topiques émolliens, etc. La malade a succombé le 15 décembre, sept ou huit jours après l'invasion de la pleuro-pneumonie.

Autopsie, trente-six heures après la mort. Habitude extérieure : cadavre émacié, saillie des apophyses épineuses des onzième et douzième vertèbres dorsales; traces de ventouses sur le côté droit de la poitrine. *Tête :* rien de remarquable. *Poitrine :* épanchement considérable séro-purulent avec fausses membranes libres ou adhérentes ; le poumon correspondant est affaissé, sans engorgement pneumonique. *Abdomen* : quelques adhérences organisées existant sur le foie et dans le petit bassin, sont les seuls vestiges d'une péritonite ancienne. La muqueuse gastrique est pâle; elle est congestionnée dans ses parties les plus déclives.

Le corps de la onzième vertèbre dorsale est détruit par la carie dans tous ses diamètres. Le canal vertébral n'est point rétréci, et la moelle a conservé son aspect naturel. Les corps des dixième et douzième vertèbres, dénudés partiellement, sont le siége d'une carie superficielle. Une coupe verticale, suivant le diamètre antéro-postérieur, ne fait apercevoir qu'un ramollissement ; le scalpel pénètre avec facilité. Au devant de la onzième vertèbre dorsale, le tissu cellulaire et le périoste sont condensés et hypertrophiés ; ils forment une poche à parois épaisses, résistantes, à surface interne grisâtre, en contact avec du pus et des pseudo-membranes purulentes. Cette poche est encore adhérente aux corps des vertèbres malades par quelques brides assez résistantes.

De cette poche part de chaque côté un trajet fistuleux, qui se trouve contenu dans la gaîne des muscles psoas, dont la portion charnue est atrophiée, décolorée. Ces trajets sont remplis de pus; celui du côté droit est large et peut recevoir plusieurs doigts : il contient du pus séreux, mal lié; il est tapissé par des pseudo-membranes épaisses, au-dessous desquelles se rencontre une membrane lisse, d'apparence muqueuse, de couleur rosée. Ce trajet est dilaté au-dessus de l'arcade crurale, rétréci sous cette arcade, dilaté de nouveau à la partie supérieure de la cuisse où il forme une vaste poche dans laquelle se trouvent le petit trochanter et d'autres parties osseuses de nouvelle formation. Avec ce foyer communique l'ouverture fistuleuse de la peau. Le trajet du côté gauche part également de la poche prévertébrale, chemine à travers les fibres charnues du psoas, et arrive sur leurs bords interne et antérieur au niveau du détroit supérieur du bassin; de là il passe sous l'arcade crurale et va s'ouvrir au côté interne de la cuisse, sans offrir aucune espèce de dilatation. Sa surface interne est grisâtre, recouverte par une membrane muqueuse de nouvelle formation. Au-dessous de cette membrane, existe un tissu blanchâtre, résistant, tout-à-fait fibreux. Ce tissu constitue la presque totalité du canal ; il s'est formé aux dépens du tissu cellulaire, à travers lequel le pus a primitivement fusé. Déjà ce trajet fistuleux est revenu sur lui-même, il ne pourrait recevoir le petit doigt, sa cavité est presque capillaire dans quelques points. Tout, en un mot, indique que la nature travaillait à la guérison de cette fistule. (Communiqué par M. Loir).

Hunter avait le premier signalé la formation de ces conduits d'apparence muqueuse. Mais il est incontestable que M. Dupuytren a beaucoup ajouté à ce qu'en a dit Hunter, et jeté le plus grand jour sur ce sujet.

Les conduits, dit M. Dupuytren, qui établissent une communication entre un point carié et une partie quelconque du corps, ceux qui vont de l'urètbre au périnée, ou aux environs de l'anus, les fistules qui se rendent du canal de Stenon à une partie de la face, les canaux qui établissent des communications entre les voies aériennes et l'extérieur, tous présentent la même nature, la même organisation. Accidentels et anormaux, ils remplacent cependant des conduits naturels détruits, perforés ou rétrécis ; souvent même ils suppléent ces derniers, en donnant passage à des matériaux qui auparavant les parcouraient.

Ces conduits accidentels se développent aux dépens de toutes les parties avec lesquelles le pus ou le liquide dévié se trouve successivement en contact. Ainsi les tissus fibreux, nerveux, osseux, muqueux, peuvent tous entrer dans leur composition. Cette vérité a été démontrée de la manière la plus évidente par l'examen des trajets fistuleux que l'on a trouvés chez la malade dont nous avons donné l'histoire. On y distinguait en effet le tissu muqueux, le système osseux, les nerfs, les veines et le tissu cellulaire. Chacune de ces parties, ajoute le professeur, fournit un élément unique, le tissu cellulaire dans lequel apparaissent des bourgeons charnus qui s'unissent entre eux. Bientôt, ces conduits parcourus par des produits prennent la structure muqueuse. Dans le cas, par exemple, de carie de la colonne vertébrale, voici par quel mécanisme ces canaux s'organisent. La carie une fois déclarée, le pus séjourne plus ou moins longtemps dans le point carié, dans les parties qui l'environnent, et sur-tout dans le tissu cellulaire. Il se forme d'abord un kiste où la matière se rassemble. La quantité de pus devenant plus considérable, le kiste prend une position déclive; il s'allonge, en se dirigeant de l'un ou de l'autre côté de la colonne ou des deux côtés à la fois; le pus chemine alors, en poussant devant lui l'extrémité inférieure du kiste; s'il rencontre un obstacle, il forme une dilatation; il se rétrécit lorsqu'il se trouve pressé entre les parties, il se dilate de nouveau, si la région est libre. Parvenu sous la peau après un trajet plus ou moins long, le pus fait saillie et forme une tumeur qui finit par s'abcéder.

Cette collection purulente, connue sous le nom d'*abcès par congestion* et que M. Dupuytren appelle avec plus de justesse *abcès symptomatique*, constitue une maladie fort grave et généralement réputée mortelle. Quelques faits bien observés prouvent cependant que ces abcès peuvent se tarir, se fermer et disparaître entièrement, lorsqu'on est parvenu à guérir la carie.

Traitée activement par les cautères, les moxas, les médicamens internes et un régime hygiénique propre à combattre la cause qui l'a déterminée, la carie peut s'arrêter et guérir. Mais l'abcès se terminera-t-il aussi heureusement? doit-on l'abandonner aux seules ressources de la nature, ou faut-il lui opposer un traitement chirurgical quelconque? La marche ordinaire de la maladie doit servir de règle à cet égard.

Ces abcès restent quelquefois dans le même état pendant des années entières, et sans causer aucune espèce d'accident; le pus est absorbé graduellement, et il n'en reste plus de traces; d'autres fois, après un temps plus ou moins long, la peau qui les recouvre s'enflamme, s'ouvre et donne issue au pus qui s'écoule et ne se reproduit pas. Dans d'autres circonstances, le pus, après avoir séjourné pendant un temps plus ou moins long, se convertit en une matière adipocireuse; des expériences chimiques ont prouvé, en effet, que telle était la nature de la substance que l'on rencontre quelquefois dans ces sortes d'abcès.

M. Dupuytren a traité, il y a un assez grand nombre d'années, un jeune marchand qui demeurait à cette époque rue aux Ours, et qui était atteint d'un abcès par congestion, provenant d'une carie de la colonne vertébrale, accompagnée d'une gibbosité très considérable ; cette carie guérit par l'emploi réitéré des moxas, des cautères, etc. L'abcès ne disparut point ; seulement il diminua un peu de volume. Cinq ou six ans après, le malade succomba à une pleuro-pneumonie. On fit l'autopsie, et on trouva la carie du rachis tout-à-fait guérie, la gibbosité seule persistait; l'abcès était converti en une matière grasse, molle, onctueuse, présentant tous les caractères physiques et chimiques de l'adipocire ; le canal ou trajet qui s'étendait des points cariés de la colonne vertébrale à l'abcès, était rétréci, interrompu dans quelques points, et dans ses parois on trouvait encore de cette matière.

M. Dupuytren croit qu'il est dangereux d'ouvrir les abcès symptomatiques résultant d'une carie de la colonne vertébrale, qui a cédé aux médicamens. Agir ainsi, c'est s'exposer à faire récidiver la maladie principale et à perdre tout le fruit d'un traitement long et actif. Aussi donne-t-il le précepte d'abandonner ces sortes d'abcès aux seuls efforts de la nature : c'est également la conduite qu'il tient à leur égard, lorsque tous les moyens ont été impuissans pour obtenir la guérison de la carie.

Nous avons vu précédemment comment s'organisent les trajets fistuleux de la colonne vertébrale ; nous allons retrouver le même mécanisme dans la formation des fistules urinaires. Je suppose, dit le professeur, que l'urine s'accumule dans une poche, et qu'elle s'y trouve en très grande quantité : au bout d'un certain temps, il se forme un abcès. Celui-ci ne tarde point à s'ouvrir, il reste un trajet fistuleux. Dès lors un canal accidentel de nature muqueuse s'organise dans ce trajet. On va voir les conséquences de cette formation. Si dans le premier temps de l'ouverture de l'abcès, on met une sonde dans l'urèthre, la fistule se guérit très facilement ; mais si l'on est resté six mois, un an, sans recourir à ce moyen, alors la guérison est presque impossible, parce qu'il s'est établi une organisation définitive. Ainsi dans le principe, les parties sont trop faibles pour résister ; mais au bout de six mois, un an, deux ans, les trajets sont si voisins de l'organisation définitive, qu'ils persistent et fournissent une matière presque analogue à celle des membranes muqueuses.

Ces trajets fistuleux ne présentent pas, dès leur origine, les caractères qu'ils doivent revêtir par la suite. La plupart commencent par un abcès, à l'ouverture duquel il s'écoule au dehors un pus qui, variable comme la cause, est tantôt blanc et bien lié, tantôt terne et floconneux, quelquefois pur, et d'autres fois mélangé avec le produit de quelque sécrétion naturelle; il n'est qu'un petit nombre de fistules qui ne commencent pas de cette manière; ce sont celles qui résultent d'une plaie faite à un canal excréteur; dans ce cas, le liquide qui parcourt le conduit blessé, suit ordinairement le même trajet que l'instrument vulnérant, et la fistule qui reste ne se compose que d'un trajet simple. Dans le premier cas, au contraire, c'est-à-dire toutes les fois que la nature seule préside au développement de la maladie, le liquide accumulé peut se faire jour par un ou plusieurs points. Si le foyer est voisin de l'extérieur du corps, l'ouverture qui se forme y pénètre directement, et le trajet n'a d'autre longueur que l'épaisseur des parois du foyer. Lorsque celui-ci est profondément situé, il se forme, ou une seule fusée qui vient s'ouvrir à l'extérieur par une ou plusieurs ouvertures, ou plusieurs fusées qui se réunissent en une seule ou qui viennent chacune s'ouvrir séparément. Telle est la première époque de l'existence des fistules.

Si le trajet de la fistule est très court, les phénomènes de la seconde époque sont assez simples ; l'inflammation tombe, les bords de l'ouverture fistuleuse s'accoutument au contact du liquide ou du fluide étranger; ils se cicatrisent sans se réunir, et l'ouverture persiste. Si le foyer se trouve placé à une grande profondeur, la partie devient le siége de phénomènes très remarquables. Ses parois se resserrent, mais ne se recollent pas, et c'est à lui que correspond l'extrémité d'origine de la fistule. L'ouverture extérieure ou extrémité de décharge qui, comme la première, peut être simple ou multiple, se rétrécit, s'arrondit, et bientôt se présente sous la forme d'une petite fongosité rouge, percée à son centre d'une ouverture souvent difficile à apercevoir, plus étroite que le canal auquel elle sert d'orifice, et qui peut fournir une quantité de pus hors de toute proportion avec sa grandeur apparente. En même temps, dans toute l'étendue du trajet parcouru par le liquide, il se développe une inflammation d'abord vive, à laquelle participent tous les tissus environnans, et qui perd de sa force à mesure que les parties s'accoutument à l'impression de la matière irritante. Bientôt, sans disparaître entièrement, cette inflammation fait place à un travail sous l'influence duquel tout le trajet s'organise, s'isole, et se transforme en un véritable canal excréteur; ce canal présente les mêmes caractères, dans quelque tissu qu'il soit développé; ordinairement simple, quelquefois ramifié à ses extrémités, il est tantôt droit, tantôt flexueux, et tapissé, comme il a déjà été dit plus haut, d'une véritable membrane muqueuse, qu'on ne peut, à la vérité, isoler que dans quelques cas rares, mais toujours reconnaissable à son aspect, au fluide qu'elle fournit, aux élémens organiques qui la composent, et ne différant des membranes muqueuses naturelles que par l'absence des follicules et d'une couche épidermique.

Dans quelques cas où l'inflammation est passive, l'organisation du canal se fait d'une manière si complète qu'il se trouve revêtu à l'extérieur d'un tissu cellulaire analogue à celui qui se remarque autour des conduits excréteurs naturels, et auxquels les anatomistes ont donné le nom de tissu cellulaire sous-muqueux; mais dans la plupart des cas, l'irritation persiste dans les tissus environnans, et ceux-ci passant à l'état d'induration, forment des masses plus ou moins volumineuses, dans l'épaisseur desquelles marchent les trajets fistuleux.

J'ai dit, ajoute M. Dupuytren, que ces canaux accidentels étaient semblables aux canaux muqueux naturels; l'exemple que nous avons sous les yeux prouve la vérité de ce que j'ai avancé. Ainsi, vous apercevez ici une fausse membrane analogue à celle que l'on rencontre dans l'œsophagite. En râclant, on enlève ce produit, et la membrane sous-jacente est rouge comme le sont les membranes muqueuses naturelles; elle est, comme elles, douce, villeuse : si on l'examine à l'aide de la loupe, on distingue manifestement les villosités, moins prononcées, sans doute, que dans l'état naturel, mais cependant faciles à reconnaître. Si l'on poursuit cette comparaison, on trouve à l'extérieur une membrane fibro-celluleuse, semblable à celle qui entoure les membranes muqueuses.

La nature tend quelquefois à guérir les trajets

fistuleux. Voici comment alors elle procède : Les canaux muqueux cessant d'être parcourus par un liquide (quelle que soit sa nature), les tissus qui les composent, doués de contractilité comme tous les tissus de l'organisme, reviennent sur eux-mêmes, leurs parois se rapprochent, se réunissent et se transforment enfin en un cordon fibro-celluleux, qui au bout d'un temps plus ou moins long, de six mois, un an, disparaît en partie ou en totalité. Comment ces canaux disparaissent-ils, demande le professeur ? De la même manière qu'ils se sont formés : ils se sont formés aux dépens de tous les tissus qu'ils ont rencontrés dans leur trajet, en leur prenant les élémens de leur organisation ; ils se dissolvent en leur rendant ce qu'ils leur avaient emprunté. La vérité de ces assertions a été démontrée jusqu'à l'évidence, par l'anatomie pathologique. Des personnes guéries d'abcès symptomatiques, ayant succombé, plus ou moins de temps après leur guérison, à d'autres maladies, chez les unes, le trajet fistuleux avait été transformé en un cordon, ainsi que nous l'avons dit ; chez d'autres, le cordon n'était plus continu, on n'en trouvait que des fragmens placés çà et là sur les divers points de son trajet; chez d'autres enfin, il avait complétement disparu. L'exemple que nous allons citer, choisi entre plusieurs autres, est extrêmement remarquable sous ce rapport.

Une femme vint à l'Hôtel-Dieu, pour une hernie étranglée qui occasionna un anus contre nature. Personne ne pourrait contester que l'intestin dans ce cas ne fût adhérent aux parois abdominales. Au bout d'environ deux ans, elle fut admise à l'Hôtel-Dieu pour une autre maladie à laquelle elle succomba; l'autopsie eut lieu : un moment M. Dupuytren crut s'être trompé dans son diagnostic, car il n'existait point d'adhérences; mais en déployant les circonvolutions on trouva un cordon qui aboutissait à la partie supérieure de l'arcade crurale, et qui se rendait à l'intestin : ainsi fut vérifiée l'opinion de M. Dupuytren, qu'en maintes circonstances semblables les conduits accidentels rendent aux parties voisines les élémens qu'ils leur ont empruntés.

Chez la femme qui fait le sujet de la première observation, l'ancien trajet était diminué de volume, tandis que le conduit récent était plus considérable. Les parois du premier se touchaient presque; à l'intérieur, il existait une matière albumineuse semblable à celle des fausses membranes; c'était le moyen par lequel se serait faite la réunion. Il est vrai que les conduits muqueux naturels s'oblitèrent difficilement; on a cependant des exemples positifs d'oblitération; aussi la proposition de Bichat, vraie dans les généralités, est-elle susceptible de quelques exceptions. Les canaux accidentels tendent au contraire à s'oblitérer plus facilement; la raison en est que les premiers jouissent d'un appareil sécréteur très développé, tandis qu'il est peu sensible dans les seconds. Ainsi un pouce carré des canaux naturels présentera cent villosités, tandis que la même étendue des canaux accidentels n'en offrira que cinq ou six.

Les considérations que nous venons de présenter, démontrent la nécessité de s'opposer le plus tôt possible à l'organisation des trajets accidentels et de se hâter de rétablir le cours naturel de la sécrétion par tous les moyens convenables. Mais quand on n'a pu atteindre ce but, les mêmes moyens deviendraient insuffisans, et même inapplicables. Il ne reste alors qu'à enlever les parties.

La cautérisation peut encore être employée avantageusement, mais il faut que le cautère actuel soit droit et qu'il parcoure exactement le canal. Dans d'autres cas, il convient de recourir aux injections de nitrate d'argent, d'acide nitrique, très étendues d'eau, en ayant soin que ces liquides ne s'égarent point dans leur trajet. M. Dupuytren emploie pour ces injections vingt, trente grains ou un gros de nitrate d'argent dans une livre d'eau distillée, et il les pousse à l'aide d'une seringue à siphon. Il a observé dans un grand nombre de cas que ces injections réussissaient, lorsque les fistules étaient de nature scrofuleuse.

ARTICLE VII.

DE L'HYDRO-SARCOCÈLE.

Cas remarquable sous le rapport des difficultés de diagnostic.

Il y a peu de temps, dit M. Dupuytren, un médecin de la marine vint me consulter pour une affection du testicule gauche. Elle avait été considérée comme une hydro-sarcocèle par quelques uns de nos confrères qui l'avaient examinée. Voici quelles en étaient les circonstances. Depuis l'enfance, le testicule gauche de ce malade n'était pas descendu dans le scrotum. Une tumeur d'un volume variable aparaissait fréquemment sur le trajet du cordon spermatique, descendait plus ou moins, quelquefois jusques dans les bourses, et, remontant ensuite peu à peu, disparaissait de nouveau par l'anneau inguinal. Enfin elle finit par se fixer hors de l'abdomen. On croyait sans doute à l'existence d'une hernie, car, dès sa jeunesse, le malade porta constamment un bandage. Or, remarquez ce fait : il a dû puissamment influer sur les modifications survenues plus tard dans les organes. Car on peut admettre en principe que toutes les fois qu'un bandage n'est pas utile, il est presque toujours nuisible : il exerce une pression constante, soutenue, dont les effets sont presque toujours fâcheux ; souvent on l'a vu déterminer des engorgemens de nature squirrheuse. Cépendant, depuis quelques années, le malade, âgé actuellement de 32 ans, avait cessé de le porter. Une circonstance dont il faut également tenir compte, c'est que la tumeur présentait fréquemment des variations très sensibles dans son volume. Pendant un long voyage qu'il avait été obligé de faire depuis un an, elle s'accrut considérablement. A son retour, on trouva de la fluctuation à la partie antérieure et inférieure; au-dessus et derrière cette fluctuation, une partie dure. Lorsque je vis le malade pour la première fois, je pensai, en effet, qu'il existait une collection de liquide; mais il était difficile, d'après tous les antécédens, de déterminer quel organe était représenté par la partie dure dont je viens de parler; je penchais pour un engorgement formé par une hernie avec adhérence : je me contentai de conseiller le repos, les bains, les topiques émolliens et de tenter ensuite les moyens de réduction : mais il fut impossible d'y parvenir.

Le malade que ses affaires obligeaient à entreprendre de nouveau un voyage de longue durée, voulut à tout prix être délivré de son affection. La position était fort embarrassante pour l'opérateur. Il y avait, à la vérité, une collection de liquide, mais toute certitude se bornait à ce fait; au-delà tout n'était qu'obscurité. D'abord il est souvent bien difficile de distinguer l'hydrocèle compliquée d'un épaississement cartilagineux de la tunique vaginale, du sarcocèle ; mais de plus, nous avions à nous demander si cette hydrocèle était seule, si elle était accompagnée d'un sarcocèle, ou d'un engorgement du testicule, ou d'une hernie, et si cette hernie avait ou non contracté des adhérences ; car l'une ou l'autre de ces hypothèses pouvait être une réalité. Chaque jour on rencontre de ces sortes de complications, et c'est sur ces différentes éventualités que nous devions régler notre conduite. Nous pensâmes à pratiquer d'abord une ponction exploratrice ; mais il s'agissait encore de savoir comment il fallait y procéder. L'usage du trocart, inoffensif et fort convenable dans le cas de simple hydrocèle, aurait été fort dangereux si la tumeur se fût trouvée formée par le testicule engorgé, mais sans dégénérescence, ou par la présence de l'intestin ; on s'exposait à blesser l'un ou l'autre de ces organes. D'un autre côté, s'il y avait sarcocèle, la ponction devenait inutile.

Ces considérations nous décidèrent à ouvrir la tumeur avec le bistouri. Une incision, longue d'un pouce environ, est faite aux tégumens sur la partie inférieure, prolongée un peu en arrière, en dédolant, et portée par degrés et avec prudence jusqu'à la poche des eaux. Cette poche présente un aspect bleuâtre, elle est rénitente. L'ayant percée avec la pointe du bistouri, il s'en échappe aussitôt un liquide, en tout semblable à celui de l'hydrocèle simple. Voulant prévenir l'infiltration de ce liquide dans le tissu cellulaire, nous crûmes devoir agrandir l'incision ; l'écoulement qui eut lieu, peut être évalué à huit ou dix onces. La tumeur ne perdit que les deux tiers environ de son volume. On put voir alors d'une manière évidente que ce reste de la tumeur, cette partie dure dont nous avons parlé, était formé par le testicule lui-même. Mais dans quel état se trouvait-il ? Voilà la question importante, qu'il était urgent de résoudre. D'abord, cet engorgement tenait-il à une cause vénérienne, scrofuleuse, ou plutôt à une cause externe. Il résulta des questions que nous adressâmes au malade, qu'il n'avait jamais eu qu'un écoulement de cinq ou six jours; d'un autre côté, bien qu'on observât chez lui quelques traits de la disposition scrofuleuse, ils n'étaient point assez prononcés pour qu'on put lui attribuer le développement de cette affection ; le malade est d'une bonne constitution et a toujours joui d'ailleurs d'une parfaite santé. Tout nous portait donc à croire que cet engorgement était le résultat de la compression exercée, pendant de longues années sur le testicule, par le bandage que l'on avait appliqué pour maintenir cette tumeur herniaire. Enfin, dans le cas où il aurait été l'effet d'une cause vénérienne, fallait-il borner là l'opération, réunir les plaies et tenter la résolution par les moyens antisyphilitiques? On conçoit que toute décision à cet égard devait être subordonnée à la connaissance plus ou moins positive qu'on aurait acquise sur l'état de l'organe, tandis que l'appréciation des circonstances que nous venons d'énumérer, ne pouvait nous servir qu'à calculer les chances de l'amputation.

Ayant examiné le testicule avec soin, nous trouvâmes à sa surface un certain nombre de bosselures et d'inégalités; il était dur, presque indolent; cette dureté était sur-tout remarquable dans l'épididyme, qui avait acquis un volume très considérable.

Il y avait donc de puissans motifs de croire à la dégénérescence d'une grande partie de l'organe, et nous résolûmes de l'enlever. Mais auparavant, ayant voulu constater l'état de la partie supérieure du cordon spermatique dont nous reconnûmes l'intégrité, et celui de l'anneau inguinal, nous arrivâmes jusqu'à cet anneau sans difficulté, et nous le trouvâmes largement ouvert et parfaitement libre. Ce fut alors que nous pûmes concevoir pourquoi le volume de la tumeur avait présenté de si fréquentes variations en plus et en moins ; elles étaient évidemment dues à des alternatives de hernie et de réduction spontanée d'une anse intestinale. Mais comment se fait-il, d'après cette disposition de l'anneau, que la tumeur qui contenait le liquide n'ait pu être refoulée dans l'abdomen, malgré les tentatives qu'on a employées ? Nous en trouvons l'explication dans la disposition que présentait l'épididyme : cet organe placé à l'entrée de l'anneau, où il était refoulé par la tumeur, en fermait complétement l'ouverture. On sait que chez les chiens un repli péritonéal, placé là comme une espèce de soupape, s'oppose au retour des injections que l'on a poussées par la tunique vaginale. Chez ce malade, l'épididyme remplissait anormalement cette fonction naturelle du péritoine chez les chiens.

D'après cette disposition particulière de l'anneau, l'opération pouvait être suivie de deux accidens également fâcheux. D'une part, une portion d'intestin pouvait sortir de l'abdomen et venir se fixer dans la plaie, comme cela arrive quelquefois après l'opération de la hernie étranglée. D'une autre part, s'il était survenu une hémorrhagie, le sang, en s'épanchant dans le péritoine, aurait déterminé une violente inflammation de cette membrane. C'est pour les prévenir que nous avons jugé convenable de lier avec un grand soin les vaisseaux du cordon, et que nous nous sommes appliqué à faire aussi la ligature des vaisseaux des tégumens.

Récapitulons les circonstances de ce fait intéressant. Cette tumeur était formée à la fois par une collection de liquide, par le volume anormal du testicule et, accidentellement, par la hernie d'une anse intestinale. Cette collection de liquide que nous avons évaluée à huit ou dix onces, était le produit de la sécrétion morbide de la tunique vaginale et constituait une hydrocèle véritable. Bien que l'anneau inguinal fût largement ouvert, la communication de la tunique vaginale avec la cavité du péritoine n'étant pas libre, ce qui tenait à une disposition particulière de la partie inférieure de ce canal, il n'avait pas été possible de réduire la poche qui contenait le liquide. Quant au parti que nous avons pris d'enlever le testicule, nous le croyons le plus sage. L'opération, il est vrai, a été douloureuse, longue, difficile; mais tout cela n'est pas à comparer aux accidens qui seraient résultés de la marche ultérieure de la maladie, ou d'une opération dans laquelle nous nous serions proposé tout autre but. Du reste, l'examen de la pièce anatomique va décider, en dernier ressort, si nous avons bien ou mal agi. » Le testicule qui était plus que triplé de volume, divisé avec le bistouri, a présenté l'état carcinomateux, mais au premier degré, c'est-à-dire, sans dégénérescence et sans ramollissement. C'est une circonstance heureuse, dit le professeur, car il y a par cela même bien plus de chances pour la guérison radicale du malade. L'épididyme, qui est au moins quadruplé de volume, est dans le même état. La constitution générale de l'individu, l'intégrité du cordon, la nature présumée de la cause de cette affection, tout nous fait croire que la guérison sera complète.

ARTICLE VIII.

DE LA CHUTE DU RECTUM.

Méthode de traitement de M. Dupuytren. Considérations générales.

On répète sans cesse, dit M. Dupuytren, que la chirurgie est une science portée aujourd'hui au dernier degré de perfection ; cependant tous les jours elle s'enrichit de découvertes plus ou moins importantes sous le rapport des procédés opératoires. Il y a quelques années, M. Boyer est parvenu à guérir par de simples incisions les fissures à l'anus. La procidence de la membrane muqueuse du rectum, affection, sinon des plus graves, du moins des plus incommodes, n'avait été combattue jusqu'à nos jours que par des moyens pour la plupart impuissans, ou dont les effets étaient simplement palliatifs. Nous sommes parvenu à la guérir complétement par un procédé opératoire dont l'exécution est aussi simple que ses résultats sont assurés. On sait que cette maladie, plus commune dans l'enfance et dans la vieillesse qu'aux autres époques de la vie, consiste dans le renversement de l'intestin, dont la partie supérieure s'invagine dans la partie inférieure jusqu'au niveau de l'anus, et qui en se continuant au dehors, fait une saillie variable de deux, quatre, cinq et même six pouces. En général, cette chute de l'intestin a lieu toutes les fois que les malades vont à la garde-robe, et chez d'autres, quand ils restent long-temps debout. Cette disposition de l'organe paraît souvent coïncider avec une constitution faible, molle, lymphatique et hémorrhoïdale.

L'un des moyens de traitement, qui ont dû se présenter les premiers à l'esprit, est sans nul doute la réduction de l'intestin lorsqu'on n'a pu s'opposer à sa sortie ; elle s'exécute assez facilement dans quelques cas, mais il n'en est pas toujours ainsi ; quelquefois la tuméfaction des parties est si grande et le sphincter revient si fortement sur lui-même, qu'il étrangle l'intestin, et que des secours urgens deviennent nécessaires. Celui-ci, déplacé, est alors doublé et triplé de volume ; il prend une couleur rouge violacée, ecchimosée, et quelquefois il est menacé de gangrène dans une partie plus ou moins considérable. C'est dans ces cas que la réduction doit en être opérée immédiatement et de la manière suivante : le malade sera couché sur le ventre, le bassin soulevé par un ou deux oreillers, de telle sorte que l'anus se trouve à la partie la plus élevée du tronc. Après avoir enveloppé la tumeur de linges mouillés, dans toute sa longueur, et placé une compresse au centre de son extrémité exetrne, on presse doucement sur sa base pour en diminuer le volume, et avec le doigt on la repousse peu à peu vers l'intérieur. La réduction commence ainsi par la partie qui est sortie la dernière. Si cette réduction ne peut se faire, quelques personnes conseillent de pratiquer des scarifications; mais, comme celles-ci déterminent des plaies et par suite des inflammations du gros intestin, on conçoit qu'on doit s'en abstenir autant que possible. Il en est de même des sangsues dont l'application peut occasioner des hémorrhagies internes ou externes etd es ulcérations intestinales.

Lors même qu'on parvient à opérer la réduction, la disposition qui a donné lieu à l'issue de l'intestin, n'en persiste pas moins ;

aussi ce moyen qui doit être considéré comme palliatif, et dans quelques cas comme préservatif d'accidens graves, ne saurait être employé dans aucune circonstance comme curatif.

Les lotions et les bains froids ont été aussi employés comme moyen curatif, dans le but de renforcer l'action des sphincters et de s'opposer à la chute de l'intestin. Les bains froids réussissent en effet quelquefois, mais ils exigent beaucoup de temps, de constance, et font éprouver des sensations très désagréables que tous les malades ne peuvent pas supporter et qui ne permettent pas de les continuer. Les lotions astringentes, la compression faite avec une éponge recouverte d'un linge fin et soutenue par un bandage en T, ou par un bandage mécanique plus ou moins compliqué, les suppositoires de diverse nature, etc., etc, quelquefois suivis de succès chez les enfans après un certain temps, échouent cependant maintes fois et principalement chez les adultes et les vieillards. Il faut donc, dans ces cas, avoir recours à l'opération, l'excision du bourrelet ou d'une portion seulement du bourrelet qui fait saillie, et des hémorrhoïdes qui peuvent exister sur la surface muqueuse. Mais cette excision, ajoute le professeur, dont plusieurs praticiens, et entre autres Sabattier, ont eu à se louer, expose à des accidens et particulièrement à une hémorrhagie qui peut devenir grave et qui a été quelquefois mortelle. L'ablation d'une plus ou moins grande portion de ce bourrelet muqueux et des boutons hémorrhoïdaux, suivie de la cautérisation avec un cautère ordinaire rougi au feu, indépendamment de la vive douleur qu'elle produit, pourrait déterminer une inflammation violente et plus ou moins fâcheuse de l'intestin et du col de la vessie.

Ces considérations ont engagé M. Dupuytren à rechercher un nouveau mode de traitement qui, dégagé des inconvéniens des méthodes anciennes, offrît plus de certitude dans ses résultats, et il a imaginé, il y a quelques années, un procédé ingénieux que nous allons faire connaître, après une courte description de la disposition anatomique des parties.

La peau qui recouvre la marge de l'anus est plus mince et autrement colorée que celle des autres parties du corps; elle contient des cryptes muqueux en grand nombre, qui sécrètent une matière huileuse d'une odeur particulière.

Cette peau forme des plis saillans, séparés par autant de rainures, qui convergent de la circonférence de la marge vers le centre de l'anus; ces plis s'engagent dans l'anus lui-même, et y sont d'autant plus nombreux et saillans que celui-ci est plus resserré; ils disparaissent ou s'effacent quand il est dilaté; l'on conçoit que leur usage est de faciliter la dilatation de l'anus et de favoriser l'excrétion des matières fécales. Au-delà de la peau, est une couche de nature fibro-celluleuse, au-dessus le sphincter externe, au-dessus encore le sphincter interne, deux organes constitués par des fibres circulaires et de nature musculeuse.

La structure anatomique des parties étant connue, voici en quoi consiste le procédé de M. Dupuytren : Le malade est couché sur le ventre, la partie supérieure du tronc et la tête bas, le bassin, au contraire, fort élevé à l'aide d'un ou de plusieurs oreillers; on écarte les cuisses et les fesses, pour mettre en évidence la marge de l'anus et l'anus lui-même. L'opérateur, la main gauche armée d'une pince à dissection, à mors larges, afin de causer moins de douleur, saisit successivement, à droite et à gauche et même en avant et en arrière, deux, trois, quatre, cinq ou six de ces plis rayonnans, quelquefois effacés ou plus ou moins saillans ; de la main droite, et avec des ciseaux courbes sur le plat, il enlève chaque pli à mesure qu'il est soulevé ; l'excision doit être prolongée jusqu'à l'anus, et même au-dedans, pour que l'action s'étende jusqu'au delà de l'ouverture : on pourrait porter l'excision jusqu'à la hauteur d'un demi pouce, si le relâchement était très considérable, mais il suffit ordinairement de ne le porter qu'à quelques lignes. Si le relâchement est médiocre, on enlève un, deux ou trois plis de chaque côté ; s'il est très grand, on fait l'excision d'un plus grand nombre de plis.

Cette opération qui est peu douloureuse, et qui n'offre aucun inconvénient, n'est pas suivie d'hémorrhagie, car des vaisseaux cutanés pourraient seuls fournir du sang, et on intéresse tout au plus les extrémités des artères hémorrhoïdales. Si cependant l'on portait l'excision à une grande profondeur, on conçoit que les hémorrhoïdales internes pourraient donner lieu à un écoulement sanguin.

Les conséquences de cette opération se déduisent facilement de la disposition anatomique des parties : il y a une dilatabilité excessive de l'anus ; on se propose de la faire cesser en retranchant un des tissus qui entrent dans sa composition et en raffermissant les autres ; on atteint ce double but par l'excision de la peau et par l'inflammation qui en est la suite. La cicatrice qui se fait à la fois par rapprochement des bords des plaies et par la formation d'un tissu accidentel, rétrécit évidemment l'anus. On a substitué par ce moyen une peau accidentelle, adhérente, d'une nature intime, à une peau, dont les adhérences étaient extrêmement lâches. L'inflammation qui arrive, d'ailleurs, à la suite de cette opération si simple, se propageant un peu plus haut dans le tissu cellulaire sous-muqueux du rectum, contribue à augmenter l'adhérene de la muqueuse avec la tunique charnue.

Aucun pansement n'est nécessaire : la douleur détermine instantanément une vive contraction des sphincters; l'inflammation se communique bientôt des points incisés au tissu cellulaire et aux sphincters. Ordinairement les malades ne vont pas à la selle dans les premiers jours; l'inflammation ne tarde point à tomber, les sphincters se relâchent momentanément pour le passage des matières fécales, mais ils sont prêts à se contracter au moindre effort; la cicatrisation s'opère en quelques jours, et alors les excrémens n'agissent plus sur les parties ulcérées, l'ouverture est diminuée, et la guérison constante. M. Dupuytren a employé ce procédé pour la première fois, il y a plus de dix ans, et depuis, il l'a mis en usage un très grand nombre de fois, et toujours avec le même succès; il n'a observé de récidive que dans un cas où l'opération, de son aveu, avait été faite d'une manière incomplète, à cause de l'indocilité, des cris et des efforts de l'enfant sur lequel elle était pratiquée. L'invention de ce procédé lui appartient, sans contredit. Celui qui a été employé par Hey (*practical observations*) pour guérir un malade atteint d'hémorrhoïdes, compliquées de la procidence de la muqueuse anale, en diffère sous plusieurs rapports essentiels. On voit, en effet, dans les observations rapportées par ce chirurgien et par ceux qui ont imité sa conduite, que ce n'est qu'accidentellement que ces malades ont été guéris de la procidence du rectum, par une opération qui était exclusivement dirigée contre les hémorrhoïdes, et qui ne peut être appliquée que dans le cas où la procidence est un effet consécutif de l'affection hémorrhoïdale. Le procédé, au contraire, de M. Dupuytren s'applique sur-tout aux cas de chute du rectum sans complication d'hémorrhoïdes. Le professeur est convaincu qu'il n'y a que l'excision de la marge de l'anus qui puisse débarrasser les malades de leur dégoûtante infirmité.

L'observation suivante, communiquée par M. le docteur Paillard, et celle que nous avons dernièrement recueillie à la clinique de l'Hôtel-Dieu[1], vont nous fournir l'application de ces principes.

Première observation. Une femme jeune et bien constituée, atteinte d'une procidence de la muqueuse du rectum, depuis plusieurs années, entra à l'Hôtel-Dieu, dans le mois de mai 1830, pour y être traitée de cette maladie. Elle ne savait à quelle cause l'attribuer. Lors de son séjour à l'hôpital, il n'existait aucune complication d'affection hémorrhoïdale, mais la chute de la muqueuse rectale présentait cette particularité, qu'elle ne se manifestait que tous les mois, pendant quelques jours, lorsque la malade allait à la garde-robe, pour ne plus reparaître que le mois suivant. L'incommodité que la malade ressentait chaque fois que la muqueuse intestinale sortait, était très grande ; les douleurs, les étreintes et l'écoulement de glaires sanguinolentes, etc., etc., la tourmentaient beaucoup ; ce qui la détermina à se laisser pratiquer l'opération. La malade étant couchée dans son lit et sur le ventre, le bassin soulevé et les fesses écartées par un aide placé de chaque côté, M. Dupuytren saisit avec des pinces à disséquer un pli de la marge de l'anus, le souleva et l'excisa en prolongeant l'incision aussi haut que possible dans le rectum. Quatre plis furent ainsi successivement enlevés en avant, en arrière et sur les côtés. Les douleurs résultant de cette opération furent très modérées, et il n'y eut aucune hémorrhagie ; on ne fit aucun pansement, et lorsque la malade alla à la garde-robe quelques jours après, le rectum ne sortit point. Au bout de quinze jours, la cicatrice des petites plaies était faite, et la malade quitta l'Hôtel-Dieu.

Deuxième observation. Dans les derniers jours de novembre 1831, on amena à la consultation de M. Dupuytren un enfant d'environ trois ans, bien constitué. Il était affecté depuis long-temps d'un renversement de l'intestin, avec saillie du rectum au dehors, toutes les fois qu'il allait à la selle. Cet enfant, qui jouissait d'une bonne santé, était cependant d'une constitution lymphatique. L'opération fut pratiquée de la manière précédemment indiquée : le patient fut couché sur le ventre, un oreiller placé au-dessous, les cuisses et les fesses tenues écartées par deux aides ; le professeur saisit successivement trois plis qui furent enlevés avec des ciseaux courbes sur le plat jusqu'à une ou deux lignes de l'anus. Il s'écoula fort peu de sang. Le lendemain, en allant à la selle, l'intestin sortit, accident fort rare, mais qui n'offre rien de fâcheux. Quinze jours après, le petit malade fut représenté à M. Dupuytren : il était entièrement guéri ; les plaies étaient en voie de cicatrisation ; il n'y avait plus qu'une tres légère suppuration sur quelques points.

ARTICLE IX.

DU DÉLIRE NERVEUX.

Une opération est habilement pratiquée ; les assistans sont émerveillés de la dextérité du chirurgien, et cependant les accidens les plus graves peuvent menacer les jours du patient : tantôt une inflammation violente se déclare sur le membre opéré, ou sur quelque organe interne, et enlève le malade au moment où l'on se flattait d'un succès complet ; tantôt il se fait une résorption purulente, qui s'annonce par des frissons et une fièvre erratique, dont la cause est presque toujours au-dessus de toutes les ressources de l'art ; tantôt le système nerveux, irrité, produit des spasmes douloureux, qui souvent dégénèrent en tétanos mortel ; ou enfin, le cerveau ébranlé par la douleur, la crainte, la joie même, perçoit des sensations qui ne sont plus en rapport avec les objets environnans, et la raison abandonne le malade au moment où son secours lui serait le plus nécessaire. C'est sur les accidens de cette dernière espèce, dit M. Dupuytren, que je veux fixer aujourd'hui votre attention. Obscur dans ses causes, variable dans sa marche, effrayant dans ses symptômes, le *délire nerveux* est néanmoins rarement funeste, lorsqu'on lui oppose en temps opportun un remède efficace.

Avant d'entrer dans les considérations que cette matière comporte, nous citerons plusieurs exemples de cette fâcheuse complication des plaies ou des opérations, afin que le lecteur puisse s'en faire une idée plus exacte.

Première observation. Le 5 décembre 1831, on conduisit à l'Hôtel-Dieu un homme qui s'étant pris de querelle dans un café, eut la jambe fracturée. Le membre blessé présentait un très grand désordre, le fragment supérieur avait déchiré les parties molles et fait à la peau une ouverture triangulaire. La fracture fut réduite, mais pendant toute la nuit le malade ne cessa de pousser d'épouvantables cris; le lendemain à la visite, il paraissait plongé dans une sorte d'ivresse; pendant le pansement, il fit de nouveau entendre ses cris. M. Dupuytren fit remarquer ce défaut de courage ou cette excessive sensibilité chez le malade, comme une circonstance fâcheuse, sous l'influence de laquelle il se développe presque toujours des accidens graves. Trois saignées furent successivement pratiquées ; le lendemain il paraissait un peu mieux ; mais le troisième jour il eut du délire ; ses idées étaient incohérentes, confuses. C'était le jour où les parens des malades sont admis à les visiter. Presque toujours alors ils reçoivent des alimens défendus, ou éprouvent des contrariétés, aussi voit-on fréquemment leur état s'aggraver pendant la soirée ou la nuit suivante. Le changement survenu dans l'état général du malade actuel tenait-il à une de ces causes, ou à toute autre? On apprit qu'il était vivement préoccupé d'une affaire d'intérêt, qu'il avait ressenti un violent chagrin; en effet, il ne cessait de répéter, dans son délire, que son séjour à l'hôpital le ruinait. On prescrivit une application de sangsues, une potion calmante et un lavement d'assa fœtida. Tous ces moyens furent inutiles, et le 9 au matin le malade succomba.

La mort de cet homme soulevait plusieurs questions importantes : Etait-il victime d'une de ces inflammations internes, qui ne se révèlent souvent que par la fièvre ou par le délire? Avait-il péri des suites de la fracture ou d'une lésion profonde portée au système nerveux ?

D'un autre côté, la justice instruisait sur cette affaire, et elle avait demandé au professeur de résoudre cette question : Savoir si la fracture était l'effet d'une chute que l'individu aurait faite pendant la lutte dans laquelle il était engagé, ou si elle avait été directement déterminée par des coups de pied reçus sur la jambe.

A l'autopsie qui eut lieu le lendemain, M. Dupuytren fit d'abord observer qu'il était bien difficile de concevoir comment un homme pourrait se faire une fracture semblable en tombant seulement de sa hauteur; que dans le cas actuel, la chose ne paraissait pas probable, et que si cela n'était pas absolument impossible, du moins fallait-il le concours de certaines circonstances qu'on n'était pas à même d'apprécier. D'un autre côté, une fracture de ce genre peut être le résultat d'une multitude de causes diverses, telles qu'une chute d'un premier étage, l'action de la roue d'une voiture qui passerait sur la jambe, etc. On conçoit donc qu'il était impossible de décider de quelle manière celle-ci avait été produite. Le professeur prend occasion de ce fait, pour faire sentir avec quelle réserve on doit procéder dans les rapports que l'on adresse à la justice.

L'examen du membre fracturé montra que les parties avaient été violemment brisées ; le tibia était séparé en plusieurs fragmens, le péroné avait été divisé, les parties molles étaient contuses et déchirées, la plèvre du côté gauche contenait une assez grande quantité de sang. Le cerveau était sain.

Deuxième observation. M. R. C....., commerçant, âgé de vingt-cinq ans, d'un tempérament nerveux, lymphatique, et d'une force morale peu énergique, fut opéré d'un sarcocèle volumineux, par M. Dupuytren. Dominé par la crainte d'une hémorrhagie, il fut sans cesse inquiet le jour qui suivit l'opération, ce qui augmentait encore son indocilité naturelle. Le lendemain, l'agitation s'accrut ; il se tourmentait d'un mouvement, d'un geste, d'une parole ; la moindre sensation redoublait ses alarmes. Cependant tout allait au mieux ; mais bientôt il se plaint de douleurs aux membres, à la poitrine ; ses yeux s'animent ; il respire avec précipitation ; il demande des alimens et veut se lever. Sa raison s'égare, il repousse ceux qui lui donnent des soins, et appelle à grands cris sa famille, qu'il avait laissée loin de lui. Tout son corps est en mouvement. Ses cris, ses yeux brillans, sa pupille immobile, sa face couverte de sueur, son pouls calme et régulier au milieu de ce trouble, firent reconnaître à M. Dupuytren un délire nerveux. Le malade accusait les douleurs les plus vives dans la poitrine, et l'examen le plus scrupuleux n'y fit découvrir aucune espèce de lésion. Le professeur prescrivit donc le médicament qu'il emploie avec tant de succès en pareil cas, c'est-à-dire un demi-lavement avec six gouttes de laudanum, qui fut donné sur-le-champ; quelques amis que cet accident avait troublés, furent écartés, et M. Dupuytren ordonna qu'on laissât le malade absolument seul. Une heure après l'administration du remède, M. R. C..... cessa de parler et s'assoupit pour ne se réveiller que le lendemain, sans aucun accident du côté de l'intelligence. La cure fut complète au bout de vingt-cinq jours.

Troisième observation. Langlois, maçon, âgé de vingt-six ans, vint à l'Hôtel-Dieu dans le mois de mai, pour une fracture de côte qu'il s'était faite en tombant d'un premier étage.

On entoura sa poitrine d'un bandage de corps, fortement serré, afin d'obtenir l'immobilité du thorax, condition nécessaire pour la cure. La facilité avec laquelle guérissent ces sortes de fractures, fit qu'on lui porta peu d'attention; mais le troisième jour, il fut pris d'un délire qui ne lui laissait aucun relâche. Il s'agitait de mille manières; tous les muscles étaient dans un état de tension continuelle, les yeux brillans, la peau inondée de sueur; le pouls seul était calme; Langlois croit voir sans cesse des images qui voltigent en l'air; il s'imagine qu'on fait des expériences de physique sur son lit, et que tous les malades de la salle subissent la même épreuve. Cette idée l'agite vivement; il en craint l'effet, et ne sait s'il doit rester ou s'y soustraire. Cet homme, d'un tempérament sanguin, est d'abord saigné, ce qui ne le calme nullement; on lui donne ensuite un lavement avec dix gouttes de laudanum, qui produit un mieux léger. Le lendemain on double la dose, sans obtenir une plus grande amélioration. Ses cris troublant ses voisins, et d'ailleurs les mouvemens de la salle et les visites le rendant plus inquiet, on le place dans un lieu où il est seul. La dose de laudanum est portée jusqu'à quarante gouttes. Cette fois le médicament eut plus d'effet, et le délire céda.

On peut comprendre de quelle gravité fut pour cet homme une agitation aussi long-temps prolongée, dans un cas où le repos et le calme sont les seuls moyens efficaces. La plèvre, irritée par les aspérités de la côte fracturée, s'enflamma, le poumon devint malade ; la toux et une expectoration sanguinolente prouvèrent que l'on avait affaire à une péripneumonie intense, d'autant plus grave, que la cause qui l'avait produite se renouvelait sans cesse dans les quintes de toux. Ce malade fut traité par la saignée, les boissons adoucissantes et les révulsifs. Il parut guérir, mais la convalescence ne fut point franche ; le teint pâlit, les forces ne revinrent pas. Il toussait souvent, avait de l'oppression, de la fièvre, et quand il sortit de l'hôpital, après deux mois de séjour, il paraissait atteint d'une pneumonie chronique.

Quatrième observation. Vincent François, âgé de trente-deux ans, chasseur au 3e régiment de la garde royale, d'un tempérament bilieux-nerveux, se trouvant engagé dans une affaire d'opinion, forme le projet de se détruire. Il s'enivre, entre dans l'église de Notre-Dame et s'y coupe la gorge. Il est de suite transporté à l'Hôtel-Dieu. La peau était divisée d'un angle de la mâchoire à l'autre; antérieurement, quelques muscles avaient été coupés, et l'instrument avait pénétré jusque dans le pharynx, entre l'hyoïde et le cartilage thyroïde. Il fut pansé et gardé à vue. Le deuxième jour il est pris d'un délire qui ne le portait à rien de particulier, mais qui devait mettre le plus grand obstacle à sa guérison. On le contient avec une camisole, et M. Dupuytren lui fait donner une potion calmante avec une demi-once de sirop diacode, qui produit peu d'effet. Enfin il revient à la raison; mais les efforts qu'il avait faits pendant vingt-quatre heures, déterminent des accidens. Il éprouve de la cuisson et un sentiment de strangulation; il est en outre tourmenté d'une toux violente, accompagnée d'une expectoration puriforme. La plaie prend, le quatrième jour, un mauvais aspect, et le septième jour le délire revient. On le combat avec succès par les mêmes moyens. Ces accidens, et quelques autres, donnaient de grandes craintes pour le salut de cet homme, qui guérit pourtant après cinquante jours de traitement.

Cinquième observation. L... Le N..., âgé de 35 ans, perruquier, rue St.-Antoine, ayant dissipé en peu de temps une somme assez considérable, qu'il avait péniblement amassée, s'abandonna à un chagrin profond. La perte de sa place dans la maison où il travaillait, augmenta encore son désespoir, et dans un moment de fureur il se porta sept coups de ciseaux, dont trois paraissaient avoir pénétré plus profondément que les autres. Conduit aussitôt à l'Hôtel-Dieu, il fut immédiatement saigné et mis à l'usage d'une tisane de tilleul-orangé et d'une potion calmante avec laudanum ; le délire ne fut point appaisé ; le second jour, on pratiqua une nouvelle saignée, sans que l'état du malade s'améliora ; il se croyait poursuivi par des agens de police, et cherchait à s'évader, on fut obligé de le lier. Malgré cet état d'agitation, le pouls n'offrait point de fréquence, la langue était nette ; le corps couvert d'une sueur abondante, l'appétit bon ; mais Le N... ne voulait pas manger, toujours poursuivi par son idée de police. Pendant deux jours, la santé du malade resta la même, bien qu'on lui eut fait deux autres saignées et administré les antispasmodiques.

Le cinquième jour, M. Dupuytren prescrivit deux lavemens avec addition de dix gouttes de laudanum dans chaque. A peine ce moyen avait-il été employé que le délire se calma, et au bout de six jours il avait entièrement disparu, par l'effet des lavemens.

Quinze jours après, Le N... revint à l'Hôtel-Dieu pour une nouvelle tentative de suicide. Le nombre des coups de ciseaux était si considérable, qu'ils ressemblaient aux piqûres faites par les scarifications. Le délire nerveux s'étant de nouveau manifesté, on le traita, et on le guérit par l'administration du laudanum en lavemens. (Observation communiquée par M. Mirambeaud, chirurgien en chef des Quinze-Vingts.)

Sixième observation. Arrivée à l'âge de cinquante-huit ans, Marianne R*** voit sa vue s'affaiblir progressivement. A soixante-un ans, elle n'a plus que la faculté de distinguer le jour d'avec la nuit. Reçue à l'Hôtel-Dieu, elle présente une opacité complète des cristallins.

Toutes les conditions sont favorables à l'opération, et M. Dupuytren la pratique par kératonixis, après quatorze jours du traitement préparatoire qu'il a coutume de mettre en usage.

Dans la journée, vomissemens fréquens, qui diminuent sous l'influence de potions antispasmodiques, et cessent entièrement le lendemain. Le troisième jour, céphalalgie, larmes brûlantes : quatre bains de pied, deux lavemens. Les jours suivans, inflammation très intense des yeux et des paupières. Une portion de cataracte remonte derrière la pupille du côté droit, et y forme une demi-lune opaque. A gauche, la pupille a pris une forme carrée, et derrière elle, on aperçoit les parties du cristallin et de sa membrane d'un rouge très vif; d'autres parties des mêmes corps sont dans la chambre antérieure; la malade ne voit plus ; douleurs très forte. (Séton à la nuque).

Dans la nuit du quinzième jour, délire nerveux très intense : on est obligé de mettre la camisole de force. Le lendemain, la malade reconnaît ceux qui lui donnent des soins, mais elle se plaint de prétendus mauvais traitemens qu'on lui aurait fait éprouver, et répond mal à toutes les questions (antispasmodiques, sinapismes aux jambes); point d'amélioration. Le dix-septième jour, quart de lavement, avec huit gouttes de laudanum; le soir somnolence. Le dix-huitième, nouveau délire : quart de lavement, avec dix gouttes de laudanum; le dix-neuvième, disparition du délire sans retour.

Ici se termine ce qui a rapport au sujet qui nous occupe. Nous ajouterons cependant qu'après divers accidens survenus dans les organes de la vue, cette malade sortit de l'hôpital dans un état des plus satisfaisans.

Septième observation. Etienne M**., 54 ans, voulant, dans un état complet d'ivresse, descendre une marche haute de sept à huit pouces, y pose son pied de telle sorte que la moitié, seulement, de la face plantaire appuie sur elle, tandis que l'autre moitié en dépasse le bord; de là, chute sur le côté gauche.

Il ne peut se relever, on le transporte à l'Hôtel-Dieu, où le chirurgien de garde reconnaît tous les symptômes d'une fracture de l'extrémité inférieure du péroné, avec rupture de la malléole interne à sa base. On se contente de mettre le membre dans le bandage ordinaire des fractures de la jambe : douleurs très fortes, tuméfaction autour de l'articulation. Le lendemain, M. Dupuytren applique son appareil et des résolutifs.

Le troisième jour, cessation des douleurs, diminution du gonflement. Quatrième jour, délire violent qui oblige de mettre la camisole de force: quart de lavement avec huit à dix gouttes de laudanum; le lendemain, le délire avait disparu et l'on jugea inutile de continuer l'usage du médicament. Sixième jour, retour de l'accident, qui persiste jusqu'au huitième, et céde enfin, pour ne plus reparaître, à l'administration répétée des mêmes lavemens.

Cette complication n'a point retardé la guérison de la fracture, malgré les mouvemens inconsidérés du malade. Au bout de trente-six jours, la consolidation de la fracture était parfaite, et le membre ne conservait aucune difformité.

Ces faits particuliers nous conduisent naturellement à faire l'histoire de cette complication des fractures et des opérations que M. Dupuytren appelle *délire nerveux*, autrement dit, suivant la cause qui le produit, *délire traumatique*.

Son apparition, quelquefois marquée par

des gestes, des mouvemens désordonnés et irréfléchis, par des propos incohérens, arrive le plus souvent d'une manière brusque et inopinée, chez des individus placés souvent dans des conditions très favorables; il se manifeste alors en eux une singulière confusion d'idées sur les lieux, les personnes et les choses. En proie à l'insomnie, ils sont ordinairement dominés par une idée plus ou moins fixe, mais presque toujours en rapport avec leur profession, leurs passions, leurs goûts, leur âge, leur sexe. Ils se livrent à une jactation continuelle. Les parties supérieures du corps sont couvertes d'une sueur abondante; les yeux deviennent brillans et injectés; la face s'anime, se colore, et ils profèrent avec une loquacité extraordinaire des paroles menaçantes, des vociférations effrayantes. L'insensibilité, chez ces malades, est souvent telle, qu'on a vu des individus atteints de fractures comminutives des extrémités inférieures, arracher leur appareil, et marcher en s'appuyant sur leurs membres brisés, sans témoigner la moindre douleur; d'autres, qui avaient les côtes fracturées, s'agitaient et chantaient, sans manifester la plus légère souffrance; quelques-uns enfin, opérés de la hernie, introduisaient leurs doigts dans la plaie et s'amusaient froidement à dérouler leurs intestins, comme s'ils faisaient cette manœuvre sur un cadavre.

Malgré la gravité de ces symptômes, le pouls, tranquille et calme, n'éprouve d'autres altérations que celles que détermine le désordre des mouvemens : il n'y a pas de fièvre; les fonctions excrémentitielles s'exécutent avec leur régularité accoutumée ; mais l'appétit est nul, et au bout de deux, quatre ou cinq jours, cette affection se termine par la mort, mais beaucoup plus souvent par la guérison. Si cette heureuse terminaison doit avoir lieu, le calme revient sans crise apparente, et aussi brusquement que le désordre a commencé. Excédés de fatigue, un sommeil profond et paisible s'empare des malades; et, au bout de dix ou quinze heures au plus, ils s'éveillent pleins de raison, sans souvenir du passé, faibles, sensibles à la douleur; l'appétit renaît, la maladie primitive poursuit son cours et tout rentre dans l'ordre. Constamment plus faible à chaque récidive, ce délire peut se renouveler jusqu'à deux ou trois fois, après un ou plusieurs jours de rémission.

Le signe qui tranche le plus au milieu de ce trouble des sens, c'est le calme de la circulation et l'absence de tout symptôme fébrile. Vous voyez un malade furieux, hors de lui, la sueur inonde son visage, ses yeux brillent, ses cris retentissent au loin, vous le croyez en proie à la frénésie la plus ardente : approchez; son pouls est calme, régulier, et l'état de sa peau écarte tout soupçon d'une inflammation. C'est une véritable manie, qui ne diffère que par sa durée : rarement se prolonge-t-elle au-delà de cinq à six jours.

Les individus nerveux, d'un caractère pusillanime, ceux dont le cerveau a été ébranlé par une résolution forte et vivement conçue, sont les plus exposés à ce délire. C'est ainsi qu'il est très fréquent chez les suicides, au point que quelques personnes ont prétendu qu'il leur était particulier. Les corps athlétiques n'en sont pas exempts.

Les femmes y sont moins exposées. On ne l'a point observé chez les enfans.

Le délire nerveux peut devenir très dangereux par lui-même. M. Dupuytren a vu un jeune homme, d'une constitution vigoureuse, chez lequel il était survenu par suite d'une simple écorchure à l'un des orteils, y succomber en quarante-huit heures, sans que l'affection qui lui avait donné naissance parût avoir contribué à la mort. Dans la grande majorité des cas, cependant, le professeur apprécie la gravité du délire par la gravité des maladies qui l'accompagnent. Ainsi, une terminaison fâcheuse est bien plus à redouter, lorsqu'il survient à la suite d'une fracture des os des membres ou de la poitrine, ou après de larges blessures du cou, que lorsqu'il a succédé à des plaies simples et sans danger par elles-mêmes.

L'ouverture des corps ne laisse, du reste, apercevoir ni dans l'appareil cérébro-spinal, ni même dans les autres organes, aucune lésion matérielle qui explique les désordres qui ont eu lieu pendant la vie, et qui puisse rendre un compte satisfaisant de la mort.

Les calmans de toute espèce et sous toutes les formes, la saignée poussée jusqu'à la défaillance, les révulsifs et tous les autres moyens que M. Dupuytren a vu employer et qu'il a employés lui-même pendant long-temps, lui ont toujours paru inefficaces dans cette maladie, dont ils ne changeaient point la marche et dont ils ne diminuaient pas la gravité. Les narcotiques, le laudanum liquide de Sydenham, portés dans l'estomac, ne produisent pas des effets plus avantageux. Il est aisé d'expliquer ce défaut d'action par une raison physiologique. L'estomac, destiné à élaborer le premier élément de la nutrition, est doué d'une force digestive, et contient des sucs qui dénaturent plus ou moins les substances avec lesquelles ils sont en contact; beaucoup de médicamens introduits dans l'estomac, sont encore sans effets, parce qu'ils sont mêlés aux alimens; voilà pourquoi il en est un si grand nombre, parmi les végétaux sur-tout, dont l'efficacité est si incertaine, et souvent nulle dans une multitude de cas.

L'inutilité de ces divers agens, la connaissance des modifications que l'estomac fait subir aux médicamens, ont porté le professeur à faire usage d'un moyen qui lui a constamment réussi, et auquel il croit pouvoir attribuer une espèce de spécificité; ce moyen, aussi simple qu'énergique, consiste dans quelques gouttes de laudanum administrées en lavement. Cinq à six gouttes dans un quart de lavement produisent plus d'effet qu'une dose triple introduite dans l'estomac. On en connaît la raison ; mais on peut encore ajouter que le rectum, destiné à être le réservoir du résidu de la digestion, absorbe et ne digère pas ; et l'on conçoit aisément que les médicamens qui lui sont confiés, lorsque toutefois ils ne sont pas expulsés, doivent plus exactement parvenir à leur destination. Ces lavemens doivent être répétés deux, trois ou quatre fois, de six en six heures. Lorsqu'ils sont gardés, ils suffisent pour faire cesser le délire le plus furieux.

ARTICLE X.

DES FRACTURES DE L'EXTRÉMITÉ INFÉRIEURE DU PÉRONÉ ET DES LUXATIONS DU PIED.

Généralités. Plus faible que le tibia, plus exposé que lui au choc des corps extérieurs, le péroné est cependant, des deux os de la jambe, celui dont les fractures se présentent le moins fréquemment à l'observation. Cette particularité s'explique, dit M. Dupuytren, par l'espèce d'isolement où il se trouve, relativement à la ligne suivant laquelle le poids du corps est transmis au pied. L'élasticité dont cet os jouit jusque dans l'âge le plus avancé, le peu d'efforts qu'il supporte dans la plus grande partie de sa longueur, la protection qu'il reçoit, en avant, des muscles qui remplissent l'espace interosseux et du tibia lui-même, en arrière, de la masse commune aux jumeaux et au soléaire, en dehors des péroniers latéraux, sont autant de circonstances qui tendent à affaiblir l'effet des percussions dont il est souvent le siége, et à diminuer le nombre de ses ruptures. On doit remarquer toutefois que plusieurs de ses lésions ont été souvent méconnues, que d'autres sont, dans beaucoup de cas, confondues avec les luxations de l'articulation tibio-tarsienne, de telle sorte qu'elles sont, en réalité, beaucoup plus fréquentes que ne l'indiquent la plupart des auteurs. Aussi, M. Dupuytren estime-t-il que les seules fractures de l'extrémité inférieure du péroné sont au reste des fractures des os de la jambe :: 1 : 3.

Parmi les puissances qui produisent la fracture du péroné, les unes exercent une action immédiate sur cet os; les autres agissent sur lui par l'intermédiaire du pied; de là, deux espèces de fractures : celles qui surviennent vers les parties moyenne et supérieure de l'os, et celles dont son extrémité malléolaire est le siége; ces deux espèces de fractures diffèrent entre elles sous le triple rapport de leurs causes, de leurs effets et des moyens curatifs qu'il convient d'employer pour les combattre.

La situation du corps du péroné au côté externe de la jambe, la gracilité de cet os, l'espace qui existe entre lui et le tibia vers le milieu de la jambe, l'appui qu'il prend sur le tibia par ses extrémités; tout porterait à croire qu'il doit être souvent fracturé à sa partie moyenne : il n'en est cependant point ainsi. Deux causes diminuent la fréquence de ces fractures : l'abri que le péroné reçoit des muscles péroniers latéraux, et la rareté des circonstances capables de produire une solution de continuité par cause directe.

Ces fractures succèdent donc en général à des chocs directs, tels que ceux qui résultent de coups portés sur le péroné par des corps contondans ou tranchans, de plaies d'armes à feu, de la chute ou du passage de corps pesans sur le côté externe de la jambe. Elles ne supposent et elles ne nécessitent aucun déploiement de forces musculaires. Aussi ont-elles lieu sans être ordinairement précédées ou suivies de déviation du pied, soit en dedans, soit en dehors, et guérissent-elles dans la plupart des cas, par l'effet du repos, et sans être accompagnées d'aucuns des accidens qui compliquent si souvent celles que produit la déviation du pied. Ces fractures, suivant M. Dupuytren, ont une analogie remarquable avec celles du corps du cubitus, qui ne sont jamais isolément déterminées que par des puissances immédiatement appliquées au point où elles s'opèrent.

Quoiqu'il en soit de ce rapprochement, les solutions de continuité du corps ou de la partie supérieure du péroné, le tibia restant intact, ne sont suivies d'aucun déplacement suivant la longueur des fragmens; le pied conserve sa direction normale, et l'on sent à peine, à l'endroit de la fracture, une dépression causée par l'enfoncement léger des parties osseuses. Aussi le diagnostic des lésions de ce genre est-il susceptible de présenter de l'obscurité, sur-tout si un gonflement considérable a eu le temps de se développer. Les circonstances commémoratives de la blessure; la violence du coup porté sur la jambe, ou la pesanteur du corps qui a froissé ce membre; l'existence d'une ecchymose étendue, d'une contusion profonde à la région frappée; la facilité avec laquelle le doigt qui parcourt la surface externe du péroné s'enfonce en cet endroit, et déprime vers le tibia les extrémités des fragmens : tels sont les signes principaux qui doivent servir de base au jugement du praticien.

Les mouvemens imprimés au pied, ceux que l'on cherche à communiquer aux extrémités de l'os, ne développent presque jamais de crépitation sensible, à raison du peu d'épaisseur des fragmens et de l'exactitude des rapports qu'ils conservent.

Les fractures du corps du péroné ne sont point accompagnées de raccourcissement du membre, parce que le tibia lui sert en quelque sorte d'attelle. Il est rare qu'elles présentent quelque gravité, excepté lorsque des délabremens considérables aux parties molles les compliquent. Dans les cas simples, la nature se suffit presque entièrement à elle-même pour opérer la guérison. Maintenir le membre immobile au moyen du bandage indiqué pour les fractures ordinaires de la jambe; panser convenablement les contusions et les plaies dont la solution de continuité de l'os peut être accompagnée, telles sont les indications que présentent les fractures du corps du péroné. Leur consolidation s'opère en trente ou trente-cinq jours, et la plupart du temps elles ne laissent après elles aucune difformité.

Historique. Mais les solutions de continuité de la portion malléolaire de l'os, qui vont nous occuper, sont tout autrement dangereuses, et exposent à des résultats beaucoup plus graves. Elles ont été long-temps confondues avec les luxations du pied. Duverney et J.-L. Petit sont les premiers chirurgiens, parmi les modernes, qui en ont parlé. Petit remarqua sur-tout que les luxations latérales de l'articulation tibio-tarsienne ne sauraient avoir lieu sans la rupture de l'une ou de l'autre des malléoles. David, Fabre, Bromfield, Pott, Pouteau, MM. Boyer, et Ch. Bell, ont ensuite contribué, par leurs observations, à faire mieux connaître les fractures de l'extrémité inférieure du péroné. Cependant l'histoire de ces lésions était encore fort incomplète; les moyens curatifs qu'on leur opposait, ne suffisaient presque jamais pour prévenir les difformités qu'elles tendent à laisser après elles, lorsque M. Dupuytren en fit l'objet de ses méditations, et rendit leur traitement aussi efficace que celui de toutes les autres fractures.

Causes. L'extrémité inférieure du péroné peut être brisée, soit par des causes directes, semblables à celles dont il a été question plus haut, soit après des efforts exercés sur le pied, et dont l'effet se produit par contre-coup. Le mécanisme des fractures du premier genre, continue le professeur, ne présente rien de remarquable; celui du second mérite au contraire de fixer l'attention du praticien, parce qu'il importe de bien connaître les circonstances capables de briser le péroné, afin d'être prévenu, dans les cas douteux, de la possibilité de l'existence de cette lésion.

Un caillou, une excavation, ou bien une simple inégalité du sol, une chute faite d'un lieu plus ou moins élevé sur les pieds inclinés en dedans ou en dehors, telles sont les causes les plus communes de ces fractures; elles sont le résultat immédiat de l'action du poids du corps et de la contraction musculaire agissant brusquement sur l'articulation inférieure de la jambe, au moment où le pied porté en dedans ou en dehors est écarté de la ligne verticale.

Voyons maintenant par quel mécanisme les fractures du péroné peuvent avoir lieu dans les mouvemens violens du pied en dedans ou en dehors. Il est évident que dans les deux cas, c'est un changement dans la ligne de transmission du poids du corps, qui est la cause de la rupture. Dans le premier cas, cette ligne au lieu de parcourir, comme dans l'état ordinaire, l'axe du tibia, et de tomber sur l'astragale, coupe obliquement de dedans en dehors l'extrémité inférieure du tibia, l'articulation du pied, et se prolonge au côté externe de ce membre, après avoir traversé la malléole péronéale. Les parties obligées de supporter le poids du corps, sont alors la malléole externe et l'extrémité inférieure du tibia; or, dans ce cas, c'est la malléole externe, ou bien l'extrémité inférieure du péroné, qui cède à la traction des ligamens latéraux externes, traction d'autant plus efficace, que ces ligamens se trouvent alors dans une direction presque perpendiculaire à la malléole, et que cet appendice prend un appui sur le bord tranchant de l'astragale, lequel est encore poussé avec force de dedans en dehors par le tibia. Ce dernier os, plus épais et plus fort que le p roné, résiste ordinairement, et s'il arrive quelquefois que sa malléole soit brisée et ensuite comme arrachée, ce n'est pas primitivement et par refoulement, c'est consécutivement et par l'effet du déplacement du pied en dehors, que cette malléole, et quelquefois l'extrémité du tibia elle-même, sont fracturées.

Dans le second cas, c'est-à-dire, dans les mouvemens du pied en dehors, le centre de gravité du corps, au lieu de suivre la ligne d'après laquelle il est ordinairement transmis à ce membre et de là au sol, traverse obliquement la partie inférieure du péroné, l'articulation du pied, la malléole ou les ligamens latéraux internes, et tombe sur le sol en s'éloignant plus ou moins du bord interne du pied. Ces ligamens et la malléole à laquelle ils s'attachent d'une part, et l'extrémité inférieure du péroné, de l'autre part, sont donc les parties qui doivent supporter le poids du corps et l'effort des muscles; ce sont-elles aussi qui sont déchirées ou fracturées : les ligamens latéraux ou la malléole interne en premier lieu, l'extrémité inférieure du péroné en dernier lieu.

Signes. Deux ordres de signes peuvent faire reconnaître la maladie composée dont nous nous occupons : les uns appartiennent à la fracture du péroné, les autres à la luxation du pied; distinction qui n'est rien moins qu'une abstraction, puisque la fracture du péroné peut exister quelquefois sans qu'il y ait luxation du pied.

Ces signes sont de deux sortes : présomptifs et caractéristiques.

Les signes présomptifs, dit M. Dupuytren, sont l'espèce d'accident éprouvé par le malade, un bruit, une sorte de craquement qu'il a entendus au même instant, une douleur fixe à la partie inférieure du péroné, la difficulté ou même l'impossibilité de marcher, un gonflement plus ou moins grand autour de l'articulation du pied, et principalement autour de la malléole externe et de l'extrémité inférieure du péroné. Les signes caractéristiques sont : des inégalités, une mobilité contre nature sur quelque point de l'extrémité inférieure du péroné, une crépitation plus ou moins sensible par l'effet de mouvemens ou de pressions, la mobilité du pied en travers, la facilité qu'on a de rapprocher inférieurement le péroné du tibia en le poussant contre celui-ci, un changement dans le point d'incidence de l'axe de la jambe sur le pied, la déviation de ce dernier en dehors, en dedans, et quelquefois en arrière, la rotation sur son axe de dedans en dehors, un enfoncement anguleux plus ou moins prononcé à la partie externe et inférieure de la jambe, la saillie de la malléole interne, la disparition de presque tous ces signes aussitôt que des efforts de réduction sont exercés sur le pied, et leur retour instantané dès que ces efforts sont suspendus, et sur-tout dès que le membre est mis dans un état d'extension.

Reprenons ces divers signes en détail et fixons sur-tout notre attention sur les symptômes caractéristiques. A peine le péroné est-il fracturé, que des phénomènes très remarquables surviennent dans l'articulation tibio-tarsienne. Le côté externe de la mortaise qui reçoit l'astragale, ayant perdu sa solidité, ne résiste plus aussi efficacement à l'action des muscles qui tendent à renverser le pied en dehors, et qui l'emportent en puissance sur leurs antagonistes. Alors le bord externe du pied se relève, l'interne s'abaisse, la face dorsale de la partie se porte directement en haut, et la région plantaire s'incline en dehors; la poulie de l'astragale se dirige sur la malléole interne, et quelquefois y fait une saillie facile à reconnaître à travers l'épaisseur des tégumens; la malléole péronéale éprouve, au contraire, sur le tibia un mouvement de bascule qui relève son sommet, et rapproche de l'axe du membre l'extrémité supérieure du fragment qu'elle termine. Dès lors le pied est placé en dehors du centre de l'espace inter-malléolaire ; en prolongeant en bas l'axe du tibia, il tomberait au côté interne du tarse, et le poids du corps serait supporté par la malléole interne et par les ligamens qui s'y attachent. Ce déplacement du pied en dehors est le seul qui résulte nécessairement de la solution de continuité du péroné ; il est d'autant plus marqué, que cet os est brisé plus bas, et que le malade a fait ensuite plus d'efforts pour se servir du membre blessé. Dans le cas même où la fracture résulte de l'inclinaison violente du pied en dedans, l'action musculaire ne tarde pas à ramener ensuite cet organe en dehors, et à produire dans ses rapports avec la jambe les changemens indiqués.

La rupture de la partie inférieure du péroné est-elle méconnue ou traitée au moyen d'appareils insuffisans, les désordres qui l'accompagnent sont portés de plus en plus loin, l'action musculaire achève graduellement de tirer le pied en dehors, l'astragale est porté au-dessus de la malléole interne, les ligamens correspondans sont tiraillés, les parties molles distendues s'enflamment, s'altèrent, et la capsule synoviale étant ouverte, la carie s'empare des extrémités articulaires et les détruit. Dans les cas les moins défavorables, les malades, ne pouvant confier le poids du corps à un membre déformé, affaibli, douloureux, dont l'extrémité ne présente au sol que la malléole tibiale et le côté interne du pied, sont obligés ou de se servir de béquilles, ou de marcher à l'aide d'une jambe de bois. M. Dupuytren a réuni un grand nombre d'observations qui constatent les funestes résultats dont les fractures du péroné méconnues peuvent être suivies.

Il importe donc de bien déterminer le diagnostic de ces lésions. Après tous les accidens susceptibles de les produire, on doit explorer attentivement la partie inférieure de la jambe et l'articulation tibio-tarsienne. Les signes présomptifs sont, sans doute, autant de circonstances qui peuvent appartenir à l'entorse simple ou compliquée de la déchirure des ligamens ; mais leur réunion peut cependant aussi rendre probable l'existence de la fracture simple. S'il y a déplacement, il est presque toujours possible de reconnaître, à l'endroit qu'elle occupe, les inégalités produites par les fragmens, lesquelles sont d'autant plus considérables que ce déplacement est porté plus loin. En parcourant avec le doigt toute l'étendue de la portion inférieure du péroné, on reconnaît à l'endroit brisé une mobilité anormale, qu'il faut bien distinguer de la flexibilité élastique de l'os, et dont on rend l'existence manifeste en embrassant le tibia avec les quatre doigts de chaque main, tandis qu'avec les deux pouces on appuie successivement sur l'une et l'autre des pièces de la fracture. La crépitation est ordinairement peu sensible, souvent on ne peut la développer. En saisissant d'une main la partie inférieure de la jambe, et de l'autre le tarse, on observe, si le péroné est fracturé, que le pied peut, en totalité, être alternativement porté en dehors et en dedans.

Le premier de ces mouvemens rend la malléole interne saillante, écarte du centre de la jointure la malléole externe, et dérobe en quelque sorte l'astragale à la ligne suivant laquelle le poids du corps lui est transmis; l'autre restitue toutes les parties à l'état normal. Abandonné à lui-même, le pied est, ainsi que nous l'avons dit plus haut, incliné en dehors; la malléole interne fait une saillie considérable;

les tégumens qui la recouvrent sont étendus et tiraillés ; l'axe de la jambe tombe au côté interne du tarse, au lieu de correspondre à sa partie moyenne ; l'espace qui sépare les deux malléoles est agrandi ; au côté externe de l'articulation, la peau est transversalement ridée ; la malléole externe semble affaissée ; au-dessus d'elle et à l'endroit de la fracture, on observe presque toujours un enfoncement brusque, dirigé d'avant en arrière, une sorte de *coup de hache*, suivant l'expression de M. Dupuytren, qui devient un signe pathognomonique de la fracture de l'os. Il ne faut pas toutefois confondre avec cet enfoncement la dépression que présente le péroné immédiatement au-dessus de la malléole et entre les tendons des muscles péroniers antérieurs et latéraux.

Chez quelques sujets, la puissance vulnérante a tourné le pied si fortement en dedans, qu'il y reste incliné malgré la fracture du péroné; mais alors l'extrémité supérieure du fragment inférieur soulève la peau, et menace de la déchirer; le doigt sent les inégalités de la fracture. Après la réduction de la luxation, les phénomènes indiqués plus haut se manifestent, et la maladie ne saurait être méconnue.

Ce qui achève sur-tout de la caractériser, c'est la facilité avec laquelle tous les symptômes se reproduisent après qu'en portant le pied dans sa direction normale, on les avait fait disparaître.

Le *pronostic* des fractures de la partie inférieure du péroné doit être d'autant plus grave, qu'elles sont accompagnées de désordres plus considérables. Celles qui sont simples, promptement reconnues et méthodiquement traitées, n'entraînent presque jamais ni accidens, ni difformités. Elles ne deviennent dangereuse que par l'effet ou de l'ignorance qui les méconnaît, ou de l'inhabileté qui ne sait pas leur opposer les moyens les plus efficaces.

Espèces et Complications. La fracture du péroné est divisée par le professeur en fracture *simple* et en fracture *compliquée*.

Elle est *simple*, lorsqu'elle est exactement bornée à une solution de continuité de cet os, sans qu'il existe aucune autre espèce de désordre. Sous cette forme, elle est extrêmement rare ; elle ne peut avoir lieu qu'à une certaine distance de l'extrémité inférieure du péroné, et lorsque la cause qui l'a produite, épuisée immédiatement après, a été incapable de déterminer d'autres effets, ou bien encore lorsqu'une autre cause consécutive à la première, n'est pas venue occasioner d'autres lésions.

Il est très difficile de reconnaître une fracture du péroné dans cet état de plus grande simplicité. On ne peut avoir sur son existence que les signes présomptifs que nous avons énumérés plus haut.

L'une des causes les plus ordinaires de la rareté de cette espèce de fracture se trouve assurément dans les efforts que font les malades, immédiatement après l'accident, pour se relever de leur chute, pour marcher et se rendre chez eux ou dans un lieu voisin. Quelquefois on l'a vu perdre son caractère primitif de simplicité, long-temps après l'accident, par l'imprudence des malades qui, fatigués de garder le repos, ont voulu marcher en prenant un point d'appui sur le membre fracturé. On conçoit, dès lors, de quelle importance il est, dans ces sortes de cas, de les obliger à garder le repos et à s'abstenir de tout mouvement. Ces conditions et quelques applications résolutives suffisent en général pour obtenir en peu de temps une guérison parfaite.

Cette espèce de fracture présente *deux variétés*. Dans la première, le péroné est fracturé à plus de trois pouces du sommet de la malléole externe. Ce qui la distingue de toutes les autres espèces, c'est qu'elle ne donne et ne peut donner lieu à aucun déplacement du pied. Cette impossibilité tient sur-tout à la longueur du fragment inférieur de l'os et à l'intégrité des ligamens tibio-péronéaux. On la rencontre généralement dans les fractures par cause directe, et presque jamais dans les fractures par cause indirecte. La raison en est que la production de celle-ci est toujours précédée d'un mouvement plus violent, et même d'un déplacement du pied, soit en dedans, soit en dehors. Cette variété est toujours peu dangereuse et n'exige, pour être parfaitement guérie, que le repos et la demi-flexion du membre. La seconde variété se compose de tous les cas où le péroné a été brisé par une cause directe ou indirecte, à moins de trois pouces du sommet de la malléole externe, et sans déplacement du pied. Elle peut avoir lieu sur tous les points intermédiaires de l'intervalle fixé ; mais lorsque le pied a été violemment porté en dehors, on la rencontre le plus souvent à deux pouces et demi du sommet de la malléole, parce que c'est là aussi que le péroné, plus faible et plus grêle que par-tout ailleurs, et courbé en dedans par l'effet du poids du corps et par l'action des muscles, offre moins de résistance. Si au contraire le pied a été fortement fléchi en dedans, elle se fait ordinairement au-dessous de ce point et sur la partie de l'os qui est logée dans la gouttière du tibia. Ce qui distingue particulièrement cette variété de la précédente, c'est la facilité plus ou moins grande qu'elle donne au pied de se déplacer.

Les *complications* de la fracture du péroné sont nombreuses et lui impriment une gravité plus ou moins fâcheuse, qu'elle n'aurait pas par elle-même. Qu'une cause quelconque, par exemple, produise un mouvement violent du pied en dehors, l'effort d'extension et de flexion qui va fracturer le péroné, porte d'abord sur les parties molles de la face interne de l'articulation et de l'extrémité inférieure de l'os, et produit la rupture des ligamens latéraux internes, l'arrachement ou la fracture même de la malléole interne; ou bien, que la facture ait lieu par un mouvement du pied en dedans, et qu'ensuite l'individu cherche à marcher et à prendre un appui sur le pied, celui-ci sera porté en dehors et les mêmes accidens pourront avoir lieu. De là, une première complication. Quelquefois, au lieu des ligamens latéraux et de la malléole interne, c'est l'extrémité inférieure du tibia qu'on trouve fracturée. Cette solution de continuité, qu'elle ait précédé ou suivi celle du péroné, est presque toujours oblique et accompagnée de déplacement du pied. Une troisième complication que l'on rencontre généralement, sauf dans les cas infiniment rares, ainsi que nous l'avons dit, de fracture simple, c'est la luxation du pied. Celle-ci a lieu de différentes manières : en dedans, en arrière, en dehors, et enfin en dehors et en haut. La première est si commune, elle se lie tellement à l'existence de la fracture du péroné, qu'on trouve bien rarement l'une sans l'autre, et qu'elle en est un des signes les plus certains : elle consiste dans le déplacement de la tête de l'astragale, qui se porte au-dessous et au côté interne de la malléole tibiale, déplacement qui n'est que l'effet prolongé de l'action des causes qui ont déterminé la fracture, ou bien une suite de l'action des muscles abducteurs du pied. La seconde est due à l'action des muscles jumeaux et soléaire ; ceux-ci, en agissant sur le pied qui n'est plus retenu par la résistance de la malléole externe, font glisser l'astragale d'avant en arrière sur l'extrémité inférieure du tibia, et font exécuter au fragment inférieur du péroné un mouvement par lequel son extrémité inférieure est portée en arrière, tandis que l'autre est portée en avant.

La troisième espèce de luxation est des plus rares et des plus difficiles à expliquer. L'astragale est alors porté du côté et au-dessous de la malléole péronéale, tandis que le bord externe du pied est porté en bas, sa plante en dedans, et son bord interne en haut ; la malléole tibiale se cache et disparaît entre le pied et la jambe, au fond d'un angle rentrant, situé à leur côté interne, et la malléole péronéale forme avec l'astragale un angle saillant et arrondi en dehors. D'après ces dispositions des parties, le pied présente l'aspect d'un véritable pied-bot de naissance. Le professeur cherchant à se rendre compte de la cause de ce déplacement extraordinaire, examine successivement l'organisation de l'extrémité inférieure du membre abdominal, l'action relative des puissances d'antagonisme et d'équilibre qui la régissent, et ses effets. D'une part, dans l'état de repos et de sommeil, chez les pieds-bots et dans la majeure partie des faux-pas et des entorses qui en sont la suite, le pied étant constamment dirigé en dedans et l'astragale portée en dehors, le déplacement de ces parties paraîtrait devoir se faire presque toujours dans le même sens à la suite des fractures du péroné et de l'extrémité inférieure du tibia ; d'un autre part, il résulte de l'étude de la puissance respective de leurs muscles antagonistes, que, dans la majorité des cas, les abducteurs doivent l'emporter et l'emportent en effet sur les adducteurs; aussi remarque-t-on que le bord externe du pied est généralement dévié en dehors et l'astragale en dedans, soit qu'il y ait fracture de la malléole et de l'extrémité inférieure du péroné ou des deux malléoles à la fois et à la même hauteur ; enfin, dans la fracture du tibia seul, à son extrémité, bien que le pied n'ait plus d'appui en dedans et conserve au contraire celui que le péroné et sa malléole lui fournissent, il y a néanmoins presque toujours un déplacement plus ou moins sensible de l'astragale en dedans, ce qui ne peut être attribué qu'à cette supériorité des abducteurs sur leurs antagonistes. De toutes ces considérations, dit le professeur, il faut nécessairement conclure que la luxation du pied en dehors (dans laquelle l'astragale est porté en dehors et le pied en dedans) ne peut provenir que de dispositions toutes particulières, insolites et fort rares. Le raisonnement et l'observation lui ont appris que ces dispositions consistent dans l'obliquité de la fracture du tibia et dans la résistance plus ou moins grande du fragment inférieur du péroné : l'obliquité de la première, en influant sur la direction dans laquelle se fait le déplacement et sur les muscles capables de la produire ; la résistance du second, en empêchant que le pied ne se porte en dehors, et en favorisant par conséquent l'action des abducteurs.

La dernière espèce de luxation, celle du pied en dehors et en haut, qui n'avait jamais été signalée, n'a été observée qu'une seule fois par M. Dupuytren, dans une pratique de plus de quinze ans et sur plus de deux cents fractures du péroné qu'il a traitées. Mais elle a été tellement caractérisée, qu'on ne saurait en contester la possibilité ni la méconnaître à l'avenir : dans cette espèce, l'astragale, d'abord luxé en dehors, remonte ensuite le long de la face externe du tibia. Dans l'exemple cité par le professeur, l'astragale, la malléole externe et le pied s'étaient portés d'abord au côté externe de la jambe, et étaient remontés ensuite, à deux pouces de hauteur, le long du tibia, sans cesser de faire un tout composé, comme dans l'état naturel de parties solidement liées les unes aux autres. On conçoit qu'elle ne peut avoir lieu sans qu'il y ait à la fois fracture du péroné et dilacération complète des ligamens tibio-péronéaux.

Si la fracture du péroné a lieu sur plusieurs points et dans plusieurs directions à la fois, ce qui arrive principalement lorsqu'elle est la suite d'un écrasement produit par un coup énorme ou par le passage de la roue d'une voiture sur la partie inférieure et externe de la jambe, il en résulte des fractures multiples, avec piqûre, tiraillement, soulèvement, déchirure des parties molles, nerveuses, tendineuses, aponévrotiques, cutanées, et par suite, des douleurs, des inflammations, des abcès, des escharres, des perforations, des mouvemens convulsifs, des raideurs tétaniques, etc., qui mettent actuellement en danger la vie des malades et rendent leur traitement long et difficile.

Mais cette espèce de complication, quelque grave qu'elle soit, n'est point encore à comparer à celle qui résulte des désordres souvent produits à l'intérieur, et que la peau cache à la vue. Ils sont tels quelquefois, qu'on serait tenté de désespérer de pouvoir les réparer, si l'expérience n'avait pas appris qu'ils peuvent l'être si souvent, si complétement et en si peu de temps. Ainsi on trouve le tibia et le péroné fracturés à la fois ou isolément, sur un ou plusieurs points, avec de nombreuses esquilles aigües, tranchantes, enfoncées dans les chairs; l'articulation ouverte et sa cavité remplie de sang mêlé à la synovie; les ligamens latéraux internes, tibio-péronéaux et latéraux externes, déchirés d'une manière plus ou moins inégale; les coulisses tendineuses des muscles ouvertes; les tendons eux-mêmes et les nerfs distendus, contournés, comprimés, déplacés, soulevés, divisés en partie ou en totalité; les artères et les veines, et sur-tout la saphène interne, comprimées, rupturées et environnées de sang épanché ; le tissu cellulaire déchiré dans tous les sens et rempli de sérosité rougeâtre, et plus souvent encore de sang qui s'est infiltré jusqu'aux orteils d'une part, et jusqu'aux genoux de l'autre. Que l'on joigne à tout cela les déplacemens si variés, que les parties osseuses peuvent subir, et l'on n'aura qu'un faible tableau des désordres qui accompagnent souvent les fractures de cette espèce.

Les vaisseaux artériels ou veineux peuvent être seuls lésés, sans qu'il existe cet ensemble formidable de lésions que nous venons d'énumérer, et donner lieu ou à une infiltration de sang dans les mailles du tissu cellulaire, ou à un épanchement de ce liquide dans des poches plus ou moins vastes, formées aux dépens du tissu cellulaire déchiré, lesquelles écartent les parties molles, enveloppent les fragmens de l'os, s'étendent autour de l'articulation et pénètrent quelquefois dans son intérieur. Ce genre de lésion constitue une nouvelle espèce de complication, l'une des plus communes, du reste, des fractures en général, et de celle du péroné en particulier ; elle mérite d'être spécialement distinguée à raison des accidens graves qui en sont la suite, et du traitement qui lui convient.

Très communément, la peau a éte enlevée, ouverte en un seul ou plusieurs endroits, par les extrémités des fragmens de l'os fracturé ; ces ouvertures, ordinairement irrégulières, à bords déchirés, contus et désorganisés, tantôt embrassent l'os, le retiennent et le coîffent en quelque sorte, tantôt sont libres et laissent sortir du sang noirâtre, ou des lambeaux de chairs et de tendons à moitié désorganisés. Elles sont produites de plusieurs manières, ou primitivement, comme nous venons de l'indiquer, ou consécutivement par l'effet d'une inflammation, de la chute d'escharres, d'un travail d'élimination, par lequel la nature tend à chasser au dehors le sang, le pus et toutes les parties devenues étrangères à l'organisation. Ces lésions des tégumens sont une autre espèce de complication tellement fâcheuse par ses effets, dit le professeur, que les fractures les moins graves d'ailleurs, peuvent présenter les plus grands dangers, tandis qu'on ne doit jamais désespérer de la guérison des désordres intérieurs, à quelque degré qu'ils soient portés, lorsque la peau est intacte.

Les plus dangereuses sont celles qui ont été produites immédiatement par la fracture, à cause de l'inflammation violente qui s'en suit, et des douleurs, des fusées, des dénudations, des nécroses, et d'une multitude d'autres accidens, qui résultent de la formation et de l'infiltration du pus.

La tuméfaction, la tension et l'étranglement qui suivent les fractures, sont des dégrés divers d'une même complication, et le résultat de la fluxion qui s'est faite sur les parties nerveuses, fibreuses et autres, distendues, tiraillées ou déchirées par les os et les déplacemens qu'ils ont subis. Lorsque ces symptômes ne sont pas dissipés dès le principe, la tuméfaction et la tension peuvent acquérir, en peu d'heures, un haut degré d'intensité et faire courir presque aussitôt de grands dangers; il se développe çà et là des phlyctènes remplies de sérosité rougeâtre, le membre devient livide, froid, insensible; et si le mal ne peut être arrêté à cette époque, l'étranglement a lieu : une distension excessive des parties extérieures et une compression non moins violente des parties intérieures amènent la gangrène, et le membre est frappé de mort en partie ou en totalité. Le développement de ces phénomènes arrive à son dernier terme sans qu'on y observe aucun des caractères de l'inflammation, circonstance qui tient sans doute à la rapidité avec laquelle il s'opère. Mais dans d'autres cas, l'inflammation succède à la fluxion dont nous avons parlé, et alors elle affecte deux marches différentes : tantôt les symptômes prennent un accroissement progressif; la douleur, la rougeur, la chaleur, la tuméfaction et la tension, la fièvre locale et générale, sont portées au dernier degré, et suivies, comme dans le cas précédent, de l'engourdissement, de la lividité et du froid glacial du membre, de la cessation des douleurs dont les malades, qui en ignorent la cause, se félicitent, et de la gangrène. La peau, ou bien avec elle le tissu celluleux, les tendons, les nerfs, les ligamens et quelquefois le pied tout entier vont tomber privés de la vie générale. Tantôt cette inflammation se présente sous la forme d'un érysipèle phlegmoneux peu intense, d'une marche assez lente; mais au bout de quelques jours, les symptômes s'aggravent, la fièvre devient forte, la langue sèche, il survient du dévoiement; bientôt on commence à sentir çà et là sous la peau une fluctuation obscure, la crépitation de fluides élastiques; on remarque des phlyctènes; sous elles se forment des escharres qui s'ouvrent et donnent issue à un mélange de pus et de fluide élastique. Le tissu cellulaire sous-cutané est frappé de mort; la peau se décolle dans une étendue plus ou moins grande; la fièvre lente s'établit, les forces s'usent, et les malades épuisés par la fièvre, par la suppuration et par le dévoiement, succombent plus ou moins rapidement.

Le déplacement des os, la piqûre, le déchirement, la distension des parties, déterminent et entretiennent une douleur secondaire permanente, que l'inflammation et ses phases diverses accroissent, qui est accompagnée de fièvre, d'insomnie, d'agitation, et qui enfin par son intensité, ou à raison de la sensibilité particulière de l'individu, ou de sa constitution, peut même déterminer des convulsions et le tétanos. Les premiers de ces accidens disparaissent en général comme par enchantement, aussitôt qu'on a réduit la fracture, conformément à cet adage : *sublatâ causâ*, etc. Mais le tétanos, une fois déclaré, résiste aux remèdes les plus énergiques, et l'amputation même en fait rarement cesser les effets.

Il est une complication des fractures du péroné et des maladies chirurgicales en général, qui est trop commune et trop importante pour être passée sous silence : c'est le *délire nerveux*. Nous avons consacré un article spécial à la description de cette affection consécutive (v. 6ᵉ liv.).

Si, par l'effet de la perforation ou de la destruction des chairs, l'os est exposé immédiatement à l'air, ou si l'inflammation et la suppuration rompent les liens qui unissent les esquilles à la vie, ou en détachent le périoste qui les nourrit, ces esquilles sont frappées de mort, et de là, la nécrose de ces os, autre complication des fractures du péroné. Néanmoins cette nécrose est rare sur les fragmens du péroné fracturé, mais très commune au contraire dans les tendons de l'extrémité inférieure de la jambe. C'est que les tendons sont aussi plus exposés aux désordres qu'entraîne la fracture. Elle ne se manifeste pas sur-le-champ, mais après un temps plus ou moins long. On voit alors survenir de la douleur, de la rougeur, de la chaleur, de la tuméfaction, de la tension, et une fluctuation obscure sur le trajet des tendons affectés; la peau s'use, s'amincit, s'ouvre; du pus s'échappe par ces ouvertures, des filamens en sortent et se renouvellent jusqu'à ce que tout ce qui a été détruit par la nécrose soit expulsé. Enfin, une dernière et fréquente complication des fractures du péroné, lorsqu'elles sont suivies d'inflammation, c'est une affection adynamique qui, suivant qu'elle est vraie ou fausse, essentielle ou symptomatique, dit le professeur, exige des soins et un traitement si différens, que le salut des malades dépend presque toujours de la distinction qu'on en fait.

Du Traitement. Il n'était peut-être aucune maladie chirurgicale, dont le traitement présentât, jusqu'à nos jours, plus d'incertitude, plus de lacunes, et en général plus d'inefficacité que la fracture du péroné accompagnée de la luxation du pied. Cependant il n'en est aucune qui, à cause de sa fréquence et de la gravité des accidens qui la compliquent, exige plus impérieusement un traitement fixe, certain dans ses résultats, fondé sur des principes avoués par l'expérience. Cette imperfection de la thérapeutique de cette spécialité tenait à deux causes, l'une que nous appellerons théorique, consistait dans l'insuffisance des notions que l'on avait acquises sur la disposition et les usages respectifs de ce grand nombre d'organes qui composent l'extrémité inférieure du membre abdominal, et sur le mécanisme des causes qui produisent cette fracture et cette luxation. La seconde, qu'on peut considérer comme une conséquence de la première, était l'imperfection des moyens de réduction, et sur-tout des moyens de maintenir les parties réduites dans des rapports parfaits. Si l'on compare, en effet, les méthodes anciennes avec le mode d'action des puissances de mouvement du membre, on verra qu'aucune de ces méthodes n'était capable de maintenir complète la réduction opérée. Pott, qui, seul parmi les devanciers de M. Dupuytren, a donné la manière de réduire sans difficultés et sans efforts, n'a indiqué aucun moyen de prolonger la réduction. Le nombre des insuccès résultant des causes précédentes, était encore prodigieusement accru par l'erreur des opinions que l'on s'était faites sur l'opportunité de la réduction suivant la nature des complications. M. Dupuytren a réformé cette théorie, établi le procédé doux et facile de Pott pour la réduction sur ses véritables bases, et trouvé une méthode aussi certaine dans ses effets que précieuse par ses résultats, pour maintenir les parties réduites dans des rapports exacts jusqu'à entière consolidation. C'était là le but fondamental, le plus difficile, qu'il fallait atteindre, et que personne avant lui n'avait complétement atteint. On verra, par l'exposition de ses procédés et par les résultats de sa pratique, combien l'art est redevable à ce célèbre chirurgien, quels immenses services il a rendus à la science et à l'humanité !

Indications curatives. — Si l'on envisage la fracture en elle-même et d'une manière abstraite, la première et la seule indication à remplir qui se présente, c'est d'empêcher tout déplacement des fragmens. Le repos et l'immobilité suffisent en effet pour atteindre ce but et obtenir la guérison, chaque fois qu'il n'y a qu'une simple solution de continuité, soit qu'elle ait lieu à plus de trois pouces ou à moins de trois pouces de l'extrémité inférieure du péroné. Ces moyens, joints à la réduction, suffiront aussi, si la fracture n'est compliquée que d'un simple déplacement du pied, en quelque sens qu'il ait lieu; et même ils devront alors être immédiatement mis en usage, si l'on veut prévenir les accidens et les difformités qui en résultent. Mais il était une question qu'il importait de résoudre, parce que le salut des malades dépend, dans un grand nombre de cas, de la manière dont elle est envisagée : Existe-t-il quelque espèce de complication de la fracture du péroné, qui en contre-indique la réduction? Tous les genres de désordres que nous avons décrits précédemment, sont l'effet immédiat des puissances qui ont produit la fracture, ou l'effet consécutif de la fracture elle-même. M. Dupuytren, partant de ce principe, conforme à la nature des choses et à l'observation, que, dans l'un et l'autre cas, les accidens sont entretenus, exaspérés, portés au dernier degré d'intensité, par la cause même qui les a déterminés, et qu'ils doivent devenir d'autant plus fâcheux que cette cause persiste plus longtemps, admet comme règle générale, que le moyen le plus sûr et le plus prompt de les faire cesser, est de réduire les parties à toutes les époques de la maladie. C'était aussi l'opinion de Desault, qui donna l'exemple de la réduction au plus fort des accidens inflammatoires, mais dont l'appareil destiné à la maintenir, ne peut être proposé pour modèle.

Réduction. — Il n'est pas de réduction, dit le professeur, qui s'opère plus aisément que celle des fractures du péroné accompagnées de déplacement du pied, lorsqu'on a trouvé le moyen de vaincre la résistance que les muscles opposent. Ce sont les obstacles provenant de cette résistance, qui ont tant exercé le génie des hommes de l'art depuis Hippocrate jusqu'à nos jours. Or, il suffit, pour atteindre ce but, de fléchir la jambe sur la cuisse et d'appeler fortement ailleurs l'attention des malades. Les muscles perdent aussitôt leur tension, les résistances tombent comme par enchantement et les parties reprennent, presque sans effort et comme d'elles-mêmes, leur situation et leurs rapports naturels. Cependant, quelque exacte que paraisse la réduction opérée par ce moyen, elle est toujours incomplète, les fragmens de l'os restent enfoncés du côté du tibia, le pied conserve une tendance continuelle à céder à l'action des péroniers latéraux et à se porter en dehors. Il faut donc en outre un moyen qui relève les fragmens, qui les écarte du tibia, et les mette en quelque sorte bout à bout et vis-à-vis l'un de l'autre. Quel sera ce moyen? D'abord il est impossible d'agir sur le fragment supérieur qui n'est jamais enfoncé, et qui est au contraire presque toujours saillant; on ne peut avoir prise que sur l'inférieur, et par conséquent, par l'intermédiaire du pied. Or, il existe une telle liaison entre celui-ci et les malléoles que lorsqu'il est fortement porté d'un côté, l'une d'elles est refoulée en haut, et l'autre tirée en bas dans la même proportion. On conçoit dès lors qu'on peut parvenir à relever le fragment inférieur du péroné, en exerçant sur lui une traction oblique, c'est-à-dire, en portant fortement le pied dans l'adduction. Les ligamens latéraux externes ne pouvant s'étendre que jusqu'à un certain point, exerceront sur ce fragment une traction d'autant plus efficace, que le bord interne du pied sera plus fortement porté en dedans. De cette manière, l'extrémité inférieure du tibia s'enfonce dans la profondeur de l'articulation, l'astragale est repoussé de dedans en dehors, le fragment inférieur du péroné exécute sur celui-ci un mouvement de bascule en sens contraire de celui qui l'a déplacé, et il se remet ainsi en position sous le fragment supérieur.

Moyens de maintenir les parties réduites. — Il est évident que la position qui a rendu si facile la réduction de la fracture, en mettant les muscles dans le relâchement, est aussi le premier moyen qu'il faut employer pour maintenir les parties réduites. Mais on conçoit qu'il serait imprudent d'abandonner ainsi à lui-même un membre fracturé, et qu'il faut qu'un appareil contentif maintienne les os en contact jusqu'à ce que le cal soit formé et devenu solide. Cet appareil devra nécessairement être plus ou moins modifié, suivant l'espèce de luxation qui accompagne la fracture.

Un coussin, une attelle et deux bandes composent tout entier celui que M. Dupuytren emploie avec tant de succès depuis plus de vingt-cinq ans contre la fracture du péroné compliquée de *luxation en dedans*. Le coussin, fait de toile et rempli, aux deux tiers, de balles d'avoine, doit avoir deux pieds et demi de longueur sur quatre ou cinq pouces de largeur et trois ou quatre d'épaisseur. L'attelle, longue de dix-huit à vingt pouces, large de deux pouces et demi, et épaisse de trois à quatre lignes, doit être faite de bois consistant et peu flexible. Enfin, les deux bandes, faites de toile à demi-usée, doivent avoir de quatre à cinq aunes de longueur.

Le coussin, reployé sur lui-même en forme de coin, est appliqué sur le côté interne du membre fracturé et étendu sur le tibia, sa base dirigée en bas et appuyée sur la malléole interne sans la dépasser, son sommet en haut et sur le condyle interne du tibia. L'attelle, appliquée sur la longueur de ce coussin, doit le dépasser inférieurement de cinq à six pouces et se prolonger à trois ou quatre pouces au-dessous du bord interne du pied. On fixe ces premières pièces de l'appareil à la partie supérieure de la jambe, par quelques tours de bande dirigés de haut en bas.

En cet état, l'attelle, prolongée comme une espèce de flèche au-delà de la base du coussin, laisse entre elle et le pied un intervalle égal à l'épaisseur du coussin, c'est-à-dire de trois ou quatre pouces; cette extrémité de l'attelle servira de point d'appui pour ramener le pied de dehors en dedans. Pour cela on y fixe le chef d'une deuxième bande, et ensuite celle-ci est dirigée successivement de l'attelle sur la face supérieure du pied, sur son bord externe, sous sa plante, sur l'attelle, puis de celle-ci sur le coude-pied et sous le talon, pour revenir encore sur l'attelle, et continuer de la même manière jusqu'à ce que toute la bande soit employée. En embrassant ainsi dans les mêmes cercles, que l'on raccourcit à volonté, l'attelle et le coude-pied, l'attelle et le talon, alternativement, le pied se trouve dans une adduction telle, que son bord externe devient inférieur, sa plante est dirigée en dedans, et son bord interne en haut. Or, à mesure que le pied cède à l'action de cet appareil, le tibia, pressé par la base du coin que représente le coussin et sur laquelle tout l'appareil prend un appui, est repoussé en dehors ainsi que l'astragale. Le fragment inférieur du péroné, chassé supérieurement par le tibia, attiré inférieurement par les ligamens latéraux externes, exécute sur le bord externe de l'astragale le mouvement de bascule dont nous avons parlé, et par lequel il est ramené à sa situation naturelle. Le professeur fait remarquer que si l'on veut obtenir une réduction complète, il ne faut pas se borner à ramener le pied sous la jambe, mais qu'en continuant les efforts de réduction, l'appareil doit le porter autant en dedans qu'il l'a été en dehors par suite de la fracture.

Cet appareil, outre l'avantage de réduire sans effort et presque sans douleur, et de maintenir sûrement les parties réduites, en offre encore un autre non moins précieux. En laissant entre les deux bandes un intervalle considérable, dans lequel on peut voir l'articulation et le lieu de la fracture, il permet d'y appliquer tous les topiques que les complications primitives ou consécutives peuvent exiger.

Le même appareil convient également dans tous les cas de fractures avec *luxation* simple du pied *en dehors*. Pour le rendre applicable aux cas de *luxation en dehors et en haut*, il suffit de le placer en dehors, c'est-à-dire, le long du péroné, au lieu de le mettre en dedans ou le long du tibia.

Mais les cas de *luxation en arrière* offrent de bien plus grandes difficultés que les précédens, soit qu'il s'agisse de réduire les parties, soit qu'il s'agisse de les maintenir réduites. Dans le premier cas, ces difficultés proviennent de la résistance que les muscles opposent à l'alongement des parties et au rétablissement de leurs rapports naturels ; dans le second, la face supérieure de l'astragale, convexe d'arrière en avant, est tellement glissante, que le tibia a la plus grande peine à rester d'aplomb sur la poulie de cet os, et qu'il tend constamment à se porter en avant, tandis que l'astragale lui-même, sans cesse attiré par les muscles extenseurs du pied, dont l'action l'emporte de beaucoup sur celles des fléchisseurs, a une continuelle tendance à se porter derrière l'extrémité inférieure du tibia. C'est à cette double action qu'il faut opposer des résistances efficaces, si l'on veut guérir sans difformité. On doit à M. Dupuytren la découverte d'un moyen propre à satisfaire aux conditions de cette fracture, et ce moyen précieux consiste dans une simple modification de l'appareil que nous avons décrit, et de la manière de l'appliquer.

Aux pièces énumérées, on ajoute un petit coussin de quelques pouces en carré, rempli de crin ou de balles d'avoine. Le grand coussin également ployé en coin, est posé sur la partie postérieure de la jambe, et étendu du talon au creux du jarret, sa base en bas, et son sommet en haut. Sur ce coussin on applique l'attelle, qu'on fixe à la partie supérieure de la jambe à l'aide d'une bande ; une seconde bande embrasse l'extrémité inférieure de l'attelle et de la jambe : c'est la partie vraiment agissante de l'appareil. Le petit coussin est destiné à couvrir le tibia, pour le garantir de la compression des tours de bande. Ceux-ci, en s'appuyant sur l'attelle et sur le tibia, portent, par un même effort, le talon en avant et le tibia en arrière. L'énergie de ce moyen est telle, qu'on n'a pour ainsi dire qu'à redouter son trop d'efficacité.

Les fractures compliquées tout à la fois de *luxation* du pied *en dedans et en arrière*, guérissent presque toujours par le traitement de celui des deux déplacemens qui prédomine. Dans le cas contraire, il est facile de combiner les deux appareils que nous avons décrits, de manière à remplir cette double indication.

A l'appui des principes que nous venons d'exposer, nous citerons l'histoire de quelques faits propres à faire mieux connaître encore les circonstances les plus remarquables de cette maladie, et les résultats les plus saillans du traitement.

Ière observation. *Présence des seuls signes présomptifs. Développement subséquent des signes caractéristiques*. (V. page 198.)—M. D... se promenait sur une chaussée étroite, lorsque la terre s'étant éboulée sous son pied gauche, le corps perdit son appui de ce côté ; un mouvement rapide en ramena aussitôt le poids sur la jambe droite ; mais l'éboulement de la terre ayant continué, le corps glissa sur la pente de la chaussée jusque dans un fossé, et se trouva porté sur le côté interne de la jambe droite reployée et demi-fléchie sous le siége. Une vive douleur s'était fait sentir au moment de la chute ; le malade ne put se relever. Il fut transporté chez lui sans avoir fait aucun effort, aucune tentative pour marcher, ou pour prendre un appui quelconque sur le membre douloureux.

Appelé huit à dix heures après l'accident, M. Dupuytren trouva le pied et la jambe dans leurs rapports naturels. Le pied n'offrait aucune trace de mobilité contre nature d'un côté à l'autre, ni les malléolles le moindre indice d'une solution de continuité. Le malade ne souffrait pas dans l'état de demi-flexion qu'il avait choisi par instinct, ni dans les mouvemens du pied qu'il avait tentés, ni par l'effet des recherches faites par le professeur. Cependant il ne pouvait prendre sur le pied un appui, quelque léger qu'il fût, sans éprouver une vive douleur au-dessus de la malléole externe; on ne pouvait appuyer le doigt sur ce point sans renouveler chaque fois cette douleur, qui arrachait au malade une plainte et lui faisait aussitôt retirer son membre. Là existait encore une ecchymose qui s'étendait, en haut, le long du péroné, et en bas, autour et au-dessous de la malléole externe jusque sur le côté correspondant du pied. Mais il n'y avait ni mobilité ni crépitation sensibles, ni déviation du pied en dehors ou en arrière, seuls signes caractéristiques de la fracture du péroné. Cependant le professeur fut d'avis qu'il en existait une, mais sans déplacement, et prescrivit la demi-flexion du membre, les résolutifs et le repos, moyens également indiqués dans le cas de simple entorse ou de contusion.

Au bout de quelques jours, à l'instigation d'un ami, le malade dédaigne les conseils de M. Dupuytren et se lève en ayant soin de toucher à peine le sol avec le pied blessé : il n'éprouve qu'un peu de douleur. Enhardi par cette tentative, il ose davantage le lendemain, et veut essayer, debout, si le membre pourrait bien supporter son corps. A peine avait-il fait ce dangereux essai, qu'une vive douleur, accompagnée de craquement et de déchirement se fait sentir; il tombe et ne peut se relever. Appelé de nouveau, le professeur trouva alors le déplacement du pied en dehors, la mobilité et la crépitation. Il appliqua l'appareil que nous avons décrit, et le malade fut parfaitement guéri en six semaines, malgré quelques accidens inflammatoires qui se dissipèrent sans suppuration.

2e Observation. *Fracture. Luxation du pied en dedans. Accidens graves. Traitement par la méthode nouvelle. Guérison complète sans difformité* (Voyez page 208 et suiv.). Jean Trouille, âgé de vingt-six ans, chargeur de profession, glisse sur un pavé humide et gras, et tombe sur le côté droit du corps, le pied porté dans l'adduction et la jambe fléchie sous le siége. Il éprouve au même instant une vive douleur au bas de la jambe et fait des efforts pour se relever; mais ne pouvant marcher, il est transporté chez lui, et de là à l'Hôtel-Dieu, le lendemain seulement.

Symptômes : Déviation du pied en dehors, telle, que l'axe de la jambe prolongé au-dessous de l'extrémité inférieure du tibia, au lieu de tomber sur l'astragale, eut laissé cet os et toute la largeur du tarse en dehors ; rotation du pied sur son axe, en vertu de laquelle son bord interne est dirigé en bas, sa face plantaire en dehors, son bord externe et sa face dorsale en haut ; saillie considérable du tibia et de la malléole interne ; vis-à-vis de celle-ci, tension extrême de la peau, phlyctènes remplies de sérosité rougeâtre. Du côté opposé, enfoncement très profond et plicature de la peau en travers, à deux pouces au-dessus de la malléole externe ; disparition subite de tous les symptômes au moindre effort de réduction, et retour spontané aussitôt qu'il était suspendu. En outre, douleur très vive vers la partie inférieure du péroné ; inégalité, mobilité, crépitation, déplacement sensible des fragmens, et facilité si grande de porter le pied en travers, qu'on eût cru les malléoles et leurs ligamens détruits : tous signes incontestables d'une fracture du péroné avec luxation du pied en dedans.

Accidens : Ecchymose très forte, s'étendant

du point de la fracture et de la malléole interne sur les faces correspondantes du pied et de la jambe ; tension et tuméfaction considérables autour de l'articulation ; douleurs vives, mais modérées en ramenant le pied à sa direction naturelle. Le chirurgien de garde se contente d'appliquer un cataplasme : le lendemain, une sorte de boursoufflement œdémateux des chairs avait encore augmenté la tuméfaction et la tension.

M. Dupuytren opéra la réduction, et maintint les parties par son appareil. Il y avait de la fièvre : saignée, boissons adoucissantes, potion calmante, diète.

Le troisième jour, cessation de la douleur, sommeil pendant la nuit, mais persistance du gonflement ; on l'attribue à la constriction des bandes, on les relâche ; le quatrième jour, même tuméfaction, élancemens, rougeur, chaleur vers la malléole externe, fièvre continue, application de sangsues le long du péroné ; le cinquième, fluctuation observée au centre de l'ecchymose, fièvre : nouvelle application de sangsues ; le sixième, la tuméfaction et la tension diminuent, moins de fièvre, fluctuation plus apparente : application de résolutifs sédatifs (acétate de plomb) ; le septième, nouvelle amélioration, mais la détente des parties permet d'apercevoir un vaste foyer rempli de matière liquide et fluctuante, qui s'étend du voisinage de la tête du péroné vers le lieu de la fracture. On juge qu'il est plein de sang épanché : mêmes résolutifs, auxquels on ajoute une petite quantité d'excitans (eau-de-vie camphrée) ; le neuvième, mieux encore ; la résorption du sang paraît commencer à se faire.

Le dixième jour, mouvemens inconsidérés de la part du malade, dérangement de l'appareil ; le membre reste appuyé sur les plis d'un drap chiffonné : de là, douleurs, empreintes profondes sur la peau, phlyctènes en divers points, fièvre ; le treizième, tous les accidens sont calmés, et les phlyctènes remplacées par quelques ulcérations superficielles ; la tuméfaction presque entièrement dissipée permet de reconnaître que la malléole interne a été fracturée à sa base. La résorption du sang n'est plus douteuse, l'étendue du foyer est réduite d'un tiers ; le quinzième, le membre fatigué de la position où il a été retenu, est couché alternativement sur ses côtés interne et externe.

Le quarantième jour, fracture consolidée; aucune difformité, levée de l'appareil; le soixantième, convalescence parfaite.

3ᵉ Observation.—*Fracture simultanée des extrémités inférieures du péroné et du tibia. Accidens très graves. Traitement par la nouvelle méthode. Guérison avec une très légère difformité.* (Voyez pages 208 et 219). F. C. Michel, âgé de quarante-huit ans, descendant un escalier, éprouve une déviation subite du pied en dehors, laquelle est accompagnée d'une vive douleur à la partie inférieure externe de la jambe. Ce membre jeté en dehors et appuyé sur la malléole interne d'une part, et sur le genou d'autre part, eut à supporter tout le poids du corps, et fit éprouver une nouvelle douleur plus vive que la précédente, à sa partie inférieure et interne. Le malade fut aussitôt transporté à l'Hôtel-Dieu.

Il y avait : douleur, tuméfaction, mobilité contre nature, crépitation; et en outre, 1° déviation du pied en dehors, angle obtus et rentrant, avec ecchymose, mobilité et crépitation manifeste à la partie inférieure et externe de la jambe : signes caractéristiques d'une fracture du péroné; 2° déplacement du pied en arrière, extension de cette partie sur la jambe, saillie à un pouce et demi de l'articulation, formée par un fragment taillé en bec de flûte, et appartenant au corps du tibia; 3° enfin déplacement de l'extrémité inférieure de cet os en arrière, laquelle avait accompagné le pied dans ce mouvement : fracture du tibia évidente.

Le chirurgien de garde ne fait que réduire et placer le membre dans l'appareil commun des fractures de la jambe. Il survient une inflammation très douloureuse, des phlyctènes se développent. Le lendemain, les effets de la réduction étaient nuls. M. Dupuytren réduit de nouveau, applique son appareil, couvre la partie de résolutifs sédatifs, et prescrit une saignée et des boissons rafraîchissantes.

Le troisième jour, les douleurs sont calmées, les progrès du gonflement arrêtés ; on recouvre les phlyctènes de cérat. Le quatrième et le cinquième, la suppuration des phlyctènes commence à diminuer ; la saillie du fragment supérieur du tibia paraissant vouloir se reproduire, on s'efforce de repousser le pied et le fragment inférieur en avant. Huitième, escarrhes sur la saillie du fragment supérieur du tibia et vis-à-vis de la fracture du péroné; le malade est inquiet : quelques boissons toniques. Douzième, tuméfaction moins grande, les escarrbes commencent à se détacher, les os ne paraissent pas dénudés, mais les tendons des extenseurs sont mis à nu. Treizième, le pus qui séjourne sous la peau est expulsé à l'aide de douces pressions et d'un pansement méthodique; suppression de l'appareil des fractures. Seizième, le double déplacement du pied en dehors et en arrière et la saillie des fragmens se reproduisent avec une nouvelle force; réapplication de l'appareil et addition d'un sous-pied fixé à celui-ci pour ramener le fragment inférieur du tibia sous le fragment supérieur.

Du seizième au vingtième jour, les pansemens sont renouvelés deux fois en vingt-quatre heures; il suffit pour cela d'enlever le bandage appliqué autour du pied et de l'extrémité inférieure de l'attelle. Du vingtième au vingt-quatrième, le pus, malgré tous les soins, séjourne en avant entre le tibia et le péroné; un abcès se manifeste au-devant et au-dessous de la fracture du premier. Vingt-sixième, l'abcès est ouvert, et laisse écouler le pus. Trente-unième, la peau est recollée, le gonflement est presque entièrement dissipé, la jambe est en très bon état.

Le quarantième et suivans, douleurs au

côté externe de la jambe, vis-à-vis de la fracture du péroné, que l'on attribue au poids du membre et à la pression exercée sur un reste de plaie. On enlève l'appareil et on couche le membre sur le côté opposé. Quarante-cinquième, nouvelle déviation du pied en dehors et en arrière, il n'y avait pas encore consolidation parfaite. Quarante-septième, réapplication de l'appareil comme au seizième jour. Du quarante-septième au cinquantième, la flexion du pied devient douloureuse; on la diminue.

Soixante-sixième jour, l'exfoliation des tendons des extenseurs, préparée depuis long-temps, a lieu; le cal semble avoir pris de la solidité : suppression de l'appareil qui est remplacé par des attelles de carton étendues sur toutes les faces du membre et soutenues par un bandage roulé.

Soixante-neuvième. Le pied paraît encore dévié en dehors : troisième application de l'appareil que l'on maintint pendant quarante jours consécutifs, et qui ne fut enlevé que vers le cent dixième jour, époque où le cal parut tout-à-fait solide.

Quelque temps après, le malade put commencer à marcher avec des béquilles. Une raideur de l'articulation du pied, très analogue à une fausse ankylose, l'adhérence des tendons des muscles extenseurs à la cicatrice, une légère déviation du pied en arrière et en dehors, et une saillie, en avant, du fragment supérieur de la fracture du tibia, rendirent la convalescence longue et difficile. Ce ne fut qu'après cent quatre-vingts jours de traitement et de convalescence que le malade fut en état de quitter l'hôpital, pouvant se servir de son membre, bien qu'il eût moins de mobilité que l'autre, et qu'il conservât quelques difformités incurables.

Quatrième Observation.—*Résultats des méthodes anciennes dans des cas sans accidens graves.* (V. page 207 et suiv.). M. J.-P.-F. C***, alors étudiant en médecine, luttait à la course avec un de ses camarades, lorsqu'élancés l'un et l'autre, ils arrivèrent aux bords d'un fossé qu'ils n'avaient pas aperçu, et se précipitèrent de trente pieds de hauteur sur un terrain sec et pierreux. Tous deux tombèrent sur les pieds, mais l'un n'eut qu'une entorse, et l'autre, M. C***, une *fracture du péroné avec arrachement de la malléole interne, et double déplacement du pied en dedans et en arrière,* caractérisés : 1° la fracture du péroné, par une dépression au côté externe et à la partie inférieure de la jambe au-dessus de la malléole, et par la saillie de celle-ci en dehors; 2° l'arrachement, par une autre saillie inégale et raboteuse de l'extrémité inférieure du tibia sous la peau du côté interne et de la partie inférieure de la jambe, et par une dépression inégale aussi et raboteuse, à quelque distance au-dessous du tibia, formée par la malléole elle-même, qui était portée en dehors et en bas; 3° la luxation du pied en dedans et en arrière, par la déviation de cette partie en dehors, la direction de son bord externe et de sa face dorsale en haut, de son bord interne en bas, de sa plante en dehors, et enfin par la saillie de l'extrémité inférieure du tibia à la partie antérieure de l'articulation.

Aidé de son camarade, M. C. réduit lui-même les déplacemens, cherche à maintenir la réduction avec des mouchoirs placés en 8 de chiffre autour de l'articulation du pied, et se fait transporter à Paris dans un fiacre. Pendant le voyage, tuméfaction considérable autour de l'articulation, sur-tout à sa face interne, déplacement du pied, mais à un moindre degré. A son arrivée à Paris, les parties sont replacées, et on applique l'appareil ordinaire des fractures des jambes, avec cette différence que les attelles latérales dépassent la plante du pied, et que les liens, fixés à la hauteur des malléoles, sont fortement serrés. Conduit ensuite à son domicile, il est saigné au bras; cependant la tuméfaction augmente, la fièvre se déclare; délire.

Le deuxième jour, on lève l'appareil pour le pansement, la tuméfaction s'étend au genou et à la cuisse; le pied paraît dans sa direction ordinaire: cataplasme émollient et réapplication de l'appareil; deux saignées. Troisième jour, contractions spasmodiques: sirop diacode, qui produit un peu de calme et de sommeil. Quatrième, phlyctènes sur la face antérieure et interne de l'articulation; engorgement des glandes inguinales. Cinquième et sixième, l'engorgement diminue; les douleurs du talon sont calmées par l'application d'une compresse mouillée sous le tendon d'Achille. Septième, nouvelle diminution des douleurs et de l'inflammation; mais des compresses trempées dans de l'eau-de-vie camphrée ayant été substituées aux cataplasmes, excitent de nouvelles douleurs qui sont suivies d'érysipèle. Onzième jour, les phlyctènes sont remplacées par de petites ulcérations: pansement quotidien par les résolutifs et les émolliens. Quinzième, le gonflement du pied est assez diminué pour qu'on puisse apercevoir une dépression du péroné, accompagnée de saillie à la malléole externe : on n'emploie aucun moyen pour remettre les parties dans leur situation naturelle, et l'on se borne à serrer plus fortement le lien placé à la hauteur de la fracture.

Vingt-quatrième jour, les douleurs du coude-pied persistent, celles du talon étaient diminuées, et les ulcérations cicatrisées. Trentième, on renouvelle l'appareil ; les parties sont dans le même état qu'auparavant. Quarante-cinquième, suppression de l'appareil, qui est remplacé par une bande appliquée en huit de chiffre autour de l'articulation.

La dépression du péroné vers le tibia, la saillie de la malléole externe en dehors et de l'interne en dedans, subsistent ; la jambe est comme atrophiée ; les mouvemens d'extension et de flexion sont très bornés ; ceux d'adduction et d'abduction le sont bien plus encore.

Cinquantième jour, le malade se lève et éprouve de vives douleurs en posant le pied à terre. Il s'exerce pendant un mois à marcher avec des béquilles.

Quatre-vingtième jour, les mouvemens d'extension et de flexion sont encore gênés, et la progression très difficile. De vives douleurs subsistent toujours dans l'articulation du pied avec la jambe, dans celle des os du métatarse avec le tarse, au talon, et sur-tout aux ligamens internes et antérieurs de l'articulation tibio-tarsienne.

Au bout de dix-huit mois, c'est-à-dire, vingt-un mois après l'accident, malgré la continuation de l'exercice et l'emploi de bains émolliens, de douches sulfureuses, de cataplasmes opiacés, de linimens de diverses espèces, les mouvemens, dit le sujet de la fracture, auteur de cette observation, étaient encore gênés; si je marche quelque temps, ou si je reste debout, je souffre sur-tout aux ligamens de l'articulation tibio-tarsienne; les extrémités du tibia et du péroné sont plus grosses; la jambe n'a repris que peu à peu son volume, et même elle est encore à présent de quelques lignes plus petite que la gauche.

Tel fut le résultat de la méthode ancienne appliquée à une fracture peu compliquée du péroné, laquelle fut traitée par l'un des premiers chirurgiens de Paris, secondé par le courage et l'intelligence d'un malade déjà initié à l'art qu'il a honoré depuis par ses talens.

Cinquième Observation.—*Résultats des méthodes anciennes dans des cas de fracture sans complication notable.* — Lefebvre étant occupé à des travaux de glacis, fut renversé de la hauteur de douze pieds, par une masse de terre sous laquelle il resta enseveli pendant quelques minutes. Dégagé, il présente à la partie inférieure de la jambe gauche une fracture accompagnée de luxation du pied en dedans et de torsion de cette partie sur elle-même, de manière que sa plante regardait en dehors, son bord externe en haut, l'interne en bas. Une grande quantité de sang était épanché et infiltré autour de l'articulation; la peau était, d'ailleurs, intacte.

On remet les parties en situation par les efforts de réduction ordinaires, le membre est placé dans l'appareil commun aux fractures de la jambe; le malade étant jeune et d'un tempérament sanguin, est saigné plusieurs fois et mis à la diète.

L'appareil ne fut levé qu'au bout de huit jours; un déplacement considérable du pied avec torsion de dedans en dehors s'était reproduit; un vaste abcès existait au niveau de la malléole interne ; on l'ouvre et il fournit une grande quantité de pus sanguinolent et fétide. Sa cavité est remplie de charpie. L'appareil est remplacé par un simple bandage roulé, et l'on confie à quelques attelles placées sur les côtés de l'articulation et à une simple semelle de bois, le soin de maintenir le pied en situation. Dès ce moment, le déplacement n'eut plus de terme ; des douleurs vives, continuelles, une tuméfaction énorme, une fièvre violente, avec des redoublemens et du délire, se développent ; la peau tiraillée, enflammée, amincie, se mortifie, tombe en lambeaux, laisse à découvert les tendons des extenseurs des orteils, qui s'exfolient, et les extrémités du tibia et du péroné, toutes deux fracturées, la première à sa base, la seconde à deux pouces de sa malléole. Une suppuration excessivement abondante s'établit, le sommeil et les forces se perdent, une fièvre et des sueurs colliquatives surviennent. L'amputation paraissait indispensable ; cependant elle n'est pas pratiquée. L'opium, le quinquina, des pansemens multipliés, mais sur-tout la jeunesse et la bonne constitution du malade le sauvent.

Au bout de quelques mois, la violence des accidens se calme ; des esquilles détachées du tibia et du péroné, au moment de l'accident, d'autres formées par suite de nécrose, sont entraînées par la suppuration. On porte même plusieurs fois le cautère actuel sur les os pour hâter leur exfoliation.

Au bout d'un an, la suppuration commence à diminuer, des bourgeons charnus et vasculaires se développent sur les os, et les fractures se consolident. Au bout de dix-huit mois, la cicatrice formée en partie par rapprochement des bords de la peau, en partie par production d'un tissu cutané nouveau, recouvre le siége de ces désordres.

Le membre était alors à demi-atrophié, le pied tout-à-fait incapable de fournir au corps un appui quelconque, et d'ailleurs, il était dévié en dehors comme au premier jour de l'accident.

Deux ans plus tard, après que le malade eut fait usage d'un bandage compressif d'abord, puis d'un bas de peau de chien, de bains, de douches, le membre commença à reprendre de la nourriture et de la force.

Ce malade était à quarante-deux ans de distance de son accident, et âgé de soixante et quelques années, lorsqu'il vint consulter M. Dupuytren pour une affection dartreuse. Les signes de la fracture étaient encore tellement exprimés alors, qu'il ne trouva parmi les nombreux dessins qu'il a fait faire de cette maladie, aucune figure qui les représentât aussi exactement. En outre, la progression était toujours très difficile, les mouvemens de flexion et d'extension du pied extrêmement faibles, ceux d'adduction et d'abduction nuls ; il existait aussi des varices nombreuses, une tuméfaction habituelle, qui augmentait par la moindre marche, etc., etc.

6e Observation.—*Fracture avec luxation en dedans, et plaie au côté externe de l'articulation. Traitement par la méthode ancienne. Accidens d'une gravité épouvantable. Amputation. Mort.* (Voyez pages 208 et 218.). Madame L***, fort jeune encore, était montée sur sa voiture, et voyant que le cheval reculant sans qu'elle pût l'arrêter, allait la jeter dans la rivière, s'élance, tombe sur le bord interne du pied gauche, éprouve une douleur déchirante au bas de la jambe, va de son corps mesurer le sol et reste étendue sur la berge.

On reconnaît successivement un déplacement du pied, tel que son bord interne était dirigé en haut, sa plante en dedans et l'astragale en dehors; une large et profonde plaie au côté externe de l'articulation du pied, entre les tendons des péroniers latéraux, d'une part, du petit péronier et des extenseurs communs des orteils, de l'autre part; l'issue, à travers cette plaie déchirée, du péroné et du tibia fracturés, le premier à deux pouces de son extrémité, le second à la base de sa malléole; les douleurs étaient atroces.

Après la réduction, on applique le bandage de Scultet, et le membre est mis sur un oreiller, dans un état d'extension sur la cuisse. Le deuxième jour, l'appareil est levé, les douleurs que la réduction n'avait pas fait cesser, persistent; il y avait une insomnie et des spasmes continuels. Un consultant propose l'amputation, qui est rejetée par les parens. Le deuxième jour, le bandage est appliqué, et le membre placé comme la veille: saignée, calmans.

Troisième et quatrième jours: insomnie, douleurs, spasmes, plaintes et cris de la malade. L'appareil enlevé, on voit qu'il existe une tumeur rénitente et élastique autour de l'articulation; un mélange de pus fétide et de synovie altérée couvre la surface de la plaie. Vers le huitième jour, les symptômes précédens sont considérablement accrus, la susceptibilité nerveuse est portée au plus haut degré.

Dans la soirée du neuvième jour, aux vents du midi succèdent tout-à-coup ceux du nord: dès lors, contractions involontaires, douloureuses, permanentes, aux mollets, aux masséters, au pharynx, à la partie postérieure du cou; serrement des mâchoires, difficulté d'avaler, crachottement continuel, inclinaison de la tête en arrière, respiration pénible, courte, inégale, précipitée, battemens du cœur fréquens, tumultueux; pouls vif, rapide, comme bondissant; sueurs froides sur tout le corps; déplacement des fragmens, accompagné de douleurs intolérables à chaque secousse tétanique; cris, agitation continuelle, expression d'une douleur profonde sur tous les traits (laudanum liquide de Sydenham, à la dose de plusieurs gros par jour): point de soulagement.

Le dixième jour, l'affection tétanique s'étend à presque tout le corps; celui-ci se courbe en arc de cercle et s'élève, à chaque secousse, au-dessus du lit, en s'appuyant sur l'occiput et sur les talons (narcotiques à plus fortes doses, mais toujours sans succès). Onzième, on lève l'appareil, et on découvre une inflammation phlegmoneuse au côté interne du tibia (émolliens, narcotiques). Douzième et treizième, tous les symptômes tétaniques persistent ; il s'y joint une susceptibilité telle que le son le plus léger, la lumière la plus faible, le moindre mouvement imprimé à l'air, le contact de surfaces inégales, l'émotion la plus superficielle suffisaient pour rappeler les crises. On ouvre l'abcès formé le long du tibia, et il s'en écoule une grande quantité de pus. Il est décidé dans une consultation que le membre sera abandonné à lui-même, et la dose de laudanum portée à plusieurs cuillerées par jour, tant par la bouche qu'en lavemens !

Quatorzième et quinzième jours, le pied a subi un déplacement en dedans tel qu'il forme avec la jambe un angle droit. Le tibia et le péroné sortent par les plaies; le tétanos et les accidens qui l'accompagnent sont portés au dernier degré d'intensité ; il semble s'être étendu au canal alimentaire ; les liquides ingérés sont repoussés par l'estomac et rejetés par les narines; le ventre est tendu et résistant à l'égal d'une planche. Seizième et dix-septième jours, l'opium est administré à des doses énormes, qui loin de produire du narcotisme, n'amènent pas même le plus léger calme. On fait des tentatives pour réduire les extrémités des deux os fracturés, qui forment en dehors une saillie de plusieurs pouces et sur lesquelles la malade prend, à chaque crise, un appui qui redouble la violence de ses douleurs; elles sont presque sans effet. Dans cet état désespéré, l'amputation qui avait été jugée insuffisante quelques jours auparavant, est décidée par les consultans, comme le seul moyen de remédier aux douleurs et d'amener quelques chances de guérison.

Elle fut pratiquée. Les muscles parurent durs, fortement tendus, crians sous l'instrument, noirs et comme charbonnés après avoir été exposés au contact de l'air. Les vaisseaux d'un certain calibre fournirent seuls du sang; les autres n'en donnaient pas une goutte et laissaient la surface de la plaie desséchée.

Les accidens n'en persistèrent pas moins. Le dix-huitième jour, il y eut, vers le soir, pendant quelques heures, un relâche trompeur; La malade succomba à huit heures.

Septième observation. — *Réduction différée à cause des accidens. Conséquences fâcheuses de ce principe erroné.* (V. page 223),

Un serviteur de M. T. étant monté sur un poirier, la branche qui le portait se brise, il tombe sur le bord interne du pied droit, éprouve une vive douleur au bas de la jambe et dans l'articulation du pied, une tuméfaction très-grande survient presque aussitôt dans ces parties.

Un chirurgien de campagne croit n'avoir affaire qu'à une entorse, et se borne à faire usage des résolutifs et à pratiquer quelques saignées. Un autre plus habile, appelé le cinquième jour, reconnaît, malgré un gonflement considérable, le véritable état des choses ; mais il décide qu'on doit s'en tenir aux délayans à l'intérieur, aux topiques émolliens, à l'application de sangsues, à quelques débridemens, s'ils devenaient nécessaires, à l'ouverture des abcès, s'il s'en formait, et qu'on attendra la fin des accidens pour opérer la réduction de la luxation et de la fracture.

Les accidens persistent, augmentent, plusieurs points de la peau et du tissu cellulaire sont menacés de gangrène, une suppuration abondante se fait autour de l'articulation, la vie du malade est en danger, M. Dupuytren est appelé avec le chirurgien précédent.

Frappé de l'étendue du déplacement du pied, de la saillie de la malléole interne et de l'astragale en dedans, de la déviation du pied en dehors, de la profondeur de l'angle rentrant, qui résultait de l'enfoncement du fragment inférieur du péroné vers le tibia (fracture du péroné avec luxation du pied en dedans), et de la gravité des accidens qui existaient; convaincu que ceux-ci tenaient uniquement aux déplacemens indiqués, et qu'ils cesseraient, les parties étant réduites, il proposa d'opérer immédiatement la réduction.

Le consultant, chirurgien ordinaire du malade, rejette cet avis, considérant la réduction comme inutile et dangereuse : inutile, disait-il, parce qu'on y procéderait plus tard sans difficulté; dangereuse, suivant lui, parce que les parties n'étaient pas dans un état qui permît de se livrer sans péril aux manœuvres qu'exigeait la réduction.

Le traitement fut donc continué comme auparavant. De larges escarrhes se montrent vis-à-vis de la saillie de la malléole interne, d'autres vis-à-vis de celles que formait en dehors le fragment supérieur du péroné, qui n'ayant pas suivi le mouvement du fragment inférieur, soulevait et tendait la peau d'une manière très douloureuse. Tout le tissu cellulaire sous-cutané fut frappé de suppuration.

La violence des accidens ayant diminué et

une légère détente étant survenue au bout de trois semaines, on jugea le moment propre à opérer la réduction. On y procéda par des extensions et des contre extensions qui furent très douloureuses et presque sans effet; après quoi un appareil ordinaire des fractures de jambe fut appliqué, de telle sorte que l'attelle interne ne dépassait pas la malléole de ce côté, que l'externe s'abaissait au-dessous du bord correspondant du pied et qu'un coussin replié dans une longueur de deux pouces chassait encore cette partie de dehors en dedans.

Vains efforts! Le pied ne peut être ramené sous la jambe, soit que le moyen employé manquât d'efficacité, soit que les parties molles encore gonflées par l'inflammation, altérées dans leur texture et incapables de céder, ne permissent plus aux os de reprendre leur place.

Ces tentatives plusieurs fois reprises et suspendues pendant quinze jours consécutifs eurent toujours aussi peu de succès, et on fut obligé d'y renoncer.

Cependant le malade après avoir couru plus d'un risque nouveau par suite d'érysipèle à la jambe, de fièvres bilieuses, de suppurations excessives, de sueurs et de fièvre colliquatives, guérit. Mais il a conservé et conserve encore les plus grandes difformités et par conséquent des difficultés très considérables dans la progression.

Effets du traitement suivant la méthode de M. Dupuytren. 1° Son premier et son plus important effet, celui duquel tous les autres ne sont en quelque sorte que la conséquence, c'est le retour du pied à sa situation et à ses rapports naturels avec la jambe ; 2° le second, non moins précieux, consiste dans une réduction tellement exacte des fragmens de la fracture, que, malgré l'étendue des déplacemens des parties, on ne saurait trouver, dans presque aucun cas, lorsque le traitement est terminé, la plus légère trace de la maladie ou des difformités qu'elle avait produites; 3° Le troisième dans la cessation presque subite, instantanée, des douleurs déchirantes que le déplacement des parties et leur tiraillement faisaient éprouver; 4° le quatrième dans la diminution très rapide de la tuméfaction, de la tension et de l'étranglement survenus autour de l'articulation du pied; 5° le cinquième enfin, dans la destruction de toutes les causes capables d'engendrer une foule d'accidens secondaires. En effet, elle prévient les spasmes, les contractions involontaires, le tétanos; les inflammations et les suppurations sont beaucoup plus rares et dans tous les cas peu dangereuses; elle empêche la gangrène de se manifester; le sang infiltré ou épanché est résorbé avec facilité; les déchirures de la peau ne présentent pas la même gravité et se cicatrisent comme des plaies ordinaires; les désordres intérieurs ont des moyens de se réparer, et les parties nécrosées le temps de tomber; enfin, cette méthode de traitement ôte à toutes ces suites diverses leur gravité, lorsqu'elle n'a pu les empêcher.

Résultats généraux. — La durée du traitement, c'est-à-dire, de l'application de l'appareil, est en général de 25 à 35 jours dans les fractures simples et dans la plupart de celles qui sont compliquées de déplacement en dedans, en dehors ou en arrière, d'infiltration ou d'épanchement de sang, d'arrachement des ligamens latéraux, du sommet ou de la base de la malléole interne; de 40 à 60 jours pour celles qui sont compliquées de désordres graves dans les parties molles, tant internes qu'externes, d'esquilles et par fois d'inflammation, de suppuration, d'abcès, etc.; de 60, 80, 100 jours et même plus, pour les fractures multiples ou compliquées de nombreuses esquilles, et par suite de nécroses des tendons et des os.

La convalescence est en général double de celle du traitement, quelle que soit l'espèce de la fracture.

Dans tous les cas, le pied paraît plus ou moins porté en dedans, c'est-à-dire, dans l'adduction, après la levée de l'appareil. Mais l'action des muscles, ou, suivant le cas, l'application de l'appareil en dehors, suffisent, la première, au bout de quelques jours, la seconde, au bout de quelques heures, pour ramener le pied à sa direction naturelle.

Sur 207 malades traités suivant la méthode de M. Dupuytren, 202 ont été guéris; 5 seulement ont succombé, dont trois à des accidens dépendant de la maladie elle-même, et deux à des complications indépendantes d'elle.

Chez tous les malades guéris, le membre a conservé sa forme, à l'exception de deux dont le talon est resté un peu allongé en arrière, et l'extrémité inférieure du tibia un peu saillante en avant.

Tous ont recouvré le libre usage des mouvemens du pied; un seul a conservé une ankylose de cette partie avec la jambe.

ARTICLE XI.

DES ANÉVRISMES FAUX DE L'ARTÈRE BRACHIALE.

On croit généralement que la saignée est une opération trop simple pour mériter une attention spéciale. Cette manière de voir est le résultat de l'espèce de mépris dans lequel est tombée la chirurgie ministrante. Aussi, dit M. Dupuytren, telle est la cause des accidens dont nous avons été si souvent témoin depuis douze à quinze ans. Les hôpitaux sont remplis d'élèves qui négligent de faire la saignée, et ils sont suivis par un nombre beaucoup plus considérable de jeunes gens qui se font recevoir sans l'avoir jamais pratiquée. Que de fois, dans les salles de clinique et en ville, ne voit-on pas faire cinq ou six piqûres à la peau avant d'ouvrir la veine; c'est à cette inhabileté qu'il faut attribuer les phlegmons qui surviennent fréquemment dans ce cas; c'est à elle qu'il faut également attribuer ce grand nombre de phlébites devenues si communes depuis cette époque et qui étaient si rares autrefois. Le mauvais état, la malpropreté des instrumens sont souvent aussi la cause de ces terminaisons fâcheuses. C'est sur-tout enfin à cet oubli des premiers principes, qu'il faut rapporter ces anévrismes artérioso-veineux, diffus, circonscrits, sur lesquels nous avons si souvent appelé l'attention. Déjà, continue le professeur, je vous ai fait voir deux individus opérés et guéris de semblables anévrismes vers la fin de 1831 ; nous aurons certainement l'occasion de vous en montrer de nouveaux exemples dans le cours de cette année. Je puis affirmer que depuis quinze ans, il ne s'est pas écoulé une année sans que j'aie été consulté au moins deux fois pour des cas de ce genre ; si la même chose arrive dans la pratique des autres chirurgiens, on peut juger de la fréquence de ces lésions. Des précautions bien simples suffiraient cependant pour les prévenir ; il faudrait établir en principe, 1° que cette opération ne doit pas être pratiquée avant d'avoir senti les battemens de l'artère ; 2° que la veine qui est placée au-devant de ce vaisseau, ne doit jamais être ouverte ; 3° enfin qu'il faut toujours choisir les autres veines. Il est vrai qu'elles sont quelquefois difficiles à trouver, et qu'elles ne fournissent pas toujours autant de sang qu'on le voudrait ; mais ces inconvéniens sont bien légers en comparaison des accidens que nous venons de signaler. J'étais bien aise, ajoute M. Dupuytren, de les rappeler à votre attention, avant de vous entretenir du sujet que nous avons à traiter dans cette leçon.

L'habitude a consacré les mots d'*anévrisme faux* pour désigner une maladie ou une tumeur formée par du sang contenu, soit dans la gaîne artérielle, soit dans le tissu lamineux environnant les vaisseaux à sang rouge. Tantôt la maladie se manifeste immédiatement après la blessure, tantôt un intervalle de temps plus ou moins considérable sépare l'instant de la blessure de celui de l'apparition de l'anévrisme. On en distingue deux espèces, l'un *primitif* ou *par diffusion*, l'autre *consécutif* ou *circonscrit ;* différences qui sont établies sur l'époque et le mode d'effusion du sang hors du vaisseau artériel. Il est encore d'autres différences fondées sur les parties constituant le kyste anévrismal; elles appartiennent à l'anévrisme faux consécutif. Quelquefois les parois du sac sont formées par le tissu cellulaire ambiant. Les lamelles de cet élément organique, écartées par le sang qui s'extravase lentement ou goutte à goutte, sont appliquées les unes contre les autres, et forment une cavité de grandeur variable, qui s'ouvre par un pertuis dans l'artère blessée. Dans d'autres cas, la gaîne artérielle s'est cicatrisée pendant l'emploi du bandage compressif, tandis que les bords de la plaie des tuniques internes sont restés écartés ou en contact, mais non réunis par une solide cicatrice. Lorsqu'on supprime la compression, l'effort latéral du sang soulève la gaîne filamenteuse, l'isole de la tunique fibreuse pour la disposer sous la forme d'un kyste. D'autres fois, les bords de la plaie artérielle sont réunis par une membrane de nouvelle formation, produite par l'exhalation d'une matière albumineuse. On rapporte des observations de plaies artérielles, qui, pendant un certain laps de temps, ont été oblitérées par un petit caillot de sang dont la circonférence correspondait aux bords de la solution de continuité, sa base à la gaîne et au tissu ambiant, son sommet à la colonne sanguine. Ce caillot ayant été déplacé, soit par un effort du membre, soit par l'impulsion communiquée au sang, l'anévrisme faux circonscrit s'était formé. M. Dupuytren et plusieurs autres habiles chirurgiens de nos jours, ont eu occasion de voir des sujets qui portaient des anévrismes faux sacciformes dont on avait voulu obtenir la cure par la méthode d'Anel; l'opération ayant été infructueuse, les uns furent opérés une seconde fois; l'un d'eux moins heureux subit l'amputation du membre.

Les *anévrismes vrais* de l'artère brachiale au pli du coude sont très rares; il paraît même que le cas rapporté dans la Clinique de Pelletan, est le seul bien authentique que l'on connaisse. Les deux observations de Paletta et de Plajani, rapportées par Scarpa, ne sont pas assez précises; on peut en dire autant de celles de Saviard et de Hogdson.

Il n'en est pas de même des anévrismes faux, primitifs ou consécutifs, occupant cette région. La maladresse ou la distraction de ceux qui pratiquent des saignées, occasionne fréquemment, ainsi que nous l'avons, dit l'ouverture de cette artère; long-temps on ne connut pas d'autres anévrismes. Galien, Celse, Aëtius les ont décrits, ainsi que les moyens de les guérir. On s'étonne que des opérations de ce genre aient pu être pratiquées assez souvent sans révéler les lois de la circulation générale. Longtemps encore après cette grande découverte, on ignora par quelle voie s'opérait le cours du sang lorsqu'on avait fait la ligature des troncs artériels. Il fallut venir jusqu'à Heister pour reconnaître les anastomoses. Avant lui on expliquait la guérison en supposant l'existence d'une seconde brachiale. Sharp, en particulier, établit cette opinion comme un point de fait; mais bientôt après, Molinelli, dans les *Actes* de Bologne, et Charles With, indiquèrent avec assez de précision les agens de la circulation collatérale. Plus tard, l'injection d'un membre dont la brachiale s'était oblitérée spontanément, fournit à Pelletan l'occasion de mettre en évidence les voies anastomotiques. Un demi-siècle a produit de grandes améliorations dans cette partie de la science. Aujourd'hui tout est prévu et arrêté, et le chirurgien ne marche plus que dans des voies parfaitement connues.

L'une des causes les plus ordinaires de l'anévrisme faux de l'artère brachiale, c'est, nous l'avons dit, la lésion de ce vaisseau en pratiquant la phlébotomie. Cet accident est assez souvent l'effet d'une méprise. Nous avons rencontré quelques sujets chez lesquels l'artère en imposait tellement par sa situation superficielle, son volume, le reflet de sa couleur à travers la peau, le soulèvement de celle-ci, etc., que l'opérateur ne mit pas en doute, au premier abord, que ce ne fût une veine très favorablement placée, et il allait la piquer, lorsqu'il se rappela, fort heureusement, les sages préceptes que M. Dupuytren ne cesse de répéter depuis longues années dans ses leçons. Le doigt porté sur le vaisseau, on en sentit aussitôt les pulsations. La veine était située un peu plus profondément sur ses côtés. Toute veine, dit le professeur, qui marche au voisinage d'une artère et dans le même sens qu'elle, doit être respectée. MM. Sanson et Bégin, dans leur excellent *Traité de Médecine opératoire*, ont avancé qu'on ne doit *presque jamais* saigner sur le trajet de l'artère; je dis, moi, qu'il ne faut *jamais* ouvrir la veine dans un tel lieu. Combien de fois me suis-je élevé contre l'habitude où sont beaucoup de praticiens, de faire la saignée sur la brachiale? J'ai constamment enseigné qu'on pouvait la pratiquer sur toutes les veines du pli du bras, à l'exception de cette dernière. Dans le cas où elles ne seraient point apparentes, on doit recourir à celles de l'avant-bras et même de la main.

La lésion de l'artère brachiale par la lancette peut avoir lieu de plusieurs manières : tantôt l'instrument rencontre l'artère et la veine dans un point où ces vaisseaux ne sont pas exactement juxtà-posés, et il en résulte un épanchement, une diffusion de sang. Tantôt ils communiquent ensemble par suite de la blessure, et il se forme un anévrisme *artérioso-veineux*, que l'on a aussi appelé *variqueux*, parce qu'alors la veine est dilatée par le sang de l'artère. Cette espèce diffère essentiellement de toutes les autres que la même cause peut déterminer.

Les considérations que nous venons d'exposer ont été inspirées à M. Dupuytren par l'exemple d'un malade qui s'est présenté ces jours derniers à sa consultation publique, et dont nous allons rapporter l'histoire.

1re. Observation. *Anévrisme faux consécutif de l'artère brachiale, par suite d'une saignée.* Un homme d'environ quarante ans, d'une bonne constitution, se fait pratiquer une saignée, il y a deux mois environ, par une sage-femme. Celle-ci perce en même temps la veine et l'artère brachiale. Le sang jaillit avec force et au loin ; sa couleur est rutilante. En général, réprend le professeur, le jet veineux ne s'élance pas au-delà d'un ou de deux pieds ; rarement il atteint trois pieds. Mais lorsque l'artère a été ouverte, le jet du sang est beaucoup plus rapide, on le voit s'élancer quelquefois à la distance de cinq et six pieds, et souvent monter jusqu'au plafond ou teindre le mur qui est placé vis-à-vis. La manière dont le liquide sort, est encore un caractère qui peut mettre sur la voie de la lésion : il s'élance par bonds saccadés, qui ne ressemblent point au jet continu du sang veineux, au moins dans les premiers momens. Il peut arriver cependant que cette disposition du sang tienne à la position immédiate de la veine sur l'artère. Dans ce cas, les mouvemens de celle-ci se communiquent à la veine, et au premier coup-d'œil, on peut croire qu'elle a été ouverte. Il y a plusieurs années, M. Dupuytren fut appelé en toute hâte par un médecin distingué qui venait de pratiquer une saignée à l'un de ses malades. En voyant le sang sortir par saccades, il crut avoir intéressé l'artère. M. Dupuytren reconnut de suite la cause de la méprise, mais le médecin n'en persista pas moins dans son opinion; et aujourd'hui même, il croit encore qu'il y a eu lésion de l'artère. Chez l'individu dont nous racontons l'histoire, il paraîtrait que la sage-femme reconnut l'accident, car elle exerça sur la plaie une forte compression au moyen de compresses graduées et d'une bande très serrée. Le malade ressentit de l'engourdissement et eut une tuméfaction de l'avant-bras et de la main, dûs probablement à l'action de la bande; il s'aperçut également de l'existence d'une assez large ecchymose, produite par l'épanchement du sang dans le tissu cellulaire, mais il ne se forma point immédiatement de tumeur. L'ouverture de l'artère, selon toutes les apparences, était très petite, et la compression dut en rapprocher les bords. Ce ne fut que trois semaines après environ, que la tumeur anévrismale commença à se développer. Elle s'annonça par une petite tumeur qui avait un mouvement sensible d'expansion et de retrait, analogue aux pulsations artérielles. Au bout d'environ quatre semaines, elle avait acquis la grosseur d'un œuf de pigeon. En l'examinant, on reconnaît que la moitié est saillante, et que l'autre moitié est cachée dans l'intérieur du bras.

Mais, se demandera-t-on, comment cette tumeur s'est-elle développée? Lorsqu'une artère a été blessée par un instrument, comme par une lancette, si l'on comprime, les bords se rapprochent; mais lorsque cette cause cesse, et que le malade vient à agir, l'effort du sang écarte les lèvres de la plaie, le fluide s'infiltre, pousse les lamelles du tissu cellulaire qui s'épaississent et finissent par former une poche; celle-ci s'agrandit et communique par une petite ouverture avec l'artère. C'est en effet ce qui s'est passé chez ce malade: le sang a d'abord été comprimé, puis il a fait effort, une poche s'est établie, bientôt elle s'est agrandie, et les caractères de l'anévrisme sont aujourd'hui manifestes. Si vous examinez maintenant la tumeur avec attention, en prenant un point de mire, vous verrez qu'elle présente un mouvement de retrait et d'expansion; le doigt placé sur son point culminant est alternativement élevé et abaissé. En mettant le bras dans la flexion, les mouvemens deviennent très apparens ; si l'avant-bras est fortement étendu sur le bras, ces mouvemens sont beaucoup moins marqués. On croyait autrefois que ces deux signes annonçaient infailliblement la présence d'un anévrisme ; mais on sait aujourd'hui qu'il suffit souvent, pour les produire, du voisinage d'un vaisseau artériel, ou mieux encore de la position de la tumeur sur le trajet du vaisseau ; de sorte que la suspension des mouvemens par la compression ne serait point un signe positif. En continuant l'examen du malade, on trouve que la tumeur s'élève en pointe, et que la peau, au sommet, est fortement amincie. Si un travail inflammatoire survenait dans ce lieu, il serait à craindre que la peau en s'amincissant davantage, ne s'ouvrît, et qu'il n'en résultât à l'intérieur ou à l'extérieur, une hémorrhagie qui, dans ce dernier cas, ferait rapidement périr l'individu. Pour prévenir une terminaison aussi funeste, il faut donc employer un moyen prompt et efficace. La compression a déjà été pratiquée sans utilité; d'ailleurs, ce procédé exige beaucoup de temps, et peut déterminer la gangrène. Mais ici il serait inapplicable à cause de l'usure de la peau.

La ligature est donc l'opération à laquelle il faut recourir. Mais comment la pratiquerons-nous? Il serait sans doute plus sûr de placer deux ligatures, l'une au-dessus, l'autre au-dessous de la blessure, parce qu'on éviterait ainsi les communications qui ont lieu quelquefois quand on emploie la méthode d'Anel; mais cette opération entraîne plusieurs inconvéniens graves. En effet, après avoir suspendu le cours du sang par la compression, il faut inciser la peau sur le trajet de la tumeur, ouvrir le sac, le vider, chercher l'ouverture faite à l'artère, ce qui n'est pas toujours aisé, et la lier sans embrasser le nerf, autre temps assez difficile, à cause du sang qui coule de toutes parts. En supposant même que l'opération eût tout le succès possible, on a fait à la peau une blessure étendue, qui peut déterminer un phlegmon. Nous avons dit que l'écoulement du sang gênait singulièrement l'opérateur; cette considération est assez importante, pour que nous nous y arrêtions quelques instans. Lorsqu'on fait une opération quelconque, on est presque toujours sûr de suspendre le cours du sang artériel par la compression; mais il n'en est pas ainsi du sang veineux. La raison en est simple : dans le premier cas, la compression ne s'exerce que sur un seul vaisseau; dans le second, il faudrait qu'elle portât sur une multitude de branches diverses.

Si donc la ligature des deux bouts de l'artère, quoique plus certaine, est longue, pénible et présente si souvent de grandes difficultés, il faut nécessairement recourir à la méthode dont nous avons déjà parlé et qui consiste à faire une seule ligature au-dessus de la tumeur. Ce procédé a beaucoup moins d'inconvéniens que le précédent, car on évite l'infiltration du sang et la majeure partie des obstacles qui viennent d'être signalés. Aussi cette méthode est-elle celle que l'on emploie dans le plus grand nombre de cas; mais je dois dire, ajoute le professeur, que lorsqu'elle est appliquée sur des parties artérielles qui ont des communications nombreuses entre elles, elle échoue. C'est ce qu'on observe dans les anévrismes de la carotide primitive et de ses divisions; la ligature placée au-dessous de la tumeur, y suspend d'abord les battemens, mais ils ne tardent point à reparaître; la même chose peut arriver dans l'anévrisme du pli du bras.

Nous devons faire connaître ici pourquoi nous avons établi une distinction entre les anévrismes simples et ceux que nous avons appelés artérioso-veineux : c'est que, dans les premiers, la ligature selon la méthode d'Anel arrête les battemens, tandis qu'elle ne produit point le même effet dans les seconds.

Nous sommes maintenant fixé, continue M. Dupuytren, sur le procédé opératoire que nous allons employer ; mais avant d'en faire l'application, décrivons la partie qui est le siége de la maladie. La région du bras renferme un certain nombre de couches superposées qui se présentent dans l'ordre suivant : en procédant de la peau vers l'humérus, on rencontre une enveloppe fine et un plan cellulo-graisseux parcouru par un grand nombre de vaisseaux lymphatiques, de veines et de nerfs superficiels. Une troisième couche, commune à tout le contour du bras, est constituée par l'aponévrose brachiale ; plus profondément on trouve trois gaînes dont l'externe et supérieure, et la postérieure appartiennent à différens muscles ; la troisième, antérieure, qu'il nous importe sur-tout de connaître, est commune au biceps superficiellement placé, aux coraco-brachial et brachial antérieur, situés au-dessous ; entre eux, on aperçoit le nerf cutané externe, qui traverse en haut le coraco-brachial. A sa partie externe et inférieure, cette gaîne contient le tronc du nerf radial et une branche artérielle ; à sa partie interne, au contraire, dans toute son étendue, elle renferme l'artère humérale avec ses deux veines satellites et le nerf médian dont les rapports avec ces vaisseaux sont de la plus haute importance; en haut ce nerf est *externe*, au milieu il est *antérieur*, et en bas il est *interne*. Cette position triplement variable du médian par rapport à l'artère, doit être bien notée. Ainsi donc en haut, il faut chercher l'artère en dedans du médian et en dehors du nerf cubital; au milieu, il faut éviter avec le plus grand soin de saisir le nerf médian que l'artère croise en passant tantôt en avant, tantôt en arrière ; en bas on doit constamment la chercher en dehors de ce nerf : le cubital n'a plus alors aucun rapport avec elle. La lésion ou la ligature de ce nerf entraînerait l'engourdissement ou la paralysie du membre.

Un précepte fort important pour lier rapideinent cette artère, est fondé sur la manière dont elle s'accole partout au bord interne du biceps, placé dans la gaîne de ce muscle. Ainsi, en ouvrant cette gaîne vers sa partie interne, on aperçoit facilement la brachiale dans les rapports indiqués avec le nerf médian.

Après avoir ainsi appelé l'attention sur la disposition anatomique des parties, M. Dupuytren procède à l'opération : le malade est couché horizontalement sur un lit, le membre affecté est à demi-fléchi; une incision de trois pouces est faite vers la partie inférieure et interne du bras; la peau, le tissu cellulaire, la couche aponévrotique, sont successivement divisés; une petite artériole est ouverte. Arrivé sur la gaîne du vaisseau, l'opérateur la saisit avec la pince, la soulève et l'ouvre au moyen du bistouri porté en dédolant. L'ouverture de la gaîne celluleuse étant agrandie dans l'étendue seulement de deux à trois lignes avec le bistouri dirigé par la sonde cannelée, il glisse sous le vaisseau l'extrémité de la sonde d'argent flexible. Sur cette sonde, il conduit un stylet aiguillé, qui entraîne après lui la ligature. Afin de prévenir la lésion des nerfs et des veines qui accompagnent l'artère, c'est toujours entre elle et ces organes qu'il faut d'abord introduire l'instrument conducteur des fils. M. Dupuytren serre d'abord modérément la ligature, les battemens cessent; puis il la relâche et les battemens se reproduisent. Certain alors que le vaisseau malade est compris dans la ligature, il la fixe définitivement à l'aide de deux nœuds simples. La plaie a été nettoyée et ses bords rapprochés au moyen d'une bande. Il a recommandé de ne faire un pansement définitif que lorsqu'on se serait assuré que la petite artériole ne donnait point de sang. Pendant tout le temps de l'opération, le malade n'a jeté aucun cri, ce qui ne laissait point de doute sur l'intégrité parfaite des nerfs; d'ailleurs, le professeur avait eu la sage précaution, qu'il ne néglige jamais, de faire voir au patient un individu parfaitement guéri d'une opération semblable. Cette ligature, habilement pratiquée, n'a point cependant laissé que d'inspirer quelques inquiétudes à M. Dupuytren. Le calibre de l'artère était petit, et il était possible qu'il y eût deux artères brachiales, ce qu'il a observé dans un cas; des communications pouvaient exister entre le bout supérieur et le bout inférieur du vaisseau; enfin, la veine était très volumineuse et tendue : or, comme cette disposition ne tenait point à une compression, il était à redouter qu'il n'existât entre l'artère et la veine une communication petite, étroite et incapable par conséquent de faire entendre le bruissement. L'opération n'a présenté aucun indice de cette communication. Pendant deux jours, on a exercé une compression au moyen de compresses disposées en pyramide ; on a ensuite enlevé l'appareil pour examiner la tumeur : elle était un peu diminuée ; il n'y avait pas le moindre battement. Cinq jours après, la plaie était déjà presque entièrement réunie, à l'exception du point destiné au passage du fil. Tout annonce donc que l'opération sera suivie de succès, et que le malade guérira comme celui dont nous allons rapporter l'histoire.

2e Observation (communiquée par M. le docteur Marx). — Un colporteur, d'environ trente-deux ans, d'une constitution forte et sèche, saigné pour une céphalalgie violente, eut l'artère brachiale du côté droit ouverte en même temps que la veine. Le chirurgien reconnut l'accident à la couleur vermeille du sang, à ses jets alternativement plus forts et plus faibles ; il le laissa couler jusqu'à ce qu'il se manifestât une syncope. Il s'efforça alors d'établir une compression capable de prévenir une nouvelle hémorrhagie, et insista près du malade pour qu'il la continuât, sans toutefois lui donner connaissance de l'affection dont il était atteint. La plaie de la saignée cicatrisée, le malade crut n'avoir plus rien à craindre et suspendit la compression ; une tumeur parut au pli du bras et s'accrut chaque jour.

Lorsque le malade entra à l'Hôtel-Dieu, cette tumeur avait le volume du poing ; elle était arrondie, sans bosselures, circonscrite, fluctuante, et offrait des mouvemens isochrones aux battemens du pouls. Ces mouvemens, bien sensibles pendant la flexion du membre, cessaient entièrement lorsqu'il était fortement tendu. La compression exercée au-dessus de la tumeur les faisait également disparaître ; établie au-dessous, elle les rendait plus forts et plus apparens. On devait conclure et on conclut de ces faits : 1° que l'ouverture de l'artère était peu large; 2° qu'il y avait défaut de parallélisme entre cette ouverture et celle du sac anévrismal ; 3° que la tumeur ne recevait le sang que par une seule voie ; 4° que la majeure partie du sang contenu dans le sac était coagulée, concrétée et que par conséquent une compression bien faite suffirait peut-être pour amener la guérison. Cette compression fut donc exercée et favorisée par l'action de la glace ; mais ce moyen ne produisant point d'amélioration sensible, on céda aux désirs du malade, et l'opération fut résolue.

Celui-ci assis sur une chaise, au milieu de l'amphithéâtre et en face des spectateurs, a le bras étendu en dehors; des aides le retiennent dans cette position. Afin que les élèves puissent suivre les différens temps de l'opération, M. Dupuytren se place au côté postérieur du membre ; puis il s'assure de la position de l'artère ; fait à deux pouces environ au-dessus de la tumeur, une incision de deux pouces de long ; divise lentement la peau, le tissu cellulaire sous-cutané, l'aponévrose du bras, le bord interne du biceps, et parvient ensuite à la gaîne celluleuse qui enveloppe l'artère et les nerfs. Une sonde cannelée divise peu à peu cette gaîne, et sépare l'artère du nerf médian, auquel elle est contiguë. Cette partie de l'opération dure au plus quelques minutes ; mais, dans ce moment, le malade tombe dans un état de demi-syncope : les battemens du cœur sont ralentis, ceux de l'artère complétement effacés. On dut craindre une méprise; et, pendant plus d'un quart d'heure, on hésita entre le nerf et l'artère; cependant la circulation se rétablit. M. Dupuytren reconnut, ainsi que plusieurs personnes qui l'entouraient, que le corps qu'il avait isolé était réellement l'artère humérale; une ligature fut passée au-dessous d'elle, et, avant de la serrer, il s'assura, en la soulevant, qu'il faisait cesser les battemens de la tumeur, et que le malade ne ressentait point de douleurs. On réunit les lèvres de la plaie à l'aide de bandelettes agglutinatives ; un pansement simple, composé d'un linge troué et enduit de cérat, de charpie, de compresses et d'une bande, fut appliqué par-dessus; le malade fut reporté dans son lit, et la tumeur couverte de glace.

Dans la soirée, la peau du membre reprend sa température normale, et la première nuit se passe bien; le malade ne se plaint que de picotemens dans les doigts. Le lendemain, les pulsations de la radiale se font sentir, et cessent néanmoins plus tard, pour revenir encore. On continue l'application de la glace.

Le cinquième jour, on lève l'appareil; il existe un érysipèle qui s'étend les jours suivans au bras et à l'avant-bras. La glace est supprimée : on combat l'érysipèle par l'application de trois vésicatoires volans sur les points les plus enflammés ; à l'aide de ce traitement, l'érysipèle disparaît en quelques jours.

Le huitième jour, la tumeur s'ouvre et donne issue à un mélange de pus et de sang; cet écoulement persiste les jours suivans. Le dixième jour, la ligature tombe sans qu'il survienne la moindre hémorrhagie.

Le quinzième jour, on agrandit, par une seule incision, les différentes ouvertures qui s'étaient faites à la poche anévrismale. On vide les caillots contenus dans la tumeur; dans la journée, il survient une hémorrhagie, la plaie est tamponnée.

Les jours suivans la suppuration s'établit dans la tumeur, l'appareil est enlevé, et il ne sort plus que du pus. A dater de ce moment, la plaie diminue de jour en jour; celle de la ligature se cicatrise; il ne reste plus qu'une petite ouverture conduisant à une poche étroite, reste du sac anévrismal; les mouvemens du bras et de la main se rétablissent ; le malade peut écrire à ses amis ; et il sort parfaitement guéri, après deux mois environ de traitement.

On se demandera peut-être si l'extension forcée du bras, qui faisait disparaitre les pulsations de la tumeur, long-temps continuée et aidée de la glace et de la compression, n'aurait pas pu rendre l'opération inutile. Mais l'extension continuelle eût été très fatigante et fort douloureuse ; elle eût pu produire l'ankylose, ce qui aurait été un inconvénient des plus graves. La compression et la glace eussent pu sans doute avoir quelques succès ; mais il aurait fallu les employer pendant très long-temps, et ces deux moyens ne sont pas sans danger. Le procédé opératoire que nous avons décrit, fut adopté par M. Dupuytren, par suite de l'examen de la tumeur qui éloignait toute idée d'un anévrisme variqueux. La longueur de l'opération fut due à la demi-syncope et à la position que le professeur avait donnée au malade, pour que les assistans pussent saisir tous les temps de l'opération. Placé en dehors du membre, il était obligé de se tenir courbé dans une position très fatigante, qui devait nuire à la promptitude et à la hardiesse de ses mouvemens. Le bras étendu horizontalement, donnait à la plaie une position telle, que le sang qui coulait des parties divisées s'épanchait en nappes sur les parties profondes, et les teignait uniformément. Aussi, dit le professeur, les difficultés que je me suis créées pour votre instruction, ne doivent pas vous servir de règle de conduite. Pour une telle opération, le malade doit être couché sur un lit élevé, et son bras, librement étendu en supination, présenter au chirurgien une surface bien éclairée, facilement accessible aux doigts, à l'œil et aux instrumens.

La circulation qui se rétablit si promptement, fit craindre que l'opération ne fût inutile : on continua l'application de la glace pour empêcher le sang de refluer dans la tumeur.

M. Dupuytren a le premier signalé les phénomènes qui se passent dans le rétablissement de la circulation anastomotique. Il a constaté que le sang arrive au-dessous de la ligature long-temps avant que le tronc artériel n'offre des pulsations. La distension du vaisseau, son élasticité, sont le premier temps de ce rétablissement de la circulation. Plus tard, on aperçoit un léger frémissement qui est très irrégulier, tant pour la force que pour la vitesse. Il reparaît après un intervalle plus ou moins long, et indique d'une manière assurée le retour de l'influence du cœur. Ce second phénomène, qui est toujours regardé comme le gage du succès de l'opération, peut cependant disparaître au bout d'un temps plus ou moins long. C'est ainsi que le professeur a vu, dans plusieurs cas, la circulation se supprimer au bout de quinze jours, de un, deux et trois mois après l'opération, et par suite la gangrène se manifester. Mais il fait observer qu'il ne connaît pas un seul exemple de gangrène à la suite de la ligature de l'artère brachiale, lorsque le nerf n'a pas été saisi. L'accident le plus commun dans ces sortes d'opérations est le rétablissement de la circulation dans la tumeur ; quand il a lieu, il faut lier les deux bouts de l'artère. L'érysipèle qui est survenu chez notre malade mérite d'être noté; les vésicatoires volans ont eu, dans ce cas, le même succès qu'ils obtiennent souvent dans d'autres circonstances entre les mains de M. Dupuytren. Nous ne ferons plus qu'une remarque sur l'époque de la chute de la ligature : elle a eu lieu le dixième jour, tandis que chez un autre malade, opéré presque en même temps d'un anévrisme de l'artère crurale, elle ne s'est faite que le vingt-cinquième jour; on comprend très bien que le temps doit varier d'après le calibre de l'artère, le degré de pression exercée par les fils, et la plus ou moins grande quantité de tissu cellulaire embrassée par la ligature.

3e Observation. — Un jeune homme âgé de vingt-deux ans, charcutier, fut saigné par un médecin, à la veine médiane basilique; l'opérateur traversa celle-ci de part en part, et piqua l'artère. Du sang d'un rouge vermeil jaillit avec une force extrême et à une grande distance. S'apercevant du malheur qui venait de lui arriver, il s'empressa, après avoir tiré la quantité de sang nécessaire, d'établir une compression méthodique sur le point blessé. L'hémorrhagie fut d'abord arrêtée; mais elle ne tarda pas à se renouveler à plusieurs reprises. Inquiet sur son état, le malade se présenta à l'Hôtel-Dieu où il fut reçu. Neuf jours après l'accident, une tumeur du volume d'une noix, molle, fluctuante, présentant des battemens isochrones à ceux du pouls, des mouvemens d'expansion et de retrait généraux, existait au pli du coude. En comprimant l'artère au-dessus, on faisait cesser les battemens ; ils augmentaient, au contraire, lorsque la compression avait lieu au-dessous. L'existence d'un anévrisme était donc bien constatée. La plaie de la veine était cicatrisée; rien n'indiquait que celle-ci communiquât avec l'artère. La ligature étant le moyen le plus efficace à opposer à cette fâcheuse maladie, elle fut pratiquée le lendemain. Le malade étant couché sur un lit, le bras droit en supination, une incision de deux pouces et demi est faite au-dessus du pli du coude et sur le trajet de l'artère brachiale. On trouve le tissu cellulaire sous-cutané infiltré de sang ; la gaîne fibro-celluleuse qui entoure le nerf médian et l'artère brachiale, est dense, épaisse, facile à déchirer; une très grosse veine qui se trouve en travers de l'incision est divisée. Le paquet formé par l'artère et par le nerf médian, est mis à découvert. Une ligature est passée entre ces deux organes à l'aide de la sonde cannelée et du stylet aiguillé. M. Dupuytren croit l'avoir glissée sous l'artère seulement; mais en soulevant les deux extrémités du stylet pour s'assurer qu'elle seule était saisie, le malade éprouve une forte douleur, suivie d'engourdissement dans tout le trajet de la distribution du nerf. Une dissection minutieuse l'isole tout-à-fait de l'artère sous laquelle la ligature est ensuite replacée et serrée. Aucune douleur ne suit cette constriction; à l'instant même les battemens cessent dans la tumeur, ainsi que la circulation dans tout le reste de l'avant-bras.

Les bords de la plaie sont rapprochés et mis en contact immédiat à l'aide de bandelettes agglutinatives; le fil est placé dans un de ses angles; quelques plumasseaux de charpie et une bande roulée constituent l'appareil.

Aucun accident n'entrave la guérison de ce malade. L'avant-bras conserve toujours sa température et sa coloration habituelles. Le troisième jour, les battemens des artères radiale et cubitale commencent à se faire sentir; mais la tumeur n'en présente aucun. Le dixième jour, la ligature tombe, et la plaie est presque entièrement cicatrisée; un seul de ses angles fournit une suppuration peu abondante et de bonne nature. Le dix-neuvième jour, le malade, tout-à-fait guéri, est en état de sortir de l'hôpital (communiqué par M. le docteur Paillard.)

Ce malade fournit à M. Dupuytren le sujet de remarques importantes, sous le rapport pratique, et l'occasion de démontrer combien la ligature de l'artère brachiale, qui est généralement regardée comme simple et facile, peut présenter de difficultés. Si l'on n'a égard qu'à la rapidité avec laquelle on trouve le nerf et l'artère, assurément l'opération peut paraître facile et prompte à exécuter. Mais le point le plus important, et que néanmoins on négligeait généralement autrefois, est de parvenir à isoler complétement ces organes l'un de l'autre, et d'éviter de blesser d'autres vaisseaux qui peuvent se trouver sur le passage de l'instrument.

Aussi M. Dupuytren, instruit par l'expérience des précieux avantages de ce procédé, préfère-t-il se livrer à la dissection la plus minutieuse, et consacrer quelquefois un temps fort long à séparer d'une manière parfaite l'artère des nerfs qui l'entourent, convaincu que la rapidité de l'opération ne saurait racheter les graves inconvéniens attachés à la ligature en masse.

Ce malade nous a offert un nouvel exemple du succès obtenu dans une plaie d'artère, par l'application d'une seule ligature entre le point blessé et le cœur. Tous les individus atteints de cette dangereuse affection, sont loin d'être aussi heureux ; et dans un grand nombre de circonstances, le chirurgien se trouve obligé, pour garantir ses malades de toute hémorrhagie consécutive, de pratiquer en même temps la ligature du bout inférieur et du bout supérieur de l'artère. L'observation suivante, tirée de la pratique particulière de M. Dupuytren, et qu'il a rapportée dernièrement à sa clinique, vient à l'appui de ce que nous venons d'avancer.

4e Observation. — Un envoyé du Brésil, arrivé récemment à Paris, étant occupé dans son cabinet à tailler une plume, en appuyait le bec sur l'ongle de son pouce gauche pour en couper l'extrémité, lorsque le manche du canif, tenu dans la paume de la main droite, lui échappa. Le canif ouvert sauta à plusieurs pieds en l'air, et retomba perpendiculairement sur la face antérieure et externe de l'avant-bras gauche qui était appuyé sur son bureau ; la lame très aiguë traversa la peau, les parties sous-jacentes, et ouvrit l'artère radiale. Une hémorrhagie abondante eut lieu. Un chirurgien fut appelé de suite, et reconnut la nature de la lésion. Espérant que la compression seule pourrait en triompher, il en fit une très méthodique, à l'aide de compresses graduées et d'une bande roulée étendue depuis l'extrémité des doigts jusques au-dessus du point blessé de l'artère. Cet appareil resta en place plusieurs jours sans être renouvelé; aucun écoulement de sang n'eut lieu pendant ce temps; et lorsqu'on leva l'appareil, on fut très étonné de trouver la plaie des tégumens guérie. Mais en même temps une tumeur anévrismale s'était formée; on crut néanmoins que la compression convenablement appliquée et employée avec persévérance, pourrait guérir le malade. Cet espoir fut déçu: non-seulement la tumeur persista, mais encore elle s'accrut chaque jour. M. Dupuytren appelé, pensa que la ligature de l'artère radiale devait être faite; le malade y consentit. Il l'a pratiqua aussitôt. Le bout supérieur de l'artère fut lié; à l'instant où cette ligature fut serrée, la tumeur anévrismale cessa de battre, ainsi que les artères radiale et cubitale; on procéda de suite au pansement; mais à peine était-il achevé, que la circulation se rétablit dans le bout inférieur des artères radiale et cubitale, et que la tumeur offrit de nouveau des battemens très prononcés, et tout-à-fait semblables à ceux qui existaient avant l'opération. M. Dupuytren fit alors la ligature de l'artère radiale au-dessous de la tumeur anévrismale; les battemens cessèrent pour toujours. Quinze jours après, le malade était entièrement guéri de cette double opération.

5e Observation. — Un marchand de vin, âgé de quarante-cinq ans, d'une bonne constitution, sujet à des hémoptysies, se fit faire par son médecin ordinaire une saignée au bras. A peine la lancette était-elle retirée que le sang jaillit par arcades. Une forte compression fut aussitôt exercée : ce moyen n'obtint point de succès; et au bout d'un mois, lorsque le malade vint consulter M. Dupuytren, il portait au pli du coude une tumeur d'un volume énorme. L'opération était urgente; elle fut aussitôt pratiquée. A l'instant où la ligature fut placée, les battemens cessèrent dans la tumeur; quelques personnes crurent néanmoins sentir de faibles oscillations dans l'artère radiale. Dans la nuit qui suivit l'opération, le malade eut une violente hémoptysie qui obligea M. le docteur Marx à lui faire deux saignées. Il n'est point rare, en effet, d'observer, après la ligature d'un gros tronc artériel, des signes de pléthore et même des hémorrhagies; tantôt ce sont des palpitations, des étourdissemens, des éblouissemens, de l'oppression; tantôt des épistaxis, des hémoptysies, etc., etc.; presque toujours, dans ce cas, une ou plusieurs saignées dissipent les accidens. On remarqua, chez cet homme, que les battemens se firent très rapidement sentir dans l'artère radiale, disposition qui tenait sans doute à l'influence des vaisseaux capillaires; tandis qu'ils ne reparurent point dans la tumeur. Cette circonstance doit probablement être attribuée à l'existence d'un caillot entre l'artère et la tumeur. L'observation apprend cependant qu'il n'est pas sans danger de voir les anastomoses nombreuses qui existent entre les deux bouts de l'artère, rétablir trop promptement la circulation, parce qu'il arrive, dans certains cas, que cette rapidité trop grande du retour du sang ramène les battemens dans la tumeur. Il n'en fut point ainsi chez notre malade dont la guérison fut rapide, et qui sortit de l'Hôtel-Dieu quatre semaines environ après l'opération.

Nous terminerons cet article par une remarque fort importante et sur laquelle le professeur aura sans doute l'occasion de revenir. Dans ses belles leçons de chirurgie clinique, M. Dupuytren développe une théorie tendant à établir que la ligature des artères, faite au-dessus de leur lésion, a presque constamment des résultats heureux lorsque cette lésion est récente, et qu'elle a mis les bords de l'ouverture faite à un vaisseau dans l'état d'une plaie fraîche et disposée à se réunir; tandis que cette ligature offre beaucoup moins de chances de succès, lorsque cette lésion est ancienne, que les bords sont cicatrisés et par conséquent incapables d'une inflammation adhésive. La ligature du bout supérieur de l'artère suffit dans le premier cas, que le foyer de l'épanchement soit ou non en communication avec l'air extérieur; tandis que, dans les autres cas, il est toujours nécessaire de pratiquer la ligature des deux bouts du vaisseau. Il n'y a d'exception à ces règles que lorsque l'artère lésée est située à l'extrémité d'un membre ; ses communications nombreuses et variées rendent alors indispensable la ligature des deux bouts. Cette théorie importante donne l'explication de faits qui, jusqu'à ce jour, avaient paru difficiles à concevoir.

ARTICLE XII.

DES FRACTURES DE LA ROTULE.

Les fractures de la rotule offrent à l'examen plusieurs points intéressans sur lesquels les auteurs sont encore divisés d'opinion. Tels sont particulièrement le mécanisme par lequel elles s'opèrent, la méthode de traitement ou l'appareil le plus convenable, la formation du cal et sur-tout la possibilité d'obtenir la réunion immédiate des fragmens.

Six malades atteints de fractures de ce genre ont été traités à l'Hôtel-Dieu par M. Dupuytren depuis le commencement de cette année scolaire. Tous ont présenté une solution de continuité transversale, aucun dans le sens vertical. Cinq sont parfaitement guéris, sans conserver aucune espèce de difformité, et ont recouvré la plus grande liberté dans l'usage du membre. Un d'eux est encore soumis à l'observation. Chez celui-ci la fracture a été le résultat d'une chute sur le genou du côté gauche ; elle était accompagnée d'une tuméfaction assez considérable, produite par un épanchement de sang dans les parties molles et de synovie sanguinolente dans la cavité articulaire. Cependant il ne fut pas difficile de reconnaître la lésion. Le doigt promené sur la rotule en appuyant, rencontrait un intervalle assez grand, qui séparait l'os en deux fragmens, l'un supérieur, l'autre inférieur; on pouvait en outre imprimer à chacun d'eux des mouvemens en sens contraire très distincts, les rapprocher par l'extension du membre, et déterminer la crépitation par leur frottement; malgré les accidens graves qui compliquaient la fracture, ce malade a marché rapidement vers la guérison. Mais il est arrivé chez lui ce que M. Dupuytren a déjà observé chez beaucoup de sujets : le bandage unissant des plaies en travers n'agissant qu'en prenant un point d'appui sur la peau, celle-ci portée d'avant en arrière a formé un pli qui s'est interposé entre les fragmens, comme une espèce de coin, et qui les tient écartés. Il a été procédé à un nouveau pansement.

La fracture de la rotule peut être produite de deux manières : par des chocs directs portés sur la région antérieure du genou, ou par des efforts violens des muscles extenseurs de la jambe. Cependant elle a lieu quelquefois sans que la force musculaire ait été considérablement augmentée : on possède en effet des exemples d'accidens de ce genre qui étaient le résultat de l'action de sauter, de donner un coup de pied, de prévenir une chute imminente en arrière. Dans toutes ces circonstances, la rotule n'appuie que par un point de sa surface postérieure contre la face antérieure des condyles fémoraux, en même tems que le membre abdominal étant à demi fléchi, le ligament inférieur de l'os et le tendon des extenseurs tirent fortement en arrière ses extrémités. Durant l'effort qui a lieu alors, le fémur sert de point d'appui aux puissances qui agissent en haut et en bas sur la rotule, et la continuité de celle-ci se rompt en procédant de sa face antérieure vers la postérieure.

Un grand nombre de ces fractures ont été mal à propos attribuées à des chutes faites sur les genoux. On n'a pas remarqué que dans une telle circonstance le poids du corps, presque tout entier, porte sur la saillie du tibia, à laquelle s'attache le ligament rotulien; par la flexion de la jambe à angle droit, cette saillie de l'os frappe la première sur le sol et reçoit tout le choc, tandis que la rotule, retenue en haut par le muscle droit antérieur de la cuisse, et conservant, en grande partie, sa situation verticale, ne peut toucher le plan sur lequel appuie le genou, que par son extrémité inférieure. Les chutes sur les genoux sont donc fort souvent le résultat et non la cause des fractures de la rotule : c'est parce que celle-ci s'est rompue, que l'homme est tombé, et ce n'est point par l'effet de la chute que la fracture a eu lieu.

Les corps tranchans ou contondans, dirigés sur les genoux, peuvent briser directement la rotule en un plus ou moins grand nombre de fragmens ; cet accident peut arriver dans une chute, si la jambe se trouve fortement fléchie sur le genou, et si l'os va frapper violemment contre les inégalités du sol ; dans ce cas même, néanmoins, l'action des muscles prend encore une grande part à la production de la solution de continuité. On sait, en effet, que le choc le plus léger exercé sur le genou, suffit pour exciter les contractions du droit antérieur, et que celles-ci n'ont pas besoin d'acquérir une ſorce très considérable pour rompre les fibres osseuses de la rotule ; c'est probablement à cette cause qu'on doit attribuer la fréquence des ruptures transversales, et la rareté de celles qui se font dans le sens vertical.

Ainsi que nous l'avons déjà indiqué, il existe des différences notables entre les fractures de la rotule produites par les efforts musculaires, et celles qui sont les effets de percussions directes exercées sur le genou. Les premières, dit le professeur, se compliquent assez rarement de contusions, de déchirures aux parties molles ou à l'articulation, à moins qu'après la fracture le sujet ne soit tombé rudement sur la région lésée ; les secondes, au contraire, sont souvent accompagnées de désordres étendus dans les tissus environnans ; quelquefois la rotule a été, pour ainsi dire, écrasée et réduite en un grand nombre de fragmens qui s'écartent dans tous les sens, en même tems que la capsule articulaire est ouverte et que du sang est épanché dans sa cavité. Ces complications rendent ordinairement très graves les suites de la maladie principale. En voici un exemple :

Un malade d'un âge avancé, affecté d'une

fracture de la rotule avec un écartement peu considérable, mais accompagnée d'accidens fâcheux, succomba, le mois de novembre dernier, au bout d'un temps assez long, à des symptômes cérébraux et entériques. La pièce anatomique fut examinée avec soin. Au premier abord, on distingue à peine la fracture; la rotule est mobile; le sillon formé par l'écartement, imperceptible à l'œil, est seulement sensible au doigt; celui-ci, porté de haut en bas, rencontre une gouttière que l'on peut parfaitement suivre; les mouvemens en travers font aussi reconnaître la mobilité de la totalité de l'os.

L'articulation étant ouverte, parut à l'intérieur d'un rouge foncé, remplie d'une matière sanguinolente et purulente, en assez grande quantité pour qu'on pût la recueillir avec un scalpel et la placer sur un drap; il y avait donc eu, dans cette partie, une inflammation terminée par exsudation. Quant à la présence du sang, elle pouvait tenir à la contusion occasionée lors de la fracture. La membrane synoviale était très rouge, et cette rougeur était due au développement des vaisseaux sanguins. Les cartilages étaient aussi enflammés. Ces désordres de l'articulation rendent suffisamment compte des symptômes auxquels le malade a succombé.

A la face interne de la rotule, on apercevait le sillon transversal, mais il était situé moins bas qu'à l'extérieur. L'os avait été par conséquent fracturé en travers de bas en haut et d'avant en arrière. Les deux fragmens étaient du reste unis intimément; rien ne s'était interposé entre eux; il ne restait pas de trace de la solution de continuité du côté du tibia, et du côté du péroné ces traces étaient fort légères.

De la conservation ou de la destruction de la couche fibreuse qui recouvre la rotule, résulte également une différence assez notable dans la facilité avec laquelle on peut maintenir les fragmens en rapport, et dans la solidité des parties après la guérison. En effet, cette couche fibreuse forme une espèce de gaîne, qui retient ces fragmens, s'oppose à un écartement immodéré, et sert, pour ainsi dire, de base à la substance qui doit les réunir plus tard. On conçoit avec quelle attention il faut par conséquent la ménager et éviter les mouvemens étendus que l'on se permet trop souvent dans l'intention de s'assurer de l'existence des solutions de continuité de l'os qu'elle protége.

Bien que la fracture verticale soit moins commune que les autres, les cas n'en sont pas très rares ; cependant il en est à peine question dans les traités de chirurgie les plus modernes. L'exemple le plus anciennement décrit, le seul peut-être qui l'ait été avec quelque précision, se trouve dans le traité de Lamotte. La fracture était le résultat d'une chute d'un lieu élevé ; les deux portions de l'os étaient légèrement écartées l'une de l'autre, bien que le membre fût à moitié fléchi ; il fut placé dans une extension complète, le genou enveloppé de compresses résolutives et d'un appareil médiocrement serré. La consolidation était parfaite au bout de vingt jours, et le malade reprit très promptement ses travaux ordinaires. Le cal était peu apparent.

Il y a près de vingt ans, M. Dupuytren reçut, dans ses salles, à l'Hôtel-Dieu, un homme de moyen âge, qui dans une chute d'un lieu très élevé s'était fracturé un grand nombre d'os; le genou droit était énormément contus et déformé. Le malade mourut le troisième jour de l'accident. L'examen du genou fit voir une fracture longitudinale de la rotule. Cet os était divisé en deux fractions presque égales; les fragmens très mobiles faisaient entendre une crépitation manifeste, et pouvaient être déplacés dans tous les sens; la capsule articulaire contenait une grande quantité de liquide sanguinolent.

Six mois s'étaient à peine écoulés, lorsqu'un homme fut apporté à l'Hôtel-Dieu. Il était ivre, une voiture l'avait renversé ; on voyait sur la jambe, le genou et la cuisse gauches, la trace du fer qui revêt la roue ; ce fer avait passé de haut en bas sur le membre, et la rotule était divisée dans le même sens. On constata la crépitation des fragmens, leur déplacement dans la direction transversale, et l'on y remédia par la position du membre et un bandage approprié. La guérison était prochaine, lorsque le malade fut atteint, sans cause connue, d'une pleuro-pneumonie qui l'emporta le vingtième jour après l'accident. Les parties lésées furent examinées avec beaucoup d'attention, et l'on trouva un cal bien formé, réunissant les fragmens et leur permettant à peine quelques mouvemens extrêmement bornés. Le rapport des surfaces articulaires était exact et tout annonçait que la guérison eût été parfaite en moins d'un mois.

Trois ans après, un homme vint à l'Hôtel-Dieu pour se faire traiter d'un ulcère variqueux à l'une des jambes. En examinant le membre malade, M. Dupuytren s'aperçut que la rotule offrait une largeur assez considérable et de plus une saillie verticale fort apparente. Rien de semblable ne se trouvait de l'autre côté. Interrogé sur les causes de cette difformité, le malade dit que quelques années auparavant il avait fait une chute, par suite de laquelle il avait eu la jambe et la cuisse brisées en plusieurs endroits. La rotule l'avait été également, et l'augmentation de son volume attestait que le cal avait acquis un développement considérable. Les mouvemens de cet os sur les condyles du fémur étaient faciles dans le relâchement des extenseurs de la jambe; mais alors on sentait le frottement d'une saillie assez prononcée contre les condyles du fémur. Il était évident que la fracture avait été verticale, et que cette consolidation assez irrégulière était le résultat des seules forces de la nature ou d'une position mal entendue des parties.

Voici encore un exemple non moins important d'une fracture de cette espèce.

Une domestique de dix-neuf ans, petite, brune, et d'une faible constitution, affectée depuis long-temps d'un catarrhe pulmonaire avec expectoration muqueuse très abondante, tombe, par accident, d'un second étage sur un vitrage grillé qui s'enfonce sous elle. Arrivée sur le pavé de la cour, elle se fait une plaie au genou gauche et une autre très légère à la tête. Elle se relève, mais sans pouvoir s'appuyer sur le membre blessé; on la transporte sur un lit; la plaie est réunie et pansée à sec. Amenée plus tard à l'Hôtel-Dieu, l'appareil fut enlevé, et l'on vit alors que la plaie n'était pas réunie, et que la rotule était fracturée verticalement en deux fractions inégales. Les parties contuses étaient le siége d'une infiltration sanguinolente très considérable; la suppuration était abondante, et la malade éprouvait des douleurs très aiguës dans toute l'étendue du membre.

L'état général était peu rassurant: la langue était effilée, rouge aux bords et à sa pointe, enduite d'une exsudation blanche à sa partie moyenne et à sa base, les idées peu nettes, la peau chaude et sèche, la soif vive; il y avait anorexie complète, insomnie qui ne cédait qu'à des potions opiacées. Du reste, le ventre était indolent, il n'y avait pas de diarrhée ; mais la toux était fréquente et forte, l'expuition abondante et seulement muqueuse. La malade succomba aux affections internes dont elle était atteinte.

Un certain nombre de fractures du même genre ont été plus récemment traitées par M. Dupuytren à l'Hôtel-Dieu. Il est donc démontré que ces sortes de fractures, passées sous silence dans presque tous les ouvrages, et dont l'existence a été mise en doute par beaucoup d'auteurs, ne sont pas rares ; et, d'un autre côté, les faits observés prouvent la justesse de ces assertions du professeur, qu'elles dépendent toujours de l'action directe de causes extérieures et qu'elles sont généralement accompagnées de plaies et de contusions plus ou moins graves, qui réclament une attention spéciale de la part des chirurgiens.

Le diagnostic des fractures de la rotule est généralement facile à établir. Lorsque cet os est brisé transversalement, si le sujet était debout, il tombe aussitôt et il ne peut se relever, ou, s'il essaie de le faire, il s'aperçoit à l'instant que le membre a perdu sa force et sa solidité ;

la marche devient impossible, il ne peut que se traîner à reculons, la jambe étendue, en se servant du membre opposé. Ces circonstances indiquent déjà l'existence de la fracture; mais en examinant le genou, on le trouve déformé, aplati, et en portant le doigt sur la rotule, il est aisé de sentir l'écartement qui existe entre les fragmens de cet os: le supérieur est entraîné en haut par les muscles dont il reçoit le tendon, tandis que l'autre est retenu dans le lieu qu'il occupe par son ligament inférieur. En étendant fortement la jambe, et en élevant la totalité du membre sur le bassin, on relâche les muscles de la partie antérieure de la cuisse, et l'écartement des fragmens disparaît presque en totalité. Si l'on saisit alors ces fragmens et qu'on les frotte l'un contre l'autre en sens contraire, on produit une crépitation sensible au tact et quelquefois à l'ouïe, qui achève de caractériser la lésion. L'engorgement survenu au genou n'est presque jamais un obstacle absolu à l'établissement du diagnostic; le peu d'épaisseur des tégumens et la mollesse de la tumeur permettent ordinairement d'arriver, sans trop de difficultés, jusqu'à la rotule et de reconnaître sa solution de continuité. Lorsqu'elle est oblique ou longitudinale, elle exige un examen plus minutieux pour être constatée, à raison du peu d'étendue de l'écartement des fragmens qu'aucune puissance musculaire ne tend à séparer. Cependant en mettant la jambe dans une demi-flexion sur la cuisse, on obtient, comme l'avait pratiqué Lamotte dans le cas que nous avons rappelé, une disjonction plus marquée des deux moitiés de l'os. Dans tous les cas, si des désordres graves, une tuméfaction considérable de l'articulation par exemple, s'opposaient à une appréciation positive, il n'y aurait plus ici les mêmes inconvéniens que dans d'autres genres de fractures, à diriger contre eux des moyens convenables, avant de procéder à la réduction.

D'après ce que nous venons d'exposer, continue le professeur, on concevra facilement quelles doivent être les bases du *Traitement* de ces fractures. Elles consisteront dans l'application de moyens propres à combattre les accidens qui les compliquent, et à procurer la réunion, la plus exacte possible, des deux parties de l'os divisé. Le repos du membre, les saignées locales et générales, les topiques émolliens, les boissons rafraîchissantes, suffisent généralement pour atteindre le premier but. Il est bien entendu qu'il ne faut pas perdre de vue l'état général du sujet, celui des organes digestifs, et sur-tout du cerveau, dont les fonctions sont assez souvent troublées par suite d'une commotion plus ou moins forte, ou, suivant l'idiosyncrasie individuelle, par l'effet de la blessure elle-même.

Quant à la réunion des fragmens dans la fracture transversale, leur écartement étant produit et incessamment accru par l'action des muscles extenseurs, dont le tendon s'insère sur le fragment supérieur, et par la plus ou moins grande flexion de la jambe, la première indication sera de neutraliser cette puissance musculaire et de placer le membre dans une position convenable. Cette position, une immobilité absolue jusqu'à parfaite consolidation du cal, et l'application d'un appareil contentif le plus propre, d'une part, à maintenir les fragmens dans un rapprochement exact, et de l'autre, à résister aux contractions des extenseurs résultant de mouvemens inconsidérés ou involontaires des malades, sont les conditions essentielles pour obtenir une réuunion parfaite. Voici en quoi consiste l'appareil de M. Dupuytren.

Il se compose : 1° d'un plan incliné formé d'oreillers superposés les uns aux autres, lequel doit s'étendre depuis le talon jusqu'à la tubérosité ischiatique, et qui a pour double but de s'opposer aux contractions des muscles fléchisseurs de la jambe, et de mettre, par la situation qu'il donne au membre, les muscles extenseurs dans un état de relâchement complet; 2° de deux compresses, longues d'environ vingt pouces sur quatre pouces de largeur, faites de toile écrue, épaisse, résistante; elles doivent être surfilées à leurs bords et à leurs extrémités; la première est percée de trois fenêtres à l'une de ses extrémités, les bords de ces ouvertures sont également surfilés; l'autre est divisée en trois lanières à son extrémité opposée; 3° de deux bandes, larges de trois travers de doigt, et longues de huit à dix aunes; 4° de quelques compresses graduées, d'une longueur de six à sept pouces sur une épaisseur de sept à huit lignes.

On commence par envelopper le pied de quelques tours de bande; on place sur la partie de ces tours correspondant à la face dorsale du pied, l'extrémité de l'une des deux compresses longues; on assujétit le tout avec des épingles et au moyen de deux ou trois nouveaux tours de bande, puis on étend la compresse de bas en haut sur la face antérieure de la jambe. Cela fait, on continue les tours de bande en remontant par des doloirs le long du membre, jusqu'au-dessous de la rotule; arrivé à ce point, on en rabat l'extrémité parallèlement à la jambe.

Tandis qu'un aide soulève alors fortement les muscles de la région postérieure de la cuisse, l'opérateur entoure celle-ci, à sa partie moyenne, de trois tours de la seconde bande; place ensuite l'extrémité de la seconde compresse longue sur sa face antérieure; l'y fixe par deux ou trois nouveaux tours; en rabat l'extrémité de haut en bas; fait encore deux ou trois tours circulaires, et continue ensuite l'emploi de la bande en doloirs, jusqu'au bord supérieur de la rotule; ce qui en reste est reployé sur la cuisse. On place alors, au-dessus et au-dessous de la rotule, les compresses graduées, et passant ensuite les lanières de l'une des compresses longues dans les fenêtres correspondantes de l'autre compresse, on rapproche les fragmens en exerçant des tractions sur les lanières. Enfin, on fixe les deux extrémités de ces compresses, l'une sur la cuisse et l'autre sur la jambe.

L'appareil étant ainsi appliqué, on place l'extrémité abdominale tout entière sur le plan incliné dont nous avons parlé. Son inclinaison se dirige du pied vers la tubérosité ischiatique. En d'autres termes, le point le plus élevé ou, si l'on veut, la partie la plus épaisse du plan formé par les oreillers, correspond au talon et à la partie inférieure de la jambe et son point le plus déclive ou sa partie la plus mince à la partie supérieure de la face postérieure de la cuisse. De cette sorte le talon se trouve beaucoup plus élevé que le genou et la cuisse.

On voit par cette description, continue le professeur, que l'appareil dont nous faisons usage se compose de quatre parties distinctes, exerçant chacune une action isolée, néanmoins liées les unes aux autres et formant un tout qui concourt à un but unique. La première, le plan incliné composé d'oreillers, est destinée à maintenir le membre dans une extension convenable; la seconde, appliquée sur la jambe et le pied, et la troisième sur la cuisse, sont chargées de supprimer et de prévenir les contractions musculaires dans toute l'étendue de l'extrémité abdominale; enfin, la quatrième maintient dans un rapprochement exact et continu les surfaces des deux moitiés de l'os fracturé. Cependant, bien que cet appareil présente des avantages incontestables, sanctionnés par l'expérience, il serait insuffisant, comme tous ceux que l'on pourrait imaginer, pour produire une soudure sans écartement, si les malades n'en secondaient les effets par leur docilité. Aussi doit-on avoir soin de leur recommander de tenir le membre dans une immobilité absolue. Il y a trois semaines environ, deux individus affectés de fractures de ce genre sont sortis guéris de l'Hôtel-Dieu; mais l'un, jeune homme turbulent, indocile, n'a cessé de faire des mouvemens et a enlevé plusieurs fois son appareil dans le cours du traitement : il lui est resté un écartement de près d'un pouce; l'autre au contraire qui a supporté avec beaucoup de courage et de patience les incommodités du repos et de la compression du bandage, ne présentait qu'une rainure si légère qu'elle aurait à peine reçu la tête d'une épingle ordinaire.

Ce fait et un grand nombre d'autres que M. Dupuytren a observés dans sa longue et vaste pratique, ne laissent aucun doute dans son esprit sur la possibilité d'obtenir une adhésion immédiate des fragmens par la production d'un cal osseux, si l'on parvenait à les maintenir en parfait contact pendant tout le temps nécessaire à leur consolidation.

Dans les cas les plus ordinaires, la réunion se fait au moyen d'une substance cellulo-fibreuse, qui se développe entre les pièces de la fracture. Astley Cooper et d'autres chirurgiens, dit le professeur, ont observé avec soin les fractures de la rotule et du col du fémur, et après avoir exposé ces os à l'action de la thérébentine, ils ont trouvé entre les fragmens une substance fibreuse ou fibro-cartilagineuse, transparente. A l'époque du voyage de ce célèbre chirurgien anglais à Paris, en 1829, je soumis à son examen des pièces où une réunion immédiate avait eu lieu et où l'on n'apercevait pas cette matière fibro-cartilagineuse. Sans doute on doit attribuer cette réunion au long espace qui s'était écoulé après la guérison : le cal avait eu le temps de devenir osseux. Observez, en effet, ce qui se passe dans les fractures verticales, et vous serez convaincus de la justesse de cette opinion. Dans ce cas, comme il n'y a pas d'écartement, le cal est toujours osseux au bout de six mois, un an. C'est donc cet écartement, produit par l'action des muscles, qui s'oppose à l'ossification, et lorsqu'on parvient à neutraliser cette action divergente, la réunion transversale est en tout semblable à la réunion longitudinale.

Mais quelque solide et bien appliqué que soit l'appareil contentif, son action s'affaiblit incessamment, et par le relâchement des liens qui le forment, et par l'affaissement des tissus qu'il comprime ; tandis que la puissance musculaire augmente dans la même proportion. D'un autre côté, la compression que le bandage exerce devient souvent insupportable aux malades, et l'on est obligé de le relâcher ou de le supprimer entièrement. Quelquefois elle produit des accidens graves, l'inflammation des parties, une tuméfaction et une tension excessives, et par suite la gangrène. Ces résultats ont lieu d'autant plus facilement que l'on a appliqué l'appareil à une époque plus rapprochée du moment de la fracture. Aussi, ajoute le professeur, doit-on avoir soin d'abord de le serrer modérément, et ensuite d'observer attentivement le malade, afin de pouvoir prévenir à temps les suites fâcheuses que nous signalons.

A l'appui de ces préceptes, nous citerons un fait assez récent dont on a publié l'histoire et qui a dû donner au chirurgien des regrets amers de ne les avoir pas suivis. Les faits frappent davantage l'esprit et l'on en conserve le souvenir.

Un homme de quarante-trois ans fait une chute sur le genou droit et se fracture la rotule; il est transporté dans l'un des hôpitaux de Paris (ce n'est pas l'Hôtel-Dieu). Le lendemain, l'articulation était considérablement tuméfiée et très douloureuse; cependant on applique un appareil ayant quelque analogie avec celui de M. Dupuytren; il est tellement serré que le soir même le malade ne pouvait plus supporter les souffrances qu'il lui causait; il passe la nuit dans l'agitation et en poussant des cris continuels : on n'en tient aucun compte à la visite du troisième jour, et ce n'est qu'au bout de quarante-huit heures, quatre jours après le pansement, que les cris violens et continus du malade décident le chirurgien à enlever l'appareil. Des ecchymoses s'étaient formées sur différens points de la jambe et du pied, déja on apercevait quelques taches brunes : on n'en réapplique pas moins un bandage tout aussi serré que le premier, mais l'état général du malade oblige enfin à le supprimer le lendemain. De nombreuses taches brunes existaient alors sur le dos du pied et sur la jambe; la gangrène se déclare, il survient du délire, la peau est chaude et pâle, bientôt la partie inférieure de la jambe devient froide, insensible, et tombe en putrilage. Le sixième jour de la fracture on ne conservait qu'un très faible espoir de sauver les jours du patient en sacrifiant le membre. Le chirurgien de l'hôpital pratique alors l'amputation de la cuisse et réunit immédiatement. Mais le malade succombe le lendemain.

Voici quel était l'état des fragmens et du travail qui s'était opéré pendant les seize ou dix-sept jours qui avaient suivi le moment de la fracture. Celle-ci était transversale ; les deux fragmens étaient écartés d'un pouce l'un de l'autre; ils conservaient des rapports entre eux par la continuité du grand tendon des extenseurs, qui par conséquent n'avait pas été divisé, et par de petits liens fibreux qui se portaient de l'une à l'autre partie de l'os, et qui provenaient de l'intérieur même de la rotule et non de ses surfaces. On avait pris d'abord ces espèces de brides pour des productions nouvelles, mais on fut bientôt désabusé en comparant leur résistance avec le peu d'ancienneté qu'il aurait fallu leur supposer. Les surfaces fracturées ne présentaient pas d'aspérités. Elles semblaient avoir été adoucies ou détruites par l'absorption. Entre les deux fragmens existait une substance rougeâtre, dont la consistance augmentait à mesure qu'on approchait des surfaces fracturées. Dans ce point, elle était presque d'une consistance cartilagineuse et paraissait déjà faire corps avec la rotule.

Le traitement des fractures verticales n'exige pas moins que les autres, le repos, l'immobilité et le relâchement complet des muscles. On a conseillé, dit le professeur, d'après des vues théoriques, de faire contracter le triceps fémoral, afin de rapprocher les deux portions de la rotule divisée en long. Cette pratique est mauvaise, et l'expérience prouve qu'en faisant saillir l'articulation, les fragmens sont écartés l'un de l'autre, probablement par suite de la disposition anatomique des surfaces osseuses et de l'insertion de la capsule articulaire autour de ces mêmes fragmens. La tension des parties molles ne convient pas mieux dans ce cas que pour la réunion des plaies longitudinales des muscles. Ces idées, purement spéculatives, ne sont nullement justifiées par les résultats pratiques. Le meilleur procédé consiste, au contraire, à les maintenir dans le plus grand état de relâchement possible, et ce principe est applicable à toutes les lésions analogues. D'ailleurs, l'état passif est le seul qui soit supportable : il ne faut pas perdre de vue que les malades cessent bientôt de pouvoir soutenir un effort de contraction permanente.

Le membre, continue le professeur, sera donc tenu un peu élevé sur des oreillers, et protégé par un cerceau contre la pression des couvertures. Dans cette position, les fragmens ne peuvent s'écarter l'un de l'autre, et le travail pour la formation du cal s'opère avec régularité.

Dans ces sortes de fractures, comme dans

celles du col du fémur, par exemple, la consolidation du cal s'opère dans l'intervalle de 60, 80 jours, et même plus. A cette époque, si l'état des parties molles le permet, on ne doit pas s'opposer à ce que le malade prenne un léger exercice; car la disposition des fragmens ne laisse plus aucune crainte sur l'alongement ou la déformation du cal. D'ailleurs, par l'application d'une genouillère ou d'un simple bandage roulé, on pourra donner à l'articulation un degré de solidité capable de résister à toutes les atteintes. Du reste, l'expérience et l'observation démontrent que par un séjour beaucoup plus prolongé au lit, on obtient la formation d'une cicatrice osseuse, presque imperceptible et plus ferme; en un mot, que l'étendue de la rainure ou de l'écartement qu'on observe après la formation du cal, est en raison inverse de la prolongation de ce moyen. Citons-en un exemple : Un homme s'étant fracturé comminutivement la rotule dans une chute, et en même temps la partie supérieure du fémur et le crâne, fut obligé de rester cinq mois au lit. On appliqua pendant un mois à six semaines un appareil contentif ordinaire, renouvelé aussi souvent que le relâchement des bandes l'exigeait. Au bout des cinq mois, la rotule était si exactement et si solidement réunie, qu'il ne restait aucune trace appréciable de la solution de continuité; on sentait seulement des inégalités légères et fort dures à sa surface.

ARTICLE XIII.

CONSIDÉRATIONS GÉNÉRALES SUR LE TRAITEMENT DES FRACTURES DES EXTRÉMITÉS.

Description et mode d'application des bandages.

Il n'est peut-être aucune maladie chirurgicale qui exige, de la part du praticien, la connaissance d'un plus grand nombre de détails, que les fractures en général. Il ne lui suffit pas, en effet, d'être à même d'en établir le diagnostic et d'appliquer les moyens qui forment la base principale du traitement; il faut encore qu'il connaisse les règles de conduite qu'il devra adopter suivant les différentes espèces de complications, la nature des accidens, les circonstances diverses de la lésion. Mais, s'il est véritablement instruit, il ne dédaignera pas de descendre dans des soins que le vulgaire considère comme trop minutieux et trop peu importans, et dont la négligence ou l'oubli entraîne néanmoins si souvent les suites les plus fâcheuses. Ainsi, les précautions à prendre pour dépouiller le malade de ses vêtemens et pour le transporter d'un lieu à un autre, afin de lui éviter de cruelles souffrances et de ne pas agraver les désordres des parties molles qui peuvent exister, la situation dans laquelle il doit être placé, la forme et le degré de mollesse ou de dureté que doit avoir le lit sur lequel il reposera pendant la durée du traitement, la manière dont il faut procéder aux pansemens et à l'application des appareils, les moyens de s'assurer de la consolidation du cal, les recommandations que l'on doit adresser aux malades à cette époque, sont toutes choses dont l'expérience a démontré l'utilité et qui fixeront particulièrement son attention. Dans une leçon remarquable, M. Dupuytren est entré, à ce sujet, dans des considérations d'un grand intérêt, dont nous allons reproduire les principaux chefs en présentant la description des appareils dont il fait usage pour les fractures des extrémités.

En général, M. Dupuytren emploie pour toutes les fractures de la jambe et de la cuisse le même appareil. Il est bien entendu qu'il ne s'agit point ici des fractures de l'extrémité inférieure du péroné.

Toutes les fois que la fracture a son siége sur l'extrémité thoracique, et qu'elle n'est pas accompagnée de plaie, le bandage roulé est employé de préférence. Quelques compresses sont placées en travers du membre, à la hauteur du point fracturé, par-dessus des attelles en fer-blanc, en carton ou en bois.

Dans le cas où la fracture existe à l'humérus, le malade est assis sur son lit; on applique une, deux ou trois compresses sur lesquelles on fait quelques tours de bande; d'autres compresses sont encore placées au-dessus et au-dessous, puis on met sur les quatre faces du membre des attelles qui ne doivent pas empiéter sur les saillies osseuses articulaires : une bande les assujétit.

Lorsque la fracture affecte les os de l'avant-bras, les pièces nécessaires sont : une bande longue de quatre ou cinq aunes, des compresses graduées, deux attelles de la longueur de l'avant-bras, ou même un peu plus longues, mais sur-tout plus larges.

Le malade étant assis ou couché, les quatre doigts de la main sont saisis par un aide, un autre prend le bras à sa partie inférieure; l'avant-bras étant tenu un peu fléchi sur le bras, on procède à l'extension.

Le chirurgien, au moyen de pressions ménagées sur les faces antérieure et postérieure de l'avant-bras, refoule les muscles extenseurs et fléchisseurs dans l'espace interosseux, auquel il rend ainsi ses dimensions naturelles, les fragmens du radius s'écartant de ceux du cubitus; puis les quatre doigts et les métacarpiens sont enveloppés de tours de bande jusqu'au poignet; celle-ci est ensuite remise à un aide; des compresses graduées, d'une largeur proportionnée, et trempées dans l'eau végéto-minérale, sont appliquées sur les faces dorsale et palmaire et doivent quelque peu empiéter sur le poignet, sur le carpe et le métacarpe et sur les tubérosités humérales. Les deux attelles étant posées par-dessus, la bande du poignet est reprise des mains de l'aide, et le bandage roulé est continué sur l'avant-bras, du poignet jusqu'au coude. On a ainsi augmenté le diamètre antéro-postérieur, et l'espace interosseux nécessaire aux mouvemens de rotation est conservé.

Si la fracture de l'avant-bras est compliquée de plaie, on fait usage de l'appareil à bandelettes de Scultet ou de tout autre analogue.

Dans la fracture du radius, M. Dupuytren joint à l'appareil ordinaire une attelle qu'il appelle cubitale; elle consiste en une lame de fer, courbe à son extrémité inférieure, et dans la concavité de laquelle existe plusieurs boutons. L'extrémité supérieure de cette tige métallique est assujétie contre le bord cubital de l'avant-bras. On place entre le coté interne du poignet et la convexité de l'attelle une compresse pliée en plusieurs doubles, pour les éloigner l'un de l'autre; on ramène alors la main vers l'attelle en embrassant le bord radial de la première dans une anse formée par une compresse matelassée, que l'on place entre le pouce et la base de l'indicateur et dont les deux extrémités, figurées par deux rubans de fil, sont nouées sur la seconde et arrêtées sur l'un des boutons qu'elle présente.

Lorsque l'olécrane est fracturé, M. Dupuytren préfère à l'appareil ordinaire le bandage unissant des plaies en travers; comme dans l'extension du membre, le fragment supérieur ou l'olécrane est le seul qui tende à se déplacer, on ne met de compresses graduées qu'au-dessus de cette apophyse. Le professeur se sert aussi de l'attelle antérieure; mais celle qu'il emploie est droite.

Le bandage de Scultet est presque exclusivement employé par M. Dupuytren dans les fractures de la jambe et de la cuisse, où le bandage roulé ne saurait être maintenu et se déplacerait à chaque instant. Voici de quelles pièces il se compose :

1° De plusieurs oreillers; 2° de plusieurs draps; 3° de liens; 4° d'un drap fanon; 5° d'un bandage à bandelettes; 6° de compresses transversales; 7° de compresses longitudinales; 8° de compresses graduées, pour le cas où il y aurait saillie des os; 9° d'un linge troué, enduit de cérat, de charpie ou de diachylon, s'il y a plaie; 10° de coussins de balles d'avoine; 11° d'attelles dites immédiates; 12° d'attelles dites médiates; 13° d'un bandage de corps;

14° d'un sous-cuisse et d'un sous-pied. Examinons successivement les usages de chacune de ces pièces.

Les oreillers sont destinés à recevoir le membre fracturé; leur premier avantage est de s'opposer, en le tenant soulevé, à toute fluxion ou stase sanguine ou séreuse; il s'y creuse une gouttière qui le maintient et l'empêche de rouler sur le matelas.

Les draps ployés en plusieurs doubles sont placés sur les oreillers, afin que ceux-ci ne soient contaminés ni par le sang, ni par le pus; cette précaution est sur-tout nécessaire dans les hôpitaux où, sans elle, les oreillers salis et pénétrés de pus ou de sang, deviendraient bientôt des foyers d'infection.

Sur les draps, sont étendus les liens destinés à fixer toutes les pièces de l'appareil, et à ne faire qu'un seul corps du bandage. Ils sont au nombre de trois pour la jambe, de trois pour la cuisse, de six pour la jambe et la cuisse.

Le drap fanon doit être d'une largeur égale à la longueur du membre et ployé en double. Il est mis en travers sur les liens, et destiné à recevoir les attelles sur ses extrémités, et à les soutenir.

Sur le drap fanon sont placées les bandelettes, qui forment ce qu'on appelle le bandage à dix-huit chefs, réunies ou séparées. S'il y a plaie, et que du pus ou du sang s'écoule, elles doivent être séparées, afin qu'on puisse les changer isolément, lorsqu'elles sont tachées. Ce changement s'opère avec facilité et de la manière suivante : Une bandelette propre est attachée à l'extrémité de celle qui est salie, au moyen d'une épingle dont la tête sera tournée du côté du membre, afin que celui-ci ne soit pas blessé lorsqu'on enlèvera la bandelette sale ; on attire ensuite cette dernière que suit la nouvelle qui la remplace.

Si la fracture est sans complication de plaie, les bandelettes sont unies dans le milieu, au nombre de neuf, dix, onze ou douze, et à recouvrement ; c'est-à-dire que la première doit être recouverte à moitié par la seconde, la seconde par la troisième, et ainsi de suite. Pour les appliquer, on procédera de bas en haut ; car si on commençait par la partie supérieure, l'appareil ferait de nombreux godets, ce que l'on doit soigneusement éviter. Les bandelettes doivent être assez longues pour ſaire près de deux ſois le tour du membre.

Les compresses en travers, qui doivent l'envelopper, sont placées, la plus profonde à la partie la plus élevée, et ployées en double seulement; car en trois, leur application serait plus difficile. Elles doivent avoir la même longueur que les bandelettes.

S'il y a plaie, il ſaut pouvoir renouveler les compresses sans changer l'appareil. C'est dans ces cas qu'on apprécie les avantages de la compresse longitudinale que l'on peut retirer quand elle est salie.

Des compresses de ſorme variée, ordinairement carrées et au nombre de deux, trois, quatre ou plus, sont ensuite appliquées autour du membre.

Il n'est pas moins utile de placer des compresses graduées sur la longueur ou la largeur de l'extrémité. Si le tibia, par exemple, est ſracturé, et que les ſragmens ſassent saillie en dehors, elles seront mises sur les côtés et en long; ou en travers si le ſragment supérieur fait saillie en avant.

C'est aussi dans ces sortes de cas, que sont nécessaires, dit le professeur, les attelles que j'appelle immédiates, parce qu'elles agissent directement sur les fragmens par l'intermédiaire seul des compresses graduées. Ces attelles seront faites de carton ou en bois léger; si elles étaient inflexibles, elles blesseraient les parties. Il ne faut pas oublier qu'on ne doit jamais les placer immédiatement sur les fragmens sans interposer entre elles et ces derniers une ou deux compresses graduées.

Lorsque tout se trouve ainsi disposé, on applique les compresses transversales, et ensuite les bandelettes autour du membre, en ayant soin de les diriger un peu obliquement en avant, et de manière à ce qu'elles se recouvrent les unes les autres.

Alors vient le tour des attelles médiates, roulées de chaque côté dans les extrémités du drap fanon.

Entre elles et le membre, on place des coussins de balles d'avoine; leur longueur doit être un peu supérieure à celle du membre, leur largeur de cinq à six pouces sur un pouce et demi ou deux pouces d'épaisseur. On a soin de les modeler sur la forme du membre en diminuant l'épaisseur de leurs parties qui correspondent à la convexité de celui-ci, en augmentant au contraire celles qui répondent à sa concavité.

C'est alors que l'appareil est converti en une seule pièce par des liens que l'on noue sur l'attelle externe, du côté où doit être placé l'opérateur, et par des nœuds simples, surmontés d'une rosette.

Un sous-pied fait avec une compresse longue ou une semelle portant des liens que l'on vient attacher sur les côtés du drap fanon, maintiennent le pied dans une position fixe.

Enfin, des cerceaux sont placés sur l'extrémité de manière à la préserver du poid des couvertures. Mais ce n'est pas tout encore. Pour empêcher les mouvemens de la totalité du membre, un drap ployé en cravate, c'est-à-dire dont on a d'abord reployé deux extrémités l'une vers l'autre, puis reployé encore chaque côté sur ces extrémités, est fixé d'un côté du lit; la pièce vient ensuite passer sur la cuisse ou la jambe, suivant que l'une ou l'autre est fracturée, et l'autre extrémité est fixée du côté opposé du lit. Si la fracture est à la cuisse, on place encore autour du bassin un bandage de corps, qui embrasse les deux hanches et l'extrémité supérieure de l'attelle externe. M. Dupuytren fait remarquer que si on négligeait cette précaution et que la fracture existât à la partie supérieure ou au col du fémur, le malade ne guérirait pas sans une courbure de l'os.

Le bandage appliqué de la manière que nous venons de décrire, est d'une solidité extrême et ne se dérange même pas lorsque les malades ont du délire.

Ajoutons à ces détails, continue le professeur, que le lit sur lequel est placé le patient ne doit pas avoir trop de mollesse; il sera égal partout, car s'il était convexe, le malade pourrait se déplacer; il sera fait de sommiers de crin ou de matelas fermes, et garni d'alèzes, soit pour soulever le malade, soit pour prévenir toute souillure. Enfin, il n'aura ni dossier à la tête, ni pieds élevés.

Après vous avoir décrit les pièces qui composent les bandages et la manière de les appliquer, ajoute le professeur, je crois devoir appeler votre attention sur les soins que la situation du malade exige immédiatement après l'accident. S'il est apporté sur un brancard, il ne faut pas se hâter de l'enlever; on doit le deshabiller là, et faire avant tout préparer le lit et y disposer l'appareil; on doit fendre les bottes, les bas, et non les tirer intacts, pour éviter toute secousse, tout tiraillement douloureux; laver le membre, afin de n'avoir pas à le faire dans le lit que l'on salirait. Ces soins étant donnés, un aide prend le malade à brasse-corps, un autre soutient les deux extrémités, et l'opérateur ou, en son absence, une autre personne se charge de soutenir et de transporter le membre fracturé. De cette manière le malade est soulevé avec soin et placé sur le lit; l'oreiller doit être peu élevé, afin qu'il ne glisse pas vers les pieds, assez néanmoins pour que la tête ne se renverse pas en arrière, et qu'il ne soit point exposé à des congestions sanguines.

Pour l'application du bandage, l'opérateur est au côté externe du membre fracturé; un aide, placé au côté interne, est chargé exclusivement de lui présenter chaque pièce de l'appareil. Un autre aide tient le pied en le saisissant de la main gauche en avant et sur le coude-pied, en arrière de la main droite entre le pouce et les doigts, sur les côtés du talon. Un troisième aide, à la hauteur du genou ou de la hanche, suivant le lieu de la fracture, pose les mains sur les côtés des condyles du fémur ou du tibia, en évitant de presser sur les vaisseaux ou les nerfs poplités; car s'il y avait une plaie, cette compression ferait couler le sang. Alors des compresses trempées dans l'eau végéto-minérale ou tout autre liquide résolutif, sont tenues, à deux de leurs angles par l'opérateur, aux deux autres, par le premier aide, et étendues sur le membre, en évitant de faire des plis. S'il y a plaie, on la recouvre, soit de diachylon gommé, soit d'une compresse enduite de cérat et trouée, sur laquelle on place de la charpie. Enfin, les diverses pièces de l'appareil sont disposées successivement de la manière que nous avons indiquée plus haut.

S'il n'y a pas de plaie, on doit procéder, dès le lendemain, à un nouveau pansement et lever l'appareil; car on a vu quelquefois, dit M. Dupuytren, survenir en vingt-quatre heures un gonflement considérable et la gangrène. Dès lors on le visitera tous les cinq à six jours, si le malade n'éprouve pas de douleurs; plus souvent s'il en éprouve. Quant à la durée du traitement, en général l'appareil sera maintenu vingt-huit à trente jours chez les enfans, quarante jours chez les adultes, beaucoup plus long-temps chez les vieillards. On ne doit l'enlever que lorsque la consolidation paraît complète.

Pour s'assurer de cette consolidation, l'opérateur saisit les deux fragmens de l'os fracturé et cherche avec prudence à leur faire exécuter quelques mouvemens : si le cal cède, on doit réappliquer aussitôt le bandage ; s'il résiste, on ne le réappliquera pas, mais on le laissera déployé pendant trois ou quatre jours à côté du membre.

A cette époque, il ne faut pas permettre au malade de marcher immédiatement, car le cal pourrait céder au poids du corps ou à l'action des muscles ; il devra encore garder le repos au lit pendant dix, douze ou quinze jours ; ensuite, on le fera tenir assis sur son lit ou sur un fauteuil, le pied placé sur un oreiller et le membre contenu dans un bandage roulé, pendant trois semaines environ. Plus tard il devra s'aider de béquilles, et les béquilles seront garnies de drap, afin qu'elles ne glissent pas sur le sol. Le malade habitera, s'il est possible, une chambre au rez-de-chaussée, évitera de marcher sur des pavés inégaux, et se promènera dans des allées sablées.

J'ai cru devoir insister sur ces détails minutieux et vulgaires en apparence, dit le professeur en terminant, parce que l'expérience nous a appris combien il importe aux praticiens de les connaître, et combien néanmoins ils sont généralement mal compris et plus souvent encore mal appliqués.

ARTICLE XIV.

DE L'EXCISION DES BOURRELETS HÉMORRHOÏDAUX.

L'extrémité inférieure du rectum est, chez un grand nombre de personnes, le siége de tumeurs sanguines auxquelles on a donné le nom d'hémorrhoïdes.

Ces tumeurs peuvent exister toute la vie sans occasioner une gêne considérable; mais souvent aussi elles sont la cause d'accidens graves qui compromettent les jours du malade, et qui se termineraient infailliblement par la mort, s'ils n'étaient combattus. Le célèbre Copernic et Arius succombèrent à une hémorrhagie, suite d'une rupture des hémorrhoïdes. Bordeu, Benjamin Bell rapportent des faits d'écoulemens qui ont été également funestes. Cette issue fatale avait été observée par les anciens. Aussi, dit M. Dupuytren, avaient-ils proposé différens traitemens contre cette affection, et entre autres les ligatures. Hippocrate, dans son livre *de ratione victûs in acutis*, recommande d'embrasser les hémorrhoïdes avec un fil de laine épais et solide. Vous lierez, ajoute-t-il ainsi, toutes les tumeurs, à l'exception d'une seule; vous ne les couperez pas, mais vous hâterez le moment de leur chute par des topiques appropriés. Paul d'Egine donne le même précepte. Celse pense qu'il faut entamer avec l'ongle ou le scalpel les tumeurs ligaturées. Je ne rapporte ici ces différentes opinions, continue le professeur, que pour vous prouver que les anciens connaissaient bien les dangers des hémorrhoïdes.

Avant de passer en revue les procédés employés contre ces tumeurs, il ne sera pas inutile de dire un mot de leur nature, d'indiquer leur structure anatomique et les cas où il convient d'appliquer le traitement dont je vais parler dans cette leçon.

Relativement à leur nature, beaucoup d'opinions ont été émises. Les uns, comme Montègre, veulent que l'écoulement sanguin ne vienne ni des artères, ni des veines, mais bien de capillaires intermédiaires à ces deux ordres de vaisseaux. Laënnec, Abernethy les ont regardées comme le résultat de la formation de nouveaux vaisseaux. Suivant Duncan, Le Dran, Cullen, MM. Récamier et Delaroque, elles seraient constituées par des kystes dans lesquels le sang artériel serait versé. Enfin, Stahl, Alberti, Vésale, Morgagni, J.-L. Petit, Pinel, Boërhaave, les considèrent comme des veines dilatées, véritables varices, et telle est aussi notre opinion.

Si nous examinons maintenant la composition des bourrelets hémorrhoïdaux, dit M. Dupuytren, nous trouvons qu'ils doivent être distingués en internes et en externes.

Les bourrelets internes, recouverts par la muqueuse de couleur violacée, forment, dans le rectum, une espèce de cloison. Ils présentent entre eux des sillons qui facilitent leur isolement, et que l'inflammation fait quelquefois disparaître. Le tissu même de cette membrane offre des renflemens veineux, comme des têtes d'épingles, qui, lorsqu'ils sont incisés, laissent écouler du sang veineux, ce qui lui donne un aspect spongieux. La muqueuse enlevée, on aperçoit de fausses membranes organisées, ou une tunique cellulaire; enfin, la membrane musculeuse constitue la tunique la plus externe. Des troncs artériels volumineux sont souvent appliqués sur eux.

Les bourrelets externes qui forment une espèce de couronne autour de l'anus, sont composés : 1° à l'extérieur, en grande partie par le rectum et un peu par la peau; 2° par les fausses membranes qui existent souvent dans les bourrelets internes, ou par la tunique nerveuse qui semble alors se continuer avec le *fascia superficialis;* 3° par les veines dilatées qui constituent les hémorrhoïdes; 4° par le sphincter externe qui en embrasse le pédicule et envoie constamment de ses fibres sur elles; 5° par des filamens nerveux qui rampent à leur surface; 6° enfin, par de la graisse qui est quelquefois placée entre la peau et ces tumeurs.

Ces dispositions connues, voyons, continue le professeur, dans quels cas la maladie doit être abandonnée à elle-même ou combattue par des moyens chirurgicaux.

Il est évident qu'il serait contre toutes les règles de chercher à guérir l'affection hémorrhoïdale chez les individus affaiblis par une maladie organique des intestins, du foie et spécialement des poumons. Il est, en effet, d'observation que, chez certains sujets qui présentaient des signes pathognomoniques de la phthysie, l'action destructive de cette maladie a été suspendue pendant plus ou moins long-temps par la présence des hémorrhoïdes, et que, par suite de leur suppression inopportune, le mal a repris toute son énergie.

Chez les femmes enceintes, souvent vers les derniers temps de la grossesse, ou par les efforts de l'accouchement, on voit se développer des tumeurs hémorrhoïdales : elles tiennent, dans ce cas, à une cause évidente et disparaissent avec elle.

Ajoutons encore que lorsque ces hémorrhoïdes ne sont pas dégénérées dans leur tissu, qu'elles ne donnent pas lieu à des hémorrhagies, à des pertes abondantes de sérosité purulente qui jettent les malades dans un état d'anémie profonde et caractéristique, les moyens chirurgicaux ne sauraient être conseillés pour remédier aux accidens, ou plutôt aux incommodités qu'elles occasionent; les antiphlogistiques suffisent pour les dissiper. Mais, dès que la vie des malades peut être menacée prochainement ou de loin, dès que ces incommodités sont assez graves pour exiger un prompt secours, que les hémorrhoïdes sont dégénérées, les antiphlogistiques ne sont plus suffisans; et nul autre moyen préférable à l'excision, dit M. Dupuytren, ne saurait être mis en usage avec succès. C'est donc de ces hémorrhoïdes dégénérées, et nécessitant une opération, qu'il sera question dans cet article.

Ces deux sortes d'hémorrhoïdes, les unes internes, les autres externes, peuvent, ou non, se rencontrer simultanément; elles forment une réunion de tubercules disposés en cercle, soit au dehors, soit au dedans de l'anus; et cette disposition leur a fait donner, par M. Dupuytren, le nom de *bourrelets hémorrhoïdaux interne et externe*. L'externe se reconnaît à une rangée circulaire de tubercules lisses et arrondis, d'une couleur brunâtre à l'extérieur où ils sont recouverts par la peau, d'un rouge vif à l'intérieur où la membrane muqueuse forme leur enveloppe; rarement ulcérés sur leur face externe, ils le sont fréquemment, au contraire, à leur face interne, et donnent lieu à des hémorrhagies plus ou moins abondantes, à des écoulemens purulens ou séro-purulens qui tendent à affaiblir les malades.

L'interne, situé au-dessus de l'anus, et souvent étranglé par les sphincters, par suite de son engorgement ou de la chute de la membrane interne du rectum (complication fréquente des tumeurs hémorrhoïdales) donne lieu aux même accidens, et se reconnaît à la teinte d'un rouge vif des tubercules. Ces deux bourrelets se présentent quelquefois en même tems chez le même sujet.

Les individus, atteints de cette maladie, marchent avec peine dans les rues; arrêtés à chaque instant par la vivacité des douleurs, on les voit, ou porter les mains à leur derrière, ou s'asseoir sur toutes les bornes, dans le dessein de faire rentrer leurs hémorrhoïdes; quelques-uns se frottent dans le même but contre les murailles; mais ces moyens ne leur procurent qu'un soulagement momentané, et le retour des douleurs suit bientôt la nouvelle saillie du bourrelet.

Plus ou moins épuisés par l'abondance et la fréquence des hémorrhagies ou des écoulemens séro-purulens, les malades maigrissent, leur peau devient pâle, décolorée, blafarde, semblable à de la cire; ils ont l'aspect de sujets épuisés par d'autres hémorrhagies, ou par des suppurations abondantes; ils tombent souvent dans un état de tristesse, de mélancolie profonde; leurs facultés intellectuelles s'affaiblissent, et souvent on les voit attenter à leur vie. Cependant la dégénérescence locale fait des progrès, une affection squirrheuse de l'anus et de la partie inférieure du rectum se déclare, et la mort serait le terme de ces progrès ou le résultat de ces pertes abondantes, si on ne s'y opposait efficacement.

C'est donc alors qu'il faut recourir, dit M. Dupuytren, aux procédés opératoires. Mais à quel procédé donnerons-nous la préférence? Pour obtenir la cure radicale des hémorrhoïdes, on s'est servi tour à tour de la compression, de la ligature, de la cautérisation, de la rescision et de l'excision.

Discutons sucessivement la valeur de ces différens moyens. On conçoit qu'on pourrait atrophier, flétrir les hémorrhoïdes par la compression, mais le lieu ne lui est point favorable; aussi est-elle abandonnée. La ligature, ainsi qu'on l'a vu, a été très anciennement pratiquée : ses inconvéniens sont graves puisqu'elle expose à l'inflammation, à des douleurs insupportables et quelquefois à la mort, ainsi que le célèbre J.-L. Petit en a rapporté un exemple. La cautérisation a été fréquemment mise en usage. D'une utilité incontestable quand elle est unie à l'excision, elle causerait d'atroces douleurs et pourrait exposer à de grands dangers, si elle avait lieu sur des tumeurs volumineuses, étendues, qui nécessiteraient l'action prolongée du fer incandescent. La rescision a été vantée par plusieurs praticiens. Elle consiste à ébarber avec des ciseaux les tumeurs hémorrhoïdales ; mais il semble qu'un procédé qui expose aux hémorrhagies, qui laisse subsister les tumeurs, et qui provoque l'inflammation, ne peut justifier la préférence qu'on lui a quelquefois accordée. Reste donc l'excision, continue le professeur, que nous employons avec le plus grand succès. Disons maintenant comment elle doit être pratiquée ; nous parlerons ensuite de ses inconvéniens, de ses dangers et des moyens d'y remédier.

Une fois le diagnostic établi et l'opération décidée, on fait coucher le malade sur le bord de son lit et sur le côté, ou sur les coudes et les genoux, les deux jambes étendues, ou mieux encore, l'une d'elles fléchie fortement sur la cuisse et l'autre étendue. Si le bourrelet est interne, on lui recommande de faire des efforts violens, comme pour aller à la garde-robe; de cette manière, il fait saillie; on le saisit avec des pinces à large mors, pendant qu'un aide écarte les fesses, et avec des ciseaux longs, courbes sur le plat, et dont le modèle a été donné par nous, en quelques coups les tubercules sont excisés; cette manœuvre offre peu de difficultés. Nous avons pour règle de conduite, ajoute M. Dupuytren, de n'exciser qu'une portion de la tumeur saillante au-dehors; car si on l'enlevait en totalité on s'exposerait à de graves hémorrhagies, et à un rétrécissement consécutif de l'anus. En agissant ainsi, on laisse, en apparence, une masse assez considérable à la marge de l'anus, qui pourrait faire croire qu'on n'a point emporté une quantité suffisante du bourrelet; mais avec la cicatrisation tout rentre dans l'ordre et l'ouverture revient à l'état normal. C'est ce qui arrive également dans l'excision des amygdales.

L'excision du bourrelet hémorrhoïdal interne est moins facile : pour en déterminer la saillie à l'extérieur de manière à pouvoir le saisir et l'emporter en entier, on doit d'abord faire placer les malades sur un bain de siége chaud, les engager à faire de grands efforts d'expulsion ; dès qu'il est sorti, il faut qu'ils se couchent promptement sur le lit, dans la position recommandée ci-dessus, et que l'opérateur, rapide à le saisir, ne lui donne pas le temps de rentrer, et l'excise aussitôt en entier.

Avant l'opération, M. Dupuytren a coutume de faire prendre un doux laxatif et un lavement ; nous verrons plus loin quels sont les motifs de ces précautions.

L'excision n'est pas sans danger et sans inconvéniens, mais ces inconvéniens sont peu à redouter et les dangers peuvent être heureusement prévenus par suite des précautions mises en usage.

Le danger est tout entier dans l'hémorrhagie qui peut en être la suite ; lorsque le bourrelet est externe, le sang jaillit au dehors, l'hémorragie est aussitôt reconnue, et on l'arrête aisément au moyen de la cautérisation. C'est aussi à la cautérisation avec le fer incandescent qu'il faut avoir recours quand le bourrelet est interne ; mais ici l'application du cautère est plus difficile, et l'hémorrhagie pourrait être plus facilement méconnue. Ce qui la décèle aux yeux d'un chirurgien attentif et éclairé, c'est un sentiment de chaleur que le malade éprouve dans le ventre et qui semble remonter peu à peu, à mesure que le sang s'accumule dans les intestins; ou bien il ressent des coliques, et toujours un sentiment douloureux particulier, une sorte de ténesme. Le ventre acquiert de la sensibilité, sur-tout vers le flanc et la fosse iliaque gauches. La respiration est pénible, entrecoupée; le pouls d'abord intermittent, irrégulier, devient petit et fréquent. La peau se décolore; le visage se couvre d'une sueur froide. A l'inquiétude que le malade témoigne succède bientôt le désespoir, et il l'exprime par des discours sinistres; le plus souvent se joignent à cette anxiété des rapports, des envies de vomir ou des vomissemens, des contractions convulsives des membres, des vertiges, etc.

Une fois cet accident déclaré et reconnu, il faut se hâter de faire évacuer le sang contenu dans les intestins, en recommandant aux malades de faire des efforts comme pour aller à la selle, et en administrant aussitôt un lavement froid; ces efforts d'expulsion amènent toujours la plaie au-dehors, et au moyen d'un cautère chauffé à blanc, que M. Dupuytren a fait construire exprès, et qu'il nomme *cautère en haricot*, ou d'un autre qu'il appelle *en roseau*, on cautérise le lieu d'où le sang sort en jet; ce moyen suffit toujours pour arrêter l'hémorrhagie, et jamais, dit le professeur, je ne l'ai vu suivie d'un effet dangereux. Chaque fois, au reste, que je pratique une de ces opérations, j'ai soin de laisser auprès du malade un aide intelligent, qui, aux premiers indices d'une hémorrhagie, soit interne, soit externe, applique le cautère et prévient tout danger.

M. le docteur Marx, ajoute M. Dupuytren, m'a posé la question de savoir, si l'on ne devrait pas *cautériser toujours et dans tous les cas, immédiatement après l'opération*, plutôt que de courir les chances d'une hémorrhagie interne, qui présente les graves dangers que nous vous avons signalés. Je le crois, car il résulte de la récapitulation du grand nombre d'extirpations d'hémorrhoïdes que j'ai faites, tant à l'hôpital qu'en ville, que cette hémorrhagie interne consécutive est survenue chez les deux cinquièmes des opérés qui n'avaient pas été cautérisés; jamais, au contraire elle n'a eu lieu chez ceux qui l'avaient été. La question serait donc de décider si les inconvéniens de la cautérisation l'emportent sur les dangers auxquels les malades sont exposés par suite de l'hémorrhagie. Or on m'a fait observer qu'on ne saurait établir aucune espèce de parité entre eux ; que l'inflammation, la tuméfaction qui se développent après la cautérisation, l'irritation qui se propage au rectum et aux organes urinaires, cèdent généralement aux moyens simples que j'ai indiqués précédemment, et n'ont jamais donné lieu à des suites funestes; que l'hémorrhagie interne, au contraire, met constamment la vie du malade dans un danger imminent. Supposons donc un cas où quelque circonstance n'aura pas permis de secourir à temps un malade pris d'une hémorrhagie interne, il périra, et l'opérateur aura le douloureux regret de n'avoir pas prévenu cet accident par la cautérisation. Enfin, me dit-on encore, puisque cette hémorrhagie survient chez la très grande majorité des individus opérés, et qu'il est impossible de savoir *à priori* si le malade que l'on vient d'opérer sera du très petit nombre de ceux chez lesquels cet accident n'a pas lieu, pourquoi ne pas admettre en principe, qu'il faut toujours cautériser ? J'avoue que ces considérations me paraissent justes, et qu'elles nous amèneront sans doute à modifier la conduite que nous avons suivie à cet égard jusqu'à ce jour.

Un procédé moins sûr, pour arrêter l'hémorrhagie, est l'introduction dans l'anus d'une vessie de porc, que l'on bourre ensuite de charpie. Quoiqu'elle m'ait réussi dans la première opération de ce genre que j'ai faite, ajoute M. Dupuytren, je lui reconnais l'inconvénient d'être très incommode aux malades, et d'être presque toujours involontairement expulsée dans des efforts spontanés et provoqués par sa présence.

Les autres accidens de l'excision des bourrelets hémorrhoïdaux sont bien moins graves et bien moins inquiétans. Il se développe constamment une tuméfaction considérable du tissu cellulaire et adipeux de l'anus; le principal inconvénient de cette tuméfaction est de déterminer une irritation du rectum, par suite de laquelle les malades se trouvent, pendant les quatre ou cinq jours qui suivent l'opération, dans l'impossibilité d'aller à la garde-robe; mais le laxatif et le lavement qu'ils ont pris et rendu, la diète sévère à laquelle on les soumet, modèrent singulièrement ce besoin, et ôtent à une constipation de quelques jours ce qu'elle pourrait avoir de fâcheux. Cette tuméfaction peut aussi occasioner une rétention d'urine ; mais on possède contre elle des moyens efficaces. Quant à la tuméfaction elle-même, elle cède assez promptement aux applications de sangsues, aux fomentations émollientes, aux bains, etc.

La douleur produite par l'excision est vive mais presque instantanée, et cet inconvénient, inséparable de l'opération la plus légère, ne saurait être mis en balance avec les douleurs et les dangers du mal.

Par suite de l'opération, les malades sont encore exposés à divers accidens qui doivent faire l'objet spécial de l'attention du chirurgien et qu'il est en son pouvoir de leur épargner. On a vu que les sujets affectés de bourrelets hémorrhoïdaux dégénérés, étaient réduits à un état d'anémie profonde, d'asthénie provoquée par l'abondance et la fréquence des hémorrhagies ou des écoulemens séro-purulens. Ces évacuations, auxquelles les malades sont habitués de longue date, ne sont pas subitement arrêtées sans qu'il ne se fasse une réaction sur toute l'économie ; un état général de pléthore *artificielle* s'établit, des congestions sanguines ont lieu vers les poumons, le foie, le cerveau, et des affections de ces organes peuvent survenir ; souvent les malades sont pris de syncopes, de spasmes, d'étourdissemens et tombent dans un état d'insensibilité alarmante ; leurs artères battent avec une telle violence que l'on serait porté à les croire atteints d'une diathèse anévrysmale, si ces pulsations anormales ne changeaient à chaque instant de siége et de forme. Et chose remarquable, cet état de pléthore coïncide avec une couleur pâle, plus généralement jaune ou terreusé de la peau et sur-tout de la face, avec une faiblesse particulière du malade.

Des saignées répétées pendant quelque temps, à de courts intervalles, si le sujet est jeune, vigoureux et sanguin, et si les écoulemens qui avaient lieu par l'anus, étaient sanguins ; l'établissement d'un exutoire, d'un cautère, si ces écoulemens étaient de nature purulente ; ces deux moyens combinés, si le cas l'exige ; de légers laxatifs souvent administrés, tels sont les remèdes les plus convenables, tel est le traitement prophylactique le plus rationnel que l'on doit mettre en usage pour prévenir une pléthore dont l'existence peut amener de graves dangers.

Une fois l'excision d'un bourrelet externe faite, la cicatrice qui se forme, soit par la constriction du sphincter lui-même, soit par la tension des tégumens et des plis rayonnans de l'anus, suffit, dans le plus grand nombre de cas, pour s'opposer efficacement à la sortie du bourrelet interne, et on peut alors se dispenser d'avoir recours à l'excision de ce dernier. Cette seconde excision, du reste, comme celle du bourrelet externe, est ordinairement sans récidive du mal, et les individus sont guéris pour toujours de leur infirmité.

L'excision peut quelquefois être suivie du rétrécissement de l'anus. J.-L. Petit rapporte un exemple où le rétrécissement était tel, qu'il ne permettait qu'avec peine l'introduction d'un canon de seringue. On prévient maintenant cet accident en introduisant, dans l'intestin, des mèches assez volumineuses et en les renouvelant jusqu'à parfaite guérison.

Arrivons maintenant à l'application des

principes émis par M. Dupuytren : sa pratique particulière et celle de son hôpital vont nous en fournir de nombreux exemples.

1re Observation. — Un cordonnier, âgé d'environ trente ans, vint, il y a quelque temps, à la consultation pour des bourrelets hémorrhoïdaux qui le fatiguaient beaucoup. Sa profession l'obligeait à se tenir habituellement assis et courbé ; mais il attribuait l'apparition de sa maladie à un séjour qu'il avait fait en Champagne, pendant lequel il s'était livré à de nombreux excès en vin du pays. Ce fut à cette époque, en effet, qu'il s'aperçut que des tumeurs se formaient à la marge de l'anus. Elles furent d'abord petites, peu douloureuses, et faisaient saillie seulement lorsque le malade allait à la garde-robe. Elles prirent successivement un volume très considérable. Comme dans un grand nombre de cas semblables, ces tumeurs présentaient deux temps, l'un qu'on pourrait appeler d'inertie, pendant lequel les hémorrhoïdes ne coulaient pas, ou ne laissaient transsuder qu'un léger suintement séreux, et n'offraient point de caractère inflammatoire ; l'autre temps, désigné par le nom de crise hémorrhoïdale, s'annonçait par le gonflement, l'inflammation, des douleurs vives, lancinantes, un écoulement considérable de sang, puis de sérosité sanguinolente. Ces crises se renouvelèrent plus souvent, leur durée augmenta, les souffrances du malade devinrent plus vives, et sa santé reçut une atteinte grave.

Lorsqu'il se présenta à la consultation, il était faible, maigre, jaune, il marchait courbé et ne pouvait se redresser. Cette position dépendait du paquet considérable d'hémorrhoïdes qu'il avait à l'anus. Cette masse avait au moins la grosseur du poignet d'un enfant de sept à huit ans et était composée de deux bourrelets, l'un interne, l'autre externe. Le malade était en outre affecté d'une constipation opiniâtre qui est souvent la suite de l'irritation qui se propage au rectum, et d'une rétention d'urine, complication non moins ordinaire que la précédente.

M. Dupuytren recommanda qu'on lui administrât des lavemens et qu'on lui fît prendre des bains; à l'aide de ces moyens, la rétention d'urine cessa, mais celle des matières fécales persistait. Le gonflement des hémorrhoïdes avait beaucoup diminué, la rougeur était moindre, le malade n'était plus aussi souffrant.

Il n'y avait point de doute qu'avec des sangsues, des fomentations émollientes, des bains, des lavemens, le repos et des boissons appropriées, on n'obtînt la guérison de la crise actuelle; mais il était évident qu'un pareil traitement ne pouvait être que palliatif et que les accidens se reproduiraient à une époque plus ou moins rapprochée, suivant la conduite hygiénique du sujet.

On se demandera peut-être quels inconvéniens il y aurait à faire usage du traitement palliatif à chaque retour de crise? C'est la méthode adoptée par beaucoup de médecins; c'est aussi celle que préfère un grand nombre de malades qui redoutent l'opération. Il arrive quelquefois, en effet, que les guérisons momentanées reculent le retour des crises et les rendent plus rares; mais plus souvent encore, elles se rapprochent, et la santé du malade s'altère visiblement. Ce motif, quelque valable qu'il soit, n'est rien encore en comparaison des effets fâcheux qu'entraîne ordinairement la persistance de la maladie; souvent les bourrelets, tant externes, qu'internes, deviennent squirrheux; quelquefois ceux-ci, en se développant, remontent dans le rectum à une hauteur à laquelle on ne peut plus atteindre, et la dégénérescence se propage dans l'intérieur de l'intestin. A ces conséquences fâcheuses, si vous joignez l'état général du sujet qui révèle une atteinte profonde portée à l'economie, vous jugerez comme moi, dit M. Dupuytren, qu'il est nécessaire de pratiquer l'excision dans le cas actuel.

Mais encore une fois, ne croyez pas qu'en émettant cette opinion, je prétende qu'il faille toujours pratiquer l'extirpation des hémorrhoïdes; j'ai d'ailleurs indiqué plus haut dans quelles circonstances elles devaient être abandonnées à elles-mêmes ou enlevées par l'instrument tranchant.

Après ces considérations préliminaires, M. Dupuytren ordonne qu'on amène le malade. Il est couché sur le lit, placé sur les coudes et les genoux, les fesses écartées, et à l'aide des ciseaux dejà décrits, le professeur retranche les bourrelets hémorrhoïdaux. L'excision faite, les plaies ne sont pas cautérisées. La cautérisation, ajoute le professeur, quoique certaine dans ses résultats, a quelque chose d'effrayant pour les spectateurs. Je vous ai entendu plus d'une fois frissonner à l'aspect du fer rouge et du nuage de fumée qui s'élevait des partiesbrûlées : jugez de l'impression qu'un semblable appareil doit produire en ville sur les amis, les parens des malades, qui ne sont pas comme vous familiarisés avec des tableaux de ce genre. Cependant, dans la crainte qu'il ne survienne une hémorrhagie, nous recommanderons à l'interne de garde de surveiller le malade avec le plus grand soin et d'appliquer immédiatement le cautère, si le sang venait à s'épancher dans le rectum. C'est également pour éviter cette terrible complication que j'ai pour principe de ne faire faire le pansement que plusieurs heures après l'opération, parce qu'il serait à craindre que les pièces de l'appareil n'empêchassent le sang de s'écouler au-dehors et ne le fissent ainsi refluer dans la partie supérieure de l'intestin.

Ce que nous avions prévu, continue le lendemain M. Dupuytren, est arrivé; une hémorrhagie interne s'est manifestée; l'élève de garde ne s'est pas mépris sur les signes que nous avions si nettement tracés, et il a eu aussitôt recours aux moyens qui nous ont toujours réussi.

Il a fait donner un lavement qui a entraîné une grande quantité de sang, un second lavement a amené un caillot considérable : il a fait faire ensuite des efforts au malade, d'une part pour chasser ce qui pouvait encore rester de sang, et de l'autre pour produire le déplissement du sphincter et mettre en évidence la surface des artères divisées, puis il a appliqué sur les parties saignantes deux boutons de fer rouge. L'hémorrhagie ne s'est point reproduite, et à dater de ce moment, le malade n'a plus éprouvé ni coliques, ni syncopes.

On a évalué dans plusieurs cas jusqu'à trois, quatre et cinq livres la quantité de sang qui s'était épanché après l'opération. Il remonte dans le colon descendant, dans les colons transverse et ascendant, et jusque dans le cœcum; mais il ne dépasse jamais celui-ci.

Le sujet dont nous venons de faire l'histoire, paraît destiné à présenter un ensemble complet de tous les symptômes de la maladie et des suites de l'opération. Par l'effet de la cautérisation, il a éprouvé une rétention d'urine qui a nécessité l'emploi du cathétérisme. Après l'évacuation de la grande quantité d'urine que contenait la vessie, il a ressenti de vives douleurs qui n'ont cessé que lorsque l'organe est revenu sur lui-même. Mais déjà l'inflammation et le gonflement déterminés par la cautérisation sont diminués, l'individu est en bon état, et dans quinze jours il sera guéri. Une dernière réflexion sur ce malade. On sait que les individus affectés d'hémorrhoïdes sont sujets à une constipation opiniâtre; chez celui-ci elle dure depuis plusieurs jours; l'excision, comme il arrive souvent, l'a encore accrue; nous vous ferons remarquer qu'on ne doit provoquer les selles que lorsque l'inflammation est tombée, le gonflement diminué, ou qu'il a même disparu, parce qu'avant cette époque les matières fécales ne pourraient être expulsées sans occasioner de vives douleurs, sans augmenter l'irritation des parties et les déchirer. Ce ne fut donc qu'après ce tems qu'on administra à ce malade des lavemens et de doux laxatifs. Le sixième jour de l'opération, tous les accidens étaient dissipés, il allait très bien à la selle; il n'éprouvait aucune douleur et demandait à sortir.

2e Observation. — Il y a environ quinze ans, un banquier immensément riche, âgé de 45 ans, d'un tempérament bilieux, consulta M. le baron Dupuytren, pour des hémorrhoïdes qui étaient la source d'hémorrhagies sans cesse renaissantes. Ces écoulemens sanguins l'avaient réduit à un état d'anémie et de faiblesse considérable. Pâle, infiltré, il maigrissait à vue d'œil; il était devenu incapable de se livrer à des travaux de cabinet. Écrire une lettre était pour lui une chose très fatigante et presque impossible. M. Dupuytren, après avoir examiné le malade, reconnut l'existence d'un bourrelet hémorrhoïdal interne, et proposa l'excision qui fut acceptée avec empressement. Quelques jours après on y procéda de la manière suivante.

Le malade ayant pris et rendu un lavement, sortit d'un bain de siége pour se coucher sur le bord de son lit; les fesses furent écartées; des efforts violens d'expulsion firent saillir le bourrelet qui fut saisi avec des pinces à larges mors, et excisé non sans peine, avec des ciseaux courbes sur le plat. Aucune hémorrhagie externe ne se manifesta; M. Dupuytren ne quitta point le malade; au bout d'un quart d'heure, il le vit pâlir, tomber dans un état de faiblesse de plus en plus prononcée, le pouls devint petit et serré, une sueur froide couvrit son corps; il éprouvait dans l'abdomen un sentiment de chaleur qui remontait incessamment plus haut; à ces signes, le professeur ne put méconnaître une hémorrhagie interne. Aussitôt il recommanda au malade de se livrer à des efforts d'expulsion, et une grande quantité de sang à peine figé en caillots, fut rendue; des injections froides furent inutilement tentées, l'hémorrhagie ne s'arrêtait pas; alors on introduisit dans l'anus une vessie de porc que l'on bourra avec de la charpie; ce moyen réussit parfaitement : mais ce ne fut pas sans peine que l'on parvint à maintenir en place la vessie que des efforts involontaires d'expulsion tendaient sans cesse à déplacer, et déplacèrent plusieurs fois. — Cette hémorrhagie affaiblit beaucoup le malade et serait, sans aucun doute, devenue funeste, si l'on n'était parvenu à l'arrêter promptement. La guérison du malade fut complète en peu de temps.

3e Observation. — Le banquier dont on vient de lire l'observation avait un frère à Berlin, qui présentait à peu près les mêmes symptômes; ce malade ayant appris la guérison de son frère, fit écrire à M. Dupuytren. D'après le rapport du chirurgien célèbre de Berlin, qui le soignait, M. Dupuytren ne put douter de l'existence d'un bourrelet hémorrhoïdal semblable, et conseilla l'excision. Mais l'accident arrivé au frère l'avait porté à imaginer un moyen qui pût arrêter efficacement l'hémorrhagie, et obvier par conséquent au plus grave danger qui accompagne cette opération. Il donne donc par écrit les règles à suivre, et conseille la cautérisation avec un cautère en forme de haricot, si une hémorragie se manifestait.

Le chirurgien de Berlin ne tint aucun compte de ces avis. Aussitôt après l'opération, il quitta le malade. Peu après son départ, des symptômes d'hémorrhagie interne se manifestèrent, le malade faiblit, pâlit, il survint une sueur froide. Un de ses jeunes frères qui avait été témoin de la première opération, reconnaît la cause du mal; on court après le chirurgien sans pouvoir le trouver; le temps s'écoulait et le danger était imminent; ce jeune frère eut alors la présence d'esprit d'introduire comme il l'avait vu faire, une vessie de porc dans l'anus, il la bourre de charpie et parvient ainsi à arrêter l'hémorrhagie. Mais la perte du sang avait été si grande que le malade fut très long-temps avant de se rétablir.

4e Observation. — Un courtier de commerce, père d'une nombreuse famille, portait, depuis bien des années, des hémorrhoïdes internes et externes, dont il était de plus en plus incommodé ; il en était venu au point de ne pouvoir faire soixante pas sans être forcé de s'arrêter et d'appuyer son derrière contre une borne, pour se soulager momentanément de ses douleurs. Se voyant forcé de suspendre ses occupations, et voulant à tout prix se conserver la faculté de pourvoir aux besoins de ses enfans, il alla trouver M. Dupuytren qui l'examina et reconnut un double bourrelet hémorrhoïdal, ayant en tous sens un diamètre de deux pouces et demi ; du sang et du pus s'en écoulaient sans cesse, la dégénérescence squirrheuse paraissait imminente. M. Dupuytren lui proposa l'excision. Quelques cas malheureux arrivés récemment à d'autres chirurgiens, avaient fait du bruit ; cet homme les connaissait, et la proposition le fit frémir. M. Dupuytren eut beaucoup de peine à le rassurer et à le convaincre que la cautérisation des vaisseaux suffisait pour obvier à tout fâcheux évènement. Enfin le malade se décida à se faire opérer; mais il voulut entrer à l'Hôtel-Dieu pour être mieux surveillé, dit-il, et afin que l'on pût combattre les accidens à leur première apparition. L'excision fut faite, on cautérisa quelques vaisseaux, et le douzième jour le malade était parfaitement guéri.

5e Observation.—M. *Ex*..., écossais, officier de cavalerie au service de Sa Majesté britannique, célibataire, âgé de 40 ans, d'un tempérament sanguin, éprouvait depuis trois ans de vives souffrances causées par des tumeurs hémorrhoïdales internes qui sortaient au moindre effort pour aller à la garde-robe. Comme les fatigues de sa profession augmentaient considérablement son incommodité, il vint à Paris consulter M. Dupuytren.

D'après ses conseils, il entra dans une maison de santé où il fut opéré par ce célèbre chirurgien de la manière suivante : le malade étant couché sur le côté et faisant des efforts comme pour aller à la garde-robe, la fesse supérieure fut soulevée par un aide, l'opérateur saisit, au moyen d'une pince à mors larges et dentelés, chaque tumeur, et de la main droite, armée de ciseaux courbes bien tranchans, il en fit successivement l'excision. Ces tumeurs, au nombre de trois, peu volumineuses, ne donnèrent lieu qu'à un faible écoulement de sang ; M. Dupuytren pensa que la cautérisation n'était point indispensable. Un aide fut chargé de rester auprès de l'opéré, qui se trouvait dans un calme parfait. Cinq heures s'étaient écoulées depuis l'excision, lorsque tous les symptômes caractéristiques de l'hémorrhagie du rectum se manifestèrent : anxiété, frissons, envie de vomir, sueur froide, ralentissement du pouls, contraction convulsive des membres, angoisses inexprimables, vertiges, syncope; le ténesme augmentant, le malade se présenta à la garde-robe et l'expulsion d'une grande quantité de sang en partie coagulé, produisit un soulagement marqué ; un lavement froid fut administré, ainsi que M. Dupuytren l'ordonne en pareil cas ; il fut aussitôt rendu et remplacé par un autre qui fut gardé quelque temps. Cependant au bout d'une heure, les accidens reparurent avec encore plus d'intensité que la première fois; ils produisirent une démoralisation complète du malade, qui demanda un notaire et s'empressait de faire ses dispositions dernières, résolu qu'il était d'attendre une mort qu'il croyait inévitable, plutôt que de se prêter à une cautérisation dont il voyait les apprêts. Ce n'était pas le cas de céder à ses instantes prières : MM. les docteurs Caillard et Marx prirent sur eux la responsabilité de l'espèce de violence qu'il fallait exercer pour le sauver malgré lui. On s'occupa du soin de le contenir, et l'on peut bien imaginer qu'il n'était pas facile d'opérer la cautérisation dans de pareilles circonstances. Cependant à l'aide d'un spéculum fenêtré, introduit par l'anus et tourné sur tous les points de la circonférence de l'intestin, on put découvrir les endroits qui fournissaient le sang, et en arrêter l'écoulement par l'application d'un cautère recourbé à son extrémité, terminé en forme de haricot et chauffé à blanc. Le sang cessa de couler, les symptômes alarmans se dissipèrent; l'inflammation qui résulte de la cautérisation et la dysurie qui l'accompagne ordinairement, cédèrent bientôt à l'emploi des cataplasmes, des lavemens et des bains de siége; une mèche fut maintenue dans le rectum, et au bout de quelques jours, le malade était parfaitement guéri.

6e Observation. — M. Joseph Cur..., âgé de quarante-huit ans, polonais d'origine et chantre à Amsterdam, éprouvait depuis plusieurs années de grandes douleurs pour rendre les matières fécales. Ces difficultés étaient causées par la présence d'hémorrhoïdes internes, dont l'ensemble représentait le volume d'un œuf de poule. Pendant l'acte de la défécation elles sortaient, mais elles éprouvaient bientôt un étranglement très douloureux, et ne pouvaient être réduites qu'avec une grande peine.

Ces tumeurs n'étaient point accompagnées d'un flux habituel ni périodique, seulement lorsque le malade avait de la constipation, les excrémens très durs occasionaient par leur pression une érosion qui donnait lieu à un léger écoulement de sang.

Forcé par son état à une station prolongée et à des efforts de voix qui augmentaient son infirmité et ses souffrances, il se décida à faire le voyage de Paris, dans l'espoir d'y trouver des moyens de guérison.

M. Dupuytren, auquel il s'adressa, le fit entrer dans une maison de santé où deux jours après il fut opéré. Le malade, couché dans une position convenable, les tumeurs, au nombre de trois, amenées au-dehors, furent aussitôt excisées.

Ce qu'il y a de remarquable, c'est que malgré le volume considérable des tumeurs, l'excision ne donna lieu qu'à un écoulement de sang léger, qui ne nécessita point l'usage du cautère. Un an après sa guérison, on eut occasion de voir ce malade; rien n'avait démenti le succès obtenu avec une promptitude vraiment étonnante.

A ces diverses observations que nous devons à la complaisance de M. le docteur Marx, nous en ajouterons une dernière qui nous a été communiquée par notre bienveillant confrère le docteur Paillard.

7e Observation. — Un homme, âgé d'environ quarante-sept ans, d'une petite stature, d'un tempérament sanguin, vint à l'Hôtel-Dieu pour se faire traiter d'hémorrhoïdes externes et internes dont il était affecté depuis quinze ans. Ces tumeurs étaient tellement douloureuses qu'il ne pouvait se livrer à un exercice un peu violent, ou faire une course d'une certaine longueur, sans que les hémorrhoïdes internes ne fissent saillie au-dehors, et ne se trouvassent aussitôt irritées par le frottement des habits. Il en résultait des inflammations répétées, un écoulement tantôt sanguin, tantôt purulent, d'autres fois l'un et l'autre en même temps; l'acte de la défécation était aussi pour ce malheureux un supplice continuel.

Fallait-il, dans la crainte des accidens qui suivent parfois l'excision des hémorrhoïdes, laisser le malade en proie à sa dégoûtante infirmité? Mais l'inflammation renaissante des tubercules hémorrhoïdaux devait en amener la dégénérescence ; il était d'ailleurs à peu près certain que le flux sanguin et purulent minerait la constitution du malade, et que les douleurs qu'il éprouvait hâteraient cette terminaison fâcheuse. Il n'y avait pas à balancer : l'opération était indiquée, car les dangers qu'elle présentait n'étaient pas inévitables, tandis que ceux qui résultaient de la dégénérescence conduisaient nécessairement à la mort.

L'opération fut donc résolue, et le malade y fut préparé par tous les moyens propres à en assurer le succès.

Une saignée générale fut pratiquée afin de prévenir la violence de l'inflammation qui devait suivre l'excision des hémorrhoïdes ; un vésicatoire fut appliqué au bras, pour détourner les dangers qui suivent quelquefois la suppression trop brusque d'un exutoire naturel; enfin le malade fut tenu à une diète légère, et, la veille de l'opération, on eut soin de vider exactement le canal intestinal à l'aide d'un purgatif.

Ces précautions prises, le malade fut conduit à l'amphithéâtre, et là, avant l'opération, le professeur fit encore remarquer l'aspect des tumeurs, et la nécessité d'en débarrasser le sujet.

Un bourrelet, composé de sept ou huit tubercules brunâtres en dehors, d'une couleur plus claire en dedans, bordait circulairement et extérieurement le pourtour de l'anus. Lorsque le malade était couché, et qu'il ne faisait aucun effort, tous les tubercules étaient groupés de manière à former une tumeur bosselée, brunâtre et du volume d'une grosse noix.

Lorsque, au contraire, le malade contractait les muscles abdominaux ou poussait comme pour expulser une selle, le bourrelet hémorrhoïdal externe s'entr'ouvrait et laissait voir un second bourrelet circulaire, formé également de sept ou huit petits tubercules, mais d'une couleur différente de celle des précédens, car ils étaient uniformément rosés et recouverts, dans toute leur étendue, par la membrane interne du rectum.

Après avoir fait remarquer ces différentes circonstances, M. Dupuytren ordonne au malade de se placer sur le lit, de s'y coucher sur le ventre, et de faire des efforts comme pour aller à la garde-robe. Leur résultat fut de faire saillir au-dehors le bourrelet hémorrhoïdal interne et de permettre ainsi de saisir, à l'aide d'une pince à disséquer, chacun des tubercules qui le composaient, et de les exciser. On fit la même chose pour le bourrelet externe, et immédiatement après on porta un cautère chauffé à blanc sur les points saignans de la plaie.

Le malade fut reconduit à son lit, et quelques heures après on introduisit dans l'anus une mèche d'un petit calibre et enduite de cérat. Il ne put la garder que fort peu de temps. Dans la journée, il eut des coliques passagères. (Diète, boissons délayantes, looch le soir.)

Le lendemain, les coliques sont plus vives et

plus longues, le pourtour de l'anus est tuméfié, douloureux; le malade éprouve de la difficulté à rendre les urines; mouvement fébrile. (Saignée du bras, boisson délayante, looch).

Les 3e, 4e, 5e et 6e jours de l'opération, les douleurs vont en diminuant, les urines sont rendues librement, le mouvement fébrile a disparu; l'appétit commence à se faire sentir, on accorde quelques alimens.

Le 7e jour, le malade ne s'est pas encore présenté à la garde-robe depuis l'opération: on lui administre une once d'huile de ricin, et quelques heures après le cours du ventre se rétablit; cinq ou six selles ont lieu dans la journée; elles sont toutes accompagnées d'excessives douleurs à l'anus, et cependant après chacune d'elles, le malade éprouve un soulagement marqué.

Le jour suivant il va librement et naturellement à la selle; les coliques deviennent de plus en plus rares; le 12e jour, elles reparaissent avec violence et il suivent du dévoiement. La cause en est inconnue (boissons gommeuses.) Le lendemain, même état (thériaque, une once.) Le 14e jour le dévoiement cesse et avec lui les coliques ont disparu. (Potage au riz.)

Le 15e jour, le malade est très bien; on lui accorde la demi-portion d'alimens. Il est radicalement guéri de ses hémorrhoïdes, et le pourtour de l'anus reste libre, quelque position qu'il prenne. La défécation s'exécute sans gêne. L'individu quitte l'hôpital complétement débarrassé de son incommodité.

ARTICLE XV.

DE LA LUXATION DES VERTÈBRES ET DES MALADIES QUI LA SIMULENT.

Les déplacemens des os ont été si bien observés et si exactement décrits, cette partie de l'art de guérir est arrivée à un si haut degré de perfection, qu'il semble qu'on doive désormais s'en tenir aux faits recueillis, et aux principes établis par les auteurs.

Cependant, dit M. Dupuytren, n'en est-il pas de cette partie de la médecine, comme de toutes les autres branches des sciences, dont les véritables limites ne sont très souvent aperçues que lorsqu'on a franchi les obstacles qui les dérobaient aux yeux de l'observateur.

Les articulations des vertèbres, placées, à cause du peu d'étendue de leurs mouvemens et de la nature des liens qui unissent les os dont elles se composent, au bas de l'échelle des articulations mobiles, ont toujours paru peu susceptibles d'éprouver les luxations qu'on remarque si souvent dans les articulations à grands mouvemens et à surfaces contiguës; et si l'on en excepte les luxations de la première vertèbre cervicale sur la seconde, les autres, ou n'ont pas été observées, ou bien ont été complétement niées par la plupart des écrivains.

Plusieurs anciens auteurs, continue M. Dupuytren, ont, à la vérité, parlé de ce déplacement; mais comme ils n'ont pu joindre aux observations qu'ils nous ont transmises, les résultats de l'ouverture des cadavres, leur opinion est restée sans force, ou même elle a été entièrement rejetée; c'est sur-tout depuis que la culture de l'anatomie pathologique permet de rattacher les effets des maladies à leur cause, que l'on a renoncé à l'idée de la possibilité de ces déplacemens.

En effet, le nombre et la force des ligamens qui unissent ces os, la direction presque verticale ou légèrement oblique de leurs apophyses articulaires, la réception réciproque de leurs apophyses supérieures et inférieures, l'étendue de la surface par laquelle ces os se touchent et leur peu de mobilité, doivent, au moins, rendre cette luxation très difficile; et si, d'une autre part, on rapproche de ces obstacles la facilité avec laquelle les corps des vertèbres se rompent pendant la vie à la suite des efforts que la colonne vertébrale supporte, ou bien après la mort, dans des expériences mille fois tentées à ce sujet, on sera peu étonné de l'opinion que la plupart des modernes ont manifestée sur cette maladie.

La disposition des apophyses articulaires des vertèbres apporte sur-tout des obstacles si grands à la luxation de ces os, qu'il a paru très difficile à quelques auteurs de concevoir qu'elle pût avoir lieu tant qu'elles subsistent.

Cette opinion, qui paraît très bien fondée, dit M. Dupuytren, tire un nouveau poids des observations que je vais citer; néanmoins les luxations des corps des vertèbres que la fracture préliminaire des apophyses articulaires de ces os, a facilitées dans deux de ces observations, peuvent aussi avoir lieu sans cette fracture; et c'est ce que prouve la troisième observation, la plus importante de celles que j'ai recueillies sur cet objet.

Ces réflexions s'appliquent sur-tout aux vertèbres de la région dorsale, et plus encore de la région lombaire, lesquelles ont un corps beaucoup plus large que les autres, et des apophyses articulaires alongées verticalement, c'est-à-dire dans le sens même des mouvemens les plus prononcés et les plus étendus qu'exécutent ces parties. Aussi la plupart des praticiens pensent-ils aujourd'hui, que les cas de luxation de la colonne lombaire et dorsale, caractérisés par une courbure brusque, anguleuse, quelquefois à angle droit, et permanente des lombes ou du dos, avec ou sans paralysie des membres inférieurs, survenues à la suite d'un coup porté avec force sur le tronc, d'un éboulement de terre, d'une chute d'un lieu élevé sur la nuque, et dont quelques malades se sont rétablis, en conservant toutefois la direction vicieuse du rachis, étaient des fractures de cette partie.

Mais si les auteurs rejettent les luxations du corps des vertèbres comme impossibles, ils admettent, au contraire, celles des apophyses articulaires, et spécialement celle de l'atlas avec l'axis. Pour bien concevoir le mécanisme de cette dernière luxation, nous allons, ajoute M. Dupuytren, dire quelques mots des rapports de ces deux vertèbres entre elles.

L'atlas s'articule par son arc antérieur avec

l'apophyse odontoïde de l'axis, et par ses masses latérales, lesquelles offrent une surface large et presque plane, avec les masses latérales de la même vertèbre, qui présentent des surfaces articulaires. Les moyens d'union de ces deux os, bornés à une capsule et à un ligament transverse destiné à compléter l'anneau dans lequel l'odontoïde est reçue, les exposeraient à s'abandonner fréquemment, s'ils n'étaient assujettis par un appareil ligamenteux particulier, étendu de l'occipital à l'axis et composé des deux ligamens latéraux de l'odontoïde et de leur ligament accessoire, du ligament suspenseur, du ligament transverse, et enfin sur-tout du grand ligament qui s'étend de l'apophyse basilaire jusqu'à la face postérieure du corps de la cinquième vertèbre. C'est cet appareil qui fait toute la solidité de ces articulations; c'est lui qui arrête les mouvemens de rotation de la tête dans des limites convenables; et c'est encore lui qui, par son élasticité, s'oppose à ce que ces articulations participent seules à la flexion de la tête, laquelle résulte alors des mouvemens partiels qu'exécutent les autres vertèbres cervicales.

La luxation de l'atlas sur l'axis peut être produite pendant une violente flexion de la tête, ou par l'effet d'une rotation forcée de cette partie. Toujours accompagnée de la compression ou de la déchirure de la moelle épinière par l'apophyse odontoïde et le corps même de l'axis, elle est immédiatement mortelle et au-dessus de toutes les ressources de l'art. Les observations de guérison de cette maladie que l'on trouve dans quelques livres, étaient des cas de luxation bornée aux articulations des apophyses articulaires de quelques-unes des autres vertèbres cervicales.

La luxation des autres vertèbres cervicales est ordinairement limitée à l'une des apophyses articulaires; elle est souvent produite par le mouvement trop brusque que l'on fait pour regarder derrière soi; on l'a vu aussi survenir chez les enfans par l'effet d'une culbute sur la tête, pendant laquelle le cou, trop faible pour supporter le poids du corps, avait été à la fois foulé et porté de côté, circonstance nécessaire pour la production de cette espèce de luxation.

La réduction de ces luxations est très dangereuse ; on a vu souvent périr l'individu par l'effet de la compression ou de l'alongement de la moëlle épinière, qui sont l'inséparable résultat de ces tentatives. Petit Radel a eu sous les yeux l'observation d'un enfant qui succomba pendant les manœuvres nécessaires à cette réduction. Aujourd'hui on conseille généralement d'abandonner la maladie à elle-même. Les douleurs se calment peu à peu ; mais les individus conservent pour toujours une déviation de la tête.

Les détails dans lesquels nous venons d'entrer, continue M. Dupuytren, vous feront mieux comprendre le diagnostic différentiel des fausses luxations, dont nous vous rapporterons plusieurs exemples dans la seconde partie de cette leçon.

Citons maintenant les observations relatives à la luxation du corps des vertèbres.

1re Observation. — *Déchirure des ligamens du corps des vertèbres sans déplacement.* Un homme âgé d'une cinquantaine d'années, attendait au pied d'une voiture, le corps affermi, la tête et le col inclinés en avant, qu'on lui chargeât sur le dos un quartier de bœuf, lorsque le fardeau échappant des mains de celui qui le tenait, tomba avec force sur le col du boucher et le renversa par terre.

Il fut aussitôt transporté à l'Hôtel-Dieu, où nous le vîmes le lendemain privé du mouvement et du sentiment de toutes les parties inférieures du corps.

La partie postérieure et inférieure du col, douloureuse au toucher et au moindre mouvement, offrait une large ecchymose sans tumeur, et on sentait à cet endroit une crépitation manifeste, lorsqu'on tournait la tête du malade ou bien lorsqu'on la soulevait.

Le mouvement et le sentiment étaient éteints dans les bras, dans les parois du thorax et de l'abdomen, et dans les membres inférieurs ; il y avait paralysie de la vessie, et rétention d'urine. Le diaphragme, les muscles du col et ceux de la face étaient seuls susceptibles de contraction ; la respiration s'exécutait difficilement, et cependant la voix était à peine altérée.

Le malade resta pendant deux ou trois jours dans cet état. Au bout de ce temps, la respiration devint tout-à-coup extrêmement difficile, laborieuse et embarrassée, le pouls irrégulier, les yeux saillans, la peau rouge et livide ; enfin le malade périt avec tous les symptômes d'une véritable suffocation.

A l'ouverture du cadavre, on trouva une ecchymose très large autour des dernières vertèbre cervicales. La substance intervertébrale qui unit la cinquième et la sixième vertèbres de cette région, était complétement déchirée, et le corps de ces dernières parfaitement intact. Les apophyses épineuses transverses et articulaires des cinquième, sixième et septième vertèbres cervicales étaient brisées, et l'on pouvait opérer un déplacement d'avant en arrière de la partie supérieure de la colonne vertébrale sur l'inférieure.

La moelle de l'épine semblait d'abord intacte malgré le désordre des parties environnantes, seulement elle était un peu plus volumineuse que de coutume ; mais à peine l'eut-on fendue suivant sa longueur, qu'on en trouva le centre réduit en une sorte de putrilage, et mêlé à du sang décomposé.

2e Observation. — *Déchirure des ligamens du corps des vertèbres avec déplacement.* Un homme âgé de 40 à 45 ans, ouvrier employé aux carrières, reçut, ayant le corps incliné en avant, une masse de terre sur les lombes, et succomba sous le poids de l'éboulement, après avoir fait quelques efforts pour se retirer et se redresser. Le malade fut d'abord porté chez lui, où il demeura trois jours, privé du mouvement et du sentiment des parties inférieures du corps, et il ne fut transporté à l'Hôtel-Dieu que le quatrième jour. La partie supérieure des lombes offrait alors une tumeur large, molle à sa circonférence, dure et relevée dans le centre, où l'on sentait une crépitation manifeste. Du côté de l'abdomen, on reconnaissait une autre tumeur résistante dans tous ses points, alongée dans le sens de la colonne vertébrale, et placée sur son trajet. La hauteur de l'abdomen était évidemment diminuée et la base de la poitrine touchait presque à la crête de l'os des îles. Il y avait en même temps paralysie complète du sentiment et du mouvement dans les membres inférieurs et dans les parois du ventre. La vessie distendue et également paralysée, laissait écouler l'urine involontairement et par regorgement. Il y avait rétention des matières fécales, et le ventre était gros, quoique mou; d'ailleurs le pouls était petit et serré, la respiration courte et difficile. Le malade se plaignait de douleurs sourdes dans la région dorsale. Les fonctions intellectuelles n'avaient éprouvé aucune altération.

La tumeur des lombes et celle de l'abdomen, la crépitation que l'on entendait en arrière, le rapprochement de la poitrine et du bassin, la paralysie des membres inférieurs et de la vessie, indiquaient assez qu'il existait à la colonne vertébrale une solution de continuité avec déplacement.

Le cinquième et le sixième jour de l'accident, la paralysie s'étendit jusqu'au membre supérieur gauche; les mouvemens de celui du côté droit devinrent lents et incertains. Le septième, la respiration était plus difficile, ne s'exécutait plus que par le diaphragme, et le malade périt asphyxié par l'interruption successive des phénomènes mécaniques et chimiques de la respiration.

A l'ouverture de son corps, faite sous nos yeux par le docteur Calabre, on trouva brisées les apophyses transverses et articulaires de la dernière vertèbre dorsale et des deux premières vertèbres lombaires.

Le corps de la dernière vertèbre dorsale et

celui de la première vertèbre lombaire, séparés de leurs apophyses et du corps de la seconde vertèbre lombaire, avaient passé au-devant de cette dernière, et faisaient en avant un chevauchement de plus d'un pouce. La moelle épinière était lacérée et les piliers du diaphragme déchirés; une large ecchymose enveloppait toute la circonférence de la colonne vertébrale. Un examen attentif des vertèbres qui avaient souffert le déplacement, fit découvrir, non une fracture de leur corps, mais une déchirure de leur substance inter-vertébrale, qui, dans un coin seulement, avait arraché une couche très mince de la vertèbre lombaire.

3e Observation. — Une femme âgée de cinquante-six ans, d'une stature élevée et d'un grand embonpoint, fit en descendant un escalier le soir, une chute à la renverse, et tomba violemment sur la partie postérieure et inférieure du col qui heurta contre le bord d'une marche.

La malade fut relevée vingt degrès plus bas, privée du mouvement et du sentiment dans presque toutes les parties situées au-dessous du col. Elle souffrit beaucoup toute la nuit de la partie inférieure de cette région, et fut tourmentée d'une soif ardente. Elle n'eut aucune évacuation.

Le lendemain matin, transportée à l'Hôtel-Dieu, elle éprouvait de vives douleurs au bas de la région cervicale, qui augmentaient encore par le plus léger contact, et au moindre mouvement qui lui était imprimé. La tête et le col étaient inclinés en avant et un peu à droite, la partie postérieure de cette dernière région déprimée et la partie supérieure du dos saillante. Il y avait perte totale de la sensibilité dans les membres inférieurs; le rectum, la vessie, les parois de l'abdomen, tout semblait frappé de mort jusqu'au diaphragme. Au-dessus de ce point, les membres thoraciques étaient encore atteints d'une paralysie incomplète du mouvement et du sentiment; la respiration était fréquente et laborieuse; mais la voix, les sens, les mouvemens de la face et les facultés intellectuelles n'avaient éprouvé aucune altération et semblaient appartenir à un autre individu. D'ailleurs le pouls était développé et mou, la langue aride et un peu brunâtre, la peau dans l'état naturel sous le rapport de l'exhalation et de la chaleur vitale.

Il était facile, d'après ces symptômes, de juger qu'il y avait une affection très grave de la moelle de l'épine, causée par une solution de continuité de la colonne vertébrale avec déplacement.

La malade fut saignée au bras, et à quatre heures du soir la respiration sembla meilleure, la soif moins vive, et la langue moins sèche; cependant il n'y avait pas de doute que cette femme ne tarderait pas à périr; en effet, dans la nuit suivante, la respiration devint stertoreuse, la parole difficile, la face livide et vultueuse, et la malade dont les fonctions intellectuelles restèrent intactes pendant tout ce temps, succomba le matin, trente-quatre heures après son accident.

A l'ouverture du corps faite sous nos yeux par M. le docteur Pouqueville, on observa une ecchymose et des sugillations bleuâtres à la partie postérieure du col; une saillie en arrière de la partie supérieure de la colonne dorsale, et une autre, en sens opposé de la région cervicale. Le tissu cellulaire et les muscles subjacens étaient baignés de sang. Les parties immédiatement appliquées sur la colonne vertébrale étaient détruites et laissaient voir à nu les apophyses articulaires supérieures de la septième vertèbre cervicale, tandis que la sixième vertèbre de cette région était repoussée à un demi-pouce au-devant de la dernière.

On apercevait dans l'intervalle de ces deux os, la moelle de l'épine tendue d'arrière en avant, et de haut en bas, aplatie et comprimée sur le corps de la septième vertèbre cervicale.

La colonne vertébrale, examinée antérieurement, offrait une saillie très remarquable de toute l'épaisseur du corps de la sixième vertèbre cervicale: cette saillie était environnée de sang. Les ligamens antérieurs du rachis étaient détruits et le pharynx déchiré.

La portion cervicale ayant été soigneusement détachée, on trouva déchirés les ligamens jaunes, les surtouts ligamenteux antérieur et postérieur, ainsi que la substance inter-vertébrale qui unit les sixième et septième vertèbres cervicales. Cette substance était déchirée de manière que les deux tiers de son épaisseur étaient restés adhérens à la septième vertèbre, tandis que la sixième en avait retenu un tiers seulement.

A l'examen particulier des vertèbres qui avaient souffert le déplacement, on reconnut que la septième cervicale était entière dans toutes ses parties, que le sommet de l'apophyse épineuse de la sixième était légèrement entamé ainsi que le bord de ses apophyses articulaires inférieures.

Toutes les articulations des vertèbres cervicales, situées au-dessus de la luxation, étaient dans l'état ordinaire; celle de la septième cervicale avec la première dorsale, présentait une mobilité beaucoup plus grande que de coutume.

De ces trois observations, la première offre l'exemple de la déchirure de tous les ligamens des vertèbres et du brisement de leurs apophyses articulaires sans déplacement des os; la deuxième, l'exemple des mêmes désordres, suivis du déplacement des vertèbres; la troisième enfin, une luxation pure et simple, sans aucune fracture préalable d'aucune partie de ces os.

Dans les trois cas, la colonne vertébrale a été surprise dans un état de tension, qui a dû être augmenté au moment de l'accident. Il y a eu percussion et non pas seulement distension de cette partie. Les causes qui ont déterminé cette maladie, ont toutes porté leur action sur la partie postérieure de la colonne vertébrale.

Dans les trois cas, la substance intervertébrale a été déchirée, et le corps des vertèbres est resté intact; mais dans les deux premiers, les apophyses épineuses, les apophyses transverses et articulaires, ont été brisées et séparées du corps de ces os, tandis que, dans le dernier, toutes ces parties sont restées intactes.

Dans le premier, la puissance qui a agi sur la colonne vertébrale, semble n'avoir pas eu assez de force pour opérer un déplacement. Dans le second, elle a produit la déchirure des ligamens, la fracture des apophyses et un déplacement énorme dans la partie la plus épaisse de la colonne vertébrale. Dans le troisième, enfin, elle a déterminé un déchirement remarquable des substances ligamenteuses et un déplacement très grand en faisant glisser les apophyses articulaires de l'une des vertèbres sur celles de l'autre.

Dans les trois cas, la lésion de la moelle de l'épine a fait toute la gravité de la maladie; toutes les parties situées au-dessous de cette lésion, ont été également frappées de paralysie, malgré la différence des rapports existans entre les os désunis. Enfin, chez les trois malades, l'affection, bornée d'abord aux parties situées au-dessous de la lésion de la moelle de l'épine, s'est bientôt propagée de bas en haut, et s'est enfin élevée jusqu'à l'origine des nerfs diaphragmatiques; la respiration, qui s'était exécutée jusqu'alors sans de très grandes difficultés, est devenue tout-à-coup laborieuse, et les malades sont morts par l'interruption successive des divers phénomènes de la respiration. Cette terminaison, si promptement funeste, s'observe constamment lorsque la lésion a lieu au-dessus de l'origine des nerfs diaphragmatiques, tandis que la vie peut subsister plus ou moins long-temps quand elle existe au-dessous de leur origine. Ainsi se trouve détruite la proposition établie par les auteurs, que la luxation du corps des vertèbres est impossible. Si, d'ailleurs, il était besoin de plus grandes preuves, nous vous engagerions à jeter un coup d'œil sur les collections des Musées anatomiques de l'Ecole de Médecine et du Jardin-des-Plantes; vous y trouveriez de nouveaux faits en faveur de ceux que je viens de vous citer.

Après avoir indiqué les signes qui révèlent la luxation des vertèbres, les désordres qui accompagnent ces solutions de contiguité, et montré combien elles sont obscures et difficiles à diagnostiquer, il ne sera pas sans intérêt de mettre en regard de cette lésion, la description d'une maladie qui, simulant la luxation des vertèbres, en a plus d'une fois imposé à des praticiens d'ailleurs fort habiles.

1re Observation. — *Affection rhumatismale simulant une luxation des vertèbres du cou.* Un jeune enfant de quinze ans fut amené, le 30 janvier dernier, à la consultation de M. Dupuytren, par plusieurs médecins qui le croyaient affecté d'une luxation de la première vertèbre sur la seconde. Voici les renseignemens qui furent donnés sur l'accident : Ce jeune homme ayant voulu, deux jours auparavant, ôter sa chemise, fit un mouvement violent. A l'instant même, il éprouva une vive douleur dans la région cervicale, et entendit un craquement manifeste ; sa tête s'inclina à gauche, resta dans cette position, et ne put exécuter aucun mouvement. Des chirurgiens ayant été appelés, crurent reconnaître une luxation incomplète de la première vertèbre sur la seconde.

Le cas leur paraissant obscur et grave, ils donnèrent le conseil aux parens de conduire leur fils à l'Hôtel-Dieu. Lorsqu'on l'examina, on s'aperçut qu'il avait, en effet, la tête fortement inclinée à gauche et les apophyses neuses des premières vertèbres saillantes; le col était arrondi du côté opposé; il y éprouvait de vives douleurs qui augmentaient au moindre effort que l'on faisait pour redresser la tête. Il se plaignait, en outre, de ressentir de l'engourdissement et des élancemens dans l'épaule droite et le membre supérieur de ce côté; il avalait difficilement, et ne pouvait ni fléchir, ni tourner la tête, qui était inflexible sur le tronc.

Le grand nombre de médecins et d'élèves qui suivent les leçons de M. Dupuytren, partagèrent l'opinion des premiers praticiens qui avaient vu le malade; mais il n'en fut point ainsi de ce célèbre chirurgien. A peine eut-il aperçu ce jeune homme, qu'il rejeta toute idée de luxation incomplète de la première vertèbre cervicale sur la seconde, et annonça que l'accident était dû à un rhumatisme. Quelque habitué que l'on soit à la précision véritablement surprenante du diagnostic de

M. Dupuytren, un grand nombre de personnes conservèrent des doutes. Je conviens, ajoute le professeur, qu'il y a beaucoup de raisons de croire à une luxation; aussi dois-je dire les motifs qui m'empêchent d'admettre cette opinion. J'ai vu souvent survenir, après un effort, chez des individus sujets à des rhumatismes, une vive douleur dans la région du col par la fixation du principe rhumatismal, qui était errant. Ainsi, des personnes, en dansant, sont prises tout-à-coup d'une vive douleur dans le mollet, qui ne dépend nullement de la rupture du tendon du plantaire grêle, et qui les met pendant deux ou trois jours dans l'impossibilité de marcher. Il n'est pas rare de voir ces douleurs, lorsqu'elles cessent, se montrer dans un autre lieu. D'autres, en montant en cabriolet, ressentent subitement une douleur dans les reins et dans la masse commune des muscles sacrolombaire et long dorsal, douleur tellement vive, qu'elles se retournent effrayées, s'imaginant avoir reçu un coup de bâton ou un coup d'épée.

Or, ce qui me porte à admettre l'existence d'une cause semblable chez ce jeune homme, c'est qu'il est garçon marchand de vin, qu'il est obligé de descendre tous les jours à la cave, d'y rester long-temps, et qu'enfin il a eu plusieurs fois des douleurs rhumatismales. On lui fera une application de ventouses scarifiées sur le côté gauche du cou.

Le lendemain, on reconnut combien le diagnostic de M. Dupuytren avait été juste; l'amélioration était tellement prononcée qu'on n'aurait pu croire à la réalité des symptômes précédemment énoncés, si l'on n'en avait été témoin. Quoique le col fût encore un peu tendu, et légèrement dévié à gauche, le malade pouvait fléchir et étendre la tête, la courber d'un côté à l'autre, et exécuter des mouvemens de torsion. Il est essentiel de faire observer qu'aucun effort de réduction n'a été fait, et cependant le malade n'a plus d'engourdissement dans le côté droit. A partir de ce moment on ne mit en usage que des cataplasmes émolliens et des camisoles de chaleur, et quinze jours après l'accident, le jeune homme présenté de nouveau à l'amphithéâtre, ne conservait pas la plus légère trace de son affection; il sortit ce jour là même de l'hôpital.

On peut rapprocher de ce fait les deux suivans.

2° Observation. — *Distension et engorgement des ligamens intervertébraux de la région cervicale*. Un homme vint à l'Hôtel-Dieu pour une douleur qu'il avait dans la région cervicale. Il prétendait avoir reçu dans les journées de juillet des coups de crosse de fusil sur le col et la tête ; mais il avouait que quelques mois auparavant il avait fait une chute. Il éprouva aussitôt une vive douleur, cependant il continua à travailler. A son entrée à l'hôpital, le col offrait une convexité en arrière, une concavité en avant, et par conséquent un changement de forme ; la partie supérieure de la colonne cervicale était saillante, ce qui permettait de très bien distinguer les apophyses épineuses. Il ne pouvait faire exécuter à la tête aucun mouvement de rotation, et quand il voulait se retourner pour regarder ou pour marcher, on eût dit que la tête était soudée sur le tronc ; il éprouvait de la douleur sur-tout quand il faisait un mouvement inopiné. La maladie s'était aggravée par le travail, et il était survenu un engorgement des ligamens qui unissent les vertèbres. Une première application de ventouses scarifiées produisit beaucoup de soulagement ; une seconde fut faite au côté opposé, mais elle n'eut pas les mêmes résultats ; alors on mit un moxa à la nuque, qui fut suivi d'un tel soulagement, que le malade en demanda lui-même un second. Nul doute que l'effet de ces moyens n'amène la guérison. Déjà il ne souffre plus, et peut exécuter facilement des mouvemens avec la tête.

3 Obser vation. — Un vieillard d'environ soixante ans se présenta ces jours derniers à la consultation de M. Dupuytren, pour une affection de la colonne vertébrale qui simulait au premier abord une luxation. Ce malade avait une difformité de la région cervicale caractérisée par une convexité en arrière et une concavité en avant. Il existait dans ce lieu une raideur telle qu'il y avait impossibilité de faire des mouvemens, et l'on remarquait en outre une courbure vicieuse du rachis, accompagnée de douleur au moindre mouvement, et d'immobilité des articulations. On jugea donc qu'il y avait dans cet endroit une maladie des ligamens, qui en s'étendant pourrait déterminer une luxation spontanée. On appliqua des sangsues

et des cataplasmes émolliens. Deux moxas furent placés sur les côtés de la gibbosité. Ces moyens par la douleur qu'ils excitent, l'inflammation qu'ils déterminent, la suppuration qui les accompagne, ont en effet produit de l'amélioration, le malade fait exécuter des mouvemens à la tête à droite et à gauche; mais pour être radicalement guéri, il faudra qu'il continue long-temps le traitement empoyé.

Terminons par une dernière observation qui, sans être analogue à celles qui précèdent, offre cependant des circonstances assez intéressantes pour être insérée dans cette leçon.

4e Observation. — *Engorgement des ligamens occipitaux et vertébraux; paralysie et atrophie de la moitié gauche de la langue.* Un homme âgé de 30 ans, dont il est utile de faire connaître la profession, parce qu'elle a influé sur le développement de sa maladie, fut reçu l'année dernière à l'Hôtel-Dieu, dans les salles de M. Dupuytren. Il exerçait le métier de tisserand et travaillait par conséquent dans des caves ou dans des rez-de-chaussée humides et froids. Aussi ces ouvriers sont-ils sujets aux affections rhumastismales et aux engorgemens des ligamens des articulations.

Ce malade fut pris, il y a trois ans, de douleurs extrêmement vives au côté gauche et postérieur de la tête; ces douleurs l'empêchèrent de faire exécuter à cette partie aucun mouvement, soit d'un côté à l'autre, soit d'avant en arrière et le privaient entièrement du sommeil. Après cinq ou six jours, elles changèrent de place et se fixèrent à la partie latérale supérieure et gauche du col. Cette circonstance est importante à noter, dès lors elles furent moins vives, mais les mouvemens étaient toujours impossibles.

La flexion latérale de la tête était en partie, il est vrai, exécutée par la totalité de la colonne cervicale, ainsi que les mouvemens en avant et en arrière; mais c'était sur-tout entre les deux premières vertèbres qu'ils se passaient, et quant aux mouvemens de rotation, ils avaient lieu entre la première vertèbre et l'occipital. Le siége du mal était donc là, à moins qu'on ne le supposât dans les muscles eux-mêmes; ce qui, comme on le verra, n'était point admissible.

Ces accidens furent suivis bientôt d'une difficulté de parler d'abord faible, mais qui augmenta d'une manière insensible; de telle sorte qu'au bout de deux mois, le malade ne pouvait plus se faire entendre. Il disait que l'air passait au côté gauche de la langue, en sifflant, et que lorsqu'il voulait prononcer *je*, c'était *ze* qu'il disait. Quelques douleurs existaient à l'angle de la mâchoire inférieure et à la joue du côté gauche, mais il n'y avait point de paralysie dans les muscles de cette région.

Un autre symptôme plus extraordinaire se manifesta. La langue commença à diminuer de volume du côté gauche, et cet amaigrissement fit des progrès tels qu'elle s'atrophia complètement de ce côté. Cet organe, dans cette partie, n'était plus formé que de membranes plissées qu'on pouvait frotter entre elles sans rien sentir de musculeux; c'était comme une bourse de cuir complètement vide. La membrane muqueuse était restée entière, mais sous elle les muscles avaient disparu. Si l'on faisait tendre la langue, le côté droit en paraissait bien nourri. L'atrophie du côté gauche, plus prononcée à la partie antérieure et à la partie moyenne, était peu considérable à la base.

Il semblait aussi que le côté droit avait acquis plus de force, phénomène analogue à ce qu'on observe dans les autres parties du corps, lorsqu'il y a un côté paralysé. Si la langue était tirée en ligne droite, le côté droit se courbait, soit à cause de son accroissement de force, soit parce qu'il n'était plus soutenu du côté gauche.

Dans les premiers mois, le malade était entièrement privé de la faculté d'articuler des sons; mais lorsqu'on l'examina, il prononçait comme si la langue n'avait subi aucune atrophie. Il s'énonçait d'une manière claire et distincte. On sait en effet, qu'on peut bien parler avec une moitié de langue; que la parole existe avec la moitié postérieure de cet organe, avec le tiers, le quart, et même, dit-on, avec un moignon à peine apparent.

Mais pour arriver à articuler les sons, il lui a fallu du tems, des exercices répétés, une étude suivie, et c'est à cet exercice seul, plutôt qu'à la diminution de la maladie, qu'on doit attribuer ce résultat favorable, résultat que l'on obtient également à la suite des opérations lans lesquelles une partie de la langue a éte nlevée.

M. Dupuytren a étudié avec soin les changemens qui avaient pu survenir dans le sens u goût ; dans ce but, il a fait dissoudre sépaément, dans de l'eau, quatre substances de aveur différente, savoir du *sucre*, du *sulfate le quinine*, du *muriate de soude*, et *un acide*. Ces dispositions prises, afin que les expériences fussent concluantes, il les a commencées ur des sujets sains. Des élèves s'y sont soumis ; a langue étant tenue immobile, quelques outtes de ces substances ont été placées sur a pointe; presque aucune saveur n'a été perue; d'où le professeur a conclu qu'elles agisaient peu sur cette partie : ensuite, la langue tant toujours tenue immobile, les corps saides ont été placés au milieu et à la base de et organe ; les diverses saveurs ont éte paraitement senties.

Les expériences ont été répétées sur le malade et on a constaté qu'il ne percevait pas la saidité de ces substances par la pointe de la langue, du côté atrophié ; à la partie moyenne il es a senties parfaitement, et plus elles étaient ortées près de la base, plus il en a perçu rapidement la saveur. Ainsi en perdant les muscles de la portion gauche de la langue, il n'a point perdu la faculté de sentir les saveurs ; cette observation est d'une extrême importance.

Les parties atrophiées sont donc les muscles. En cherchant quels nerfs aboutissent à ces muscles, nous pourrons peut-être, continue M. Dupuytren, indiquer le siége du mal, la cause de l'atrophie. — La langue relativement à son volume, est la partie, ou au moins une des parties du corps humain qui reçoit les nerfs les plus nombreux et les plus volumineux. Ces nerfs sont le *lingual*, le *glosso-pharyngien* et le grand *hypoglosse*.

Or ces nerfs se distribuent, le *lingual*, à la face supérieure de la langue, dans les papilles nerveuses ; et le *glosso-pharyngien*, à la partie postérieure de la langue et aux parties latérales du pharynx ; le premier préside au goût ; le second, dit M. Dupuytren, sert plutôt aux mouvemens. Si donc le nerf lingual était atteint, le goût le serait aussi ; si l'altération portait sur le glosso-pharyngien, les fonctions du pharynx eussent été altérées, et la base de la langue aurait plus ou moins souffert de l'atrophie.

Reste donc le nerf de la neuvième paire, le *grand hypoglosse*, dont il est utile de faire connaître l'origine : il naît de filamens, dans le sillon situé entre les éminences olivaires et pyramidales sur les côtés de la moelle alongée, et sort par le trou condyloïdien antérieur au côté interne et postérieur du trou déchiré. La huitième paire passe aussi dans ce point, mais elle ne paraît pas avoir été atteinte par la maladie, car les fonctions de l'estomac et de l'intestin sont restées intactes. Le nerf de la neuvième paire reçoit et fournit de nombreux filets; quelques-unes de ces branches viennent se porter dans les muscles qui s'insèrent à l'hyoïde, d'autres au plexus cervical moyen; aussi le côté gauche du col a-t-il semblé au professeur un peu moins nourri que le côté droit. Enfin ce nerf, véritable moteur de la langue, se termine sur-tout dans les parties musculaires.

Nous connaissons maintenant les fonctions diverses des nerfs qui se rendent à la langue; voyons si l'atrophie dépend du cerveau ou du nerf.

Les douleurs vives qu'a éprouvées le sujet au début de la maladie, étaient, comme il l'a parfaitement expliqué, seulement extérieures; jamais il n'a eu de lésion dans les facultés intellectuelles, dans les fonctions locomotrices; jamais il n'a eu de paralysie dans les endroits où le cerveau envoie des nerfs. La moelle alongée ne paraît pas être davantage le point de départ de l'affection, car jamais il n'a existé de paralysie, de douleurs, de contractures, de convulsions dans les parties où se portent les nerfs qui en naissent. Enfin la moelle épinière n'a offert aucun trouble appréciable.

Tout bien considéré, ajoute M. Dupuytren, je crois à une lésion du nerf de la neuvième paire, non pas dans l'intérieur du crâne, mais après sa sortie de cette cavité. Cette opinion est fortifiée par la lésion de l'articulation occipito-vertébrale; l'impossiblité d'exécuter desmouvemens de la tête semble indiquer une altération entre les vertèbres dont la cause est probablement une affection rhumatismale, et le siége, les ligamens. Le mal a commencé au côté gauche; il est descendu au col de ce côté: le point de départ est donc entre l'occipital et la première vertèbre, peut-être même encore entre la première et la seconde vertèbre.

Ces maladies, du reste, ne sont pas extrêmement rares. Il existe dans les cabinets de l'Ecole et du Muséum d'anatomie comparée, dix ou douze cas de soudure, avec ou sans déplacement, de la première vertèbre aux condyles de l'occipital.

Ainsi, il paraît que chez ce malade, il y a eu engorgement inflammatoire, aigu ou chronique, des ligamens qui unissent ces vertèbres entre elles et l'occipital; et comme le nerf de la neuvième paire sort par le trou situé au-devant du condyle occipital, ce nerf aura été, ou seulement comprimé, ou altéré dans son tissu au point de sortie; plus bas, dit M. Dupuytren, il a été atrophié: de là sont résultées la paralysie et l'atrophie de la moitié gauche de la langue.

Le traitement a été énergique, car la maladie de l'articulation occipito-vertébrale qui, à gauche, tendait à la guérison, semblait, au contraire, vouloir s'étendre à droite; de ce côté, le malade éprouvait quelques douleurs de tête, moins fortes, il est vrai, que celles qu'il resentait au début de la maladie du côté gauche. Ce traitement a consisté en ventouses scarifiées, derrière les apophyses mastoïdes;

elles ont été renouvelées plusieurs fois, et remplacées ensuite par des moxas. Ces moyens ont eu des résultats satisfaisans.

Ce fait est sur-tout remarquable par la paralysie et l'atrophie de la moitié de la langue ; c'est la première fois que M. Dupuytren l'a observé, et nous ne sachons pas que d'autres médecins en aient parlé.

Dans une autre leçon nous ferons l'histoire des luxations consécutives des vertèbres, et nous donnerons la description des pièces anatomiques qui existent dans les collections des cabinets de Paris.

ARTICLE XVI.

DES BRULURES.

De leurs Causes, de leurs divers Degrés, de leurs Complications, de leurs Caractères anatomiques, et de leur Traitement.

C'est en résumant les belles leçons cliniques du célèbre chirurgien en chef de l'Hôtel-Dieu de Paris, et les travaux auxquels il se livre avec un zèle peut-être sans exemple, depuis vingt-cinq ans, qu'on pourra se faire un tableau exact des nombreux progrès de la chirurgie moderne, qui lui sont dûs. Le sujet que nous avons à développer dans cet article, est un de ceux qu'il a traités avec le plus de bonheur et de talent. Mal définies dans leurs divers degrés, peu étudiées sous le rapport de leurs complications, inconnues dans leurs caractères anatomiques, livrées à l'empirisme ou abandonnées à une vieille routine pour la thérapeutique, les brûlures devaient subir, dans leur théorie pratique, d'importantes réformes devant le génie observateur de ce savant professeur. Aussi ses doctrines sur cette affection, sont-elles aujourd'hui généralement adoptées. Depuis plusieurs années, M. Dupuytren les a exposées dans une série de leçons avec tous les développemens que comporte un sujet aussi intéressant. Ce sont ces leçons que nous nous faisons un devoir de reproduire ici, en y joignant les considérations nouvelles que des cas récens ont suggérées au professeur depuis le commencement de l'année scolaire.

Chaque année, dit M. Dupuytren, mais sur-tout pendant les hivers rigoureux et à l'époque où le froid se fait sentir avec énergie, le service chirurgical de l'Hôtel-Dieu se peuple d'un nombre considérable d'individus affectés de brûlures plus ou moins graves. De vieilles femmes, couvertes de haillons, rentrent le soir dans leurs greniers sales, étroits et sans cheminée, après avoir pris pour l'ordinaire une certaine dose de vin ou d'eau-de-vie, et placent sous elles ou sous les couvertures de leur lit des chaufferettes, des réchauds ou des pots à feu remplis de braise ou de charbons allumés : la chaleur, la liqueur alcoolique, la vapeur du charbon les assoupit ou les asphyxie ; le feu se communique à leurs vêtemens, et souvent, lorsque la douleur les réveille ou qu'on vient à leur secours, il a déjà fait de tels progrès que la surface entière du corps ne présente plus qu'une plaie. Des portiers, des domestiques, obligés de veiller tard, sont pris de sommeil dans des circonstances analogues, et éprouvent les mêmes accidens. Des vieillards, penchés contre un poële, dont ils embrassent les tuyaux avec leurs genoux, tombent dans une espèce de côma : les vêtemens brûlent, et avec eux, la peau, les muscles, les aponévroses, jusqu'aux os. D'autres individus pris de vin ou accablés de fatigue, s'endorment sur une chaise près d'un foyer ardent et y tombent. De malheureux épileptiques éprouvent un accès et sont précipités dans des brasiers ou dans des chaudières remplies d'eau ou de corps gras en ébullition, y restent un temps plus ou moins long et sont horriblement mutilés. Des enfans en bas-âge laissés imprudemment seuls pendant un certain temps, s'approchent de trop près d'un foyer ou d'une lumière, et sont dévorés par la flamme. Des tonneliers occupés dans les caves à visiter des pièces remplies de spiritueux, communiquent le feu, avec leurs lumières, aux gaz qui s'en échappent et deviennent la proie d'une conflagration générale. Le gaz hydrogène sulfuré s'accumule dans des cabinets d'aisance mal tenus, peu visités, non aérés, et le premier qui s'y présente avec une chandelle allumée l'enflamme, ses vêtemens sont brûlés, et avec eux une partie plus ou moins grande de son corps. Enfin, les tentatives de suicide par le charbon augmentent encore considérablement le nombre des brûlures ; ordinairement les malheureux, qu'un tel projet poursuit, se placent près du réchaud fatal, ou mettent celui-ci près de leur lit, et lorsque les convulsions commencent, ils roulent sur les charbons ardens et se brûlent d'une manière affreuse. Que l'on joigne à toutes ces causes une multitude d'autres, également accidentelles ou imprévues, comme les incendies, ou qui naissent de la profession qu'exercent tant de classes d'ouvriers, tels que les forgerons, les fondeurs, les verriers, les brasseurs, etc., etc., et l'on ne sera pas surpris du nombre prodigieux de brûlures qui se présentent chaque année dans les hôpitaux de Paris et sur-tout à l'Hôtel-Dieu.

La lésion organique, appelée brûlure, ustion, combustion, etc., continue M. Dupuytren, est constamment l'effet de l'action du calorique concentré sur les tissus vivans. C'est à la nature de cette cause, qu'elle doit les caractères qui lui sont propres, et qui ne permettent de la confondre avec aucune autre espèce de lésion. Ceux-ci sont toujours les mêmes, quelle que soit la partie du corps qu'elle affecte, et participent à la fois de la nature de l'inflammation, de celle des plaies, et de la désorganisation.

Mais ces effets de l'action du calorique présentent de très grandes différences sous le rapport de leur intensité ou de leur gravité, suivant qu'ils ont eu pour cause le rayonnement de la chaleur à des distances variables, ou l'action directe de la flamme que fournissent en brûlant un grand nombre de substances, ou enfin l'application immédiate des corps en ignition eux-mêmes.

Les lésions pathologiques résultant du rayonnement de la chaleur, sont plus ou moins graves en raison de l'intensité de celle-ci et de la durée de son action. Modérée, mais continue, elle épaissit considérablement l'épiderme, rend la peau dure, en émousse la sensibilité, et lui donne une couleur brunâtre plus ou moins foncée : tels sont ses effets sur les personnes habituellement exposées par leur profession à l'ardeur des rayons solaires, ou bien à de vastes foyers, comme les forgerons. On sait qu'il en est parmi ces derniers qui peuvent impunément, de leurs mains rudes et cornées, toucher et manier quelques instans le fer fortement chauffé ou même rougi. C'est aussi cette épaisseur, naturelle ou acquise, de l'épiderme, et l'obtuse sensibilité de la peau, qui confèrent aux hommes prétendus incombustibles, la faculté de supporter, à l'aide de certains prestiges, un degré de chaleur très-considérable.

Plus intense, elle détermine sur la peau des plaques de nuances diverses, irrégulières, marbrées, des gerçures ou la rupture de l'épiderme ; d'où résultent souvent des ulcérations difficiles à guérir : c'est ce qu'on observe sur la face antérieure des jambes des vieillards toujours assis près de foyers ardens, et sur les jambes et les cuisses des femmes qui font un usage habituel de chaufferettes ou de pots à feu découverts.

Enfin plus active encore, soit à cause de la quantité de calorique que lance le corps embrasé ou du peu d'éloignement de ce dernier, elle peut donner lieu à tous les phénomènes qui caractérisent le premier et même le second degré de la brûlure. Nous avons vu des femmes, ajoute le professeur, qui, transies de froid, avaient mis sous elles des chaufferettes trop ardentes, avoir, au bout de quelques heures, la face postérieure et interne des cuisses toute couverte d'ampoules.

L'insolation produit quelquefois des brûlures graves, sur-tout dans les pays chauds. On rapporte plusieurs exemples d'individus qui, s'étant endormis en plein air, ont eu diverses parties du corps brûlées par l'ardeur des rayons solaires. Une violente inflammation avait été promptement suivie de la gangrène, et ils moururent du quatrième au cinquième jour.

Quant à la flamme, continue M. Dupuytren, non-seulement elle brûle instantanément, à la manière des corps immédiatement appliqués sur les parties, mais encore elle entraîne facilement les substances animales à partager le mouvement de combustion dont elle est elle-même le produit. Soumises à son action, elles se dessèchent promptement, bouillonnent en quelque sorte, se raccornissent et se consument bientôt, en produisant une flamme nouvelle qui s'ajoute à la première, augmente son activité et étend ses ravages. On sait avec quelle prodigieuse rapidité les vêtemens enflammés brûlent à de grandes profondeurs les parties qu'ils recouvrent; la lésion est souvent portée au dernier degré de gravité, et la mort en est le plus ordinairement la suite. Il n'est même pas sans exemple de voir se consumer en peu d'heures les corps entiers d'individus frappés d'ivresse ou d'apoplexie, ou d'enfans en bas âge, qui ne peuvent s'y soustraire.

C'est à ce genre de causes qu'il faut rapporter, dit le professeur, les brûlures produites par la combustion de certains gaz, et en particulier du gaz hydrogène, par l'explosion des chaudières à vapeur et par la détonation de la poudre à canon. En général, ces gaz ne produisent que des brûlures superficielles, mais très étendues, parce qu'ils agissent instantanément sur de grandes surfaces. Cependant on en rencontre quelquefois qui pénètrent jusqu'au-delà du derme.

Le degré de la brûlure variera encore en raison des qualités physiques et chimiques des corps en ignition ou saturés de calorique, qui sont immédiatement appliqués aux parties vivantes, c'est-à-dire en raison de leur nature particulière, de leur densité, de leur capacité pour le principe de la chaleur, et de la facilité avec laquelle ils l'abandonnent. Ainsi, tous les liquides bouillans ne brûlent pas avec la même force, parce qu'ils ne bouillent pas tous à la même température. C'est pour cette raison que l'action comburante des corps gras, tels que le bouillon, l'huile, la graisse, le suif, etc., est bien plus énergique que celle de l'eau. Mais une autre cause de cette différence consiste en ce que les premiers, par leur nature, adhèrent à la peau sur laquelle l'eau pure ne fait que glisser. S'il est vrai que les acides forts et les dissolutions alcalines concentrées, élevés au degré de l'ébullition, produisent des lésions beaucoup plus graves que d'autres liquides, il faut sans doute l'attribuer à ce que, devenus alors plus denses, ils ont acquis la faculté de se charger d'une plus grande quantité de calorique.

Les corps solides donnent lieu à des brûlures

profondes si leur combustion est très rapide, comme l'est celle du phosphore, du soufre et des résines en général; dans le cas contraire, l'intensité de leurs effets est proportionnée à leur degré de chaleur, à la durée de leur contact, à l'impressionnabilité des tissus, etc. Toutes choses égales d'ailleurs, la brûlure est moins profonde quand elle a lieu sur des parties habituellement en contact avec l'air extérieur, que lorsqu'elle affecte des parties toujours couvertes de vêtemens et dont l'épiderme est très mince.

Il résulte de cet exposé, continue le professeur, que l'action du feu, suivant qu'elle est faible ou instantanée, forte ou prolongée, excessive ou très long-temps continuée, a pour effets généraux, ou une simple irritation inflammatoire qui tend d'elle-même à la résolution, ou une inflammation qui doit nécessairement se terminer par suppuration, ou enfin la destruction complète des propriétés vitales et la mort des parties. C'est sous ce point de vue général que les auteurs ont envisagé ces lésions, pour les classifier et les diviser en un plus ou moins grand nombre de degrés. Ainsi, les uns, et entre autres Fabrice de Hilden et M. Boyer, comptent les trois degrés que nous venons d'indiquer; d'autres, tels que Heister et Callisen, en décrivent quatre; un écrivain de nos jours n'en admet que deux, et distingue toutes les brûlures en brûlures avec inflammation ou avec désorganisation immédiate.

Dans toutes ces divisions on n'a eu égard qu'à l'intensité des symptômes de la brûlure elle-même, considérés d'une manière générale, et on n'a point tenu compte de la nature des organes qui en sont le siége, des tissus atteints ou détruits. Il est évident néanmoins que la chaleur frappe toujours la peau la première, pour étendre ensuite ses effets à des profondeurs variables et successivement plus grandes; que c'est en raison directe de cette profondeur que se présentent les trois ordres de phénomènes que nous avons énumérés précédemment; et que par conséquent si l'on veut établir la classification des brûlures d'après des idées nettes et des principes exacts, on doit prendre pour base les différentes espèces d'organes qui ont été soumis à l'action du calorique.

C'est d'après ces considérations, continue

le professeur, que depuis long-temps nous avons adopté une autre classification, et que nous avons divisé les brûlures en six degrés ainsi caractérisés : 1° érythème ou phlogose superficielle de la peau, sans formation de phlyctènes ; 2° inflammation cutanée avec décollement de l'épiderme et développement de vésicules remplies de sérosité ; 3° destruction d'une partie de l'épaisseur du corps papillaire ; 4° désorganisation de la totalité du derme jusqu'au tissu cellulaire sous-cutané ; 5° réduction en escarres de toutes les parties superficielles et des muscles jusqu'à une distance plus ou moins considérable des os ; 6° carbonisation de la totalité de l'épaisseur de la partie brûlée.

Le premier degré est ordinairement produit par l'action du calorique rayonnant, ou par l'impression de vapeurs brûlantes, ou enfin par l'application de corps plus ou moins pénétrés de chaleur. Les parties présentent alors une rougeur vive, non circonscrite, analogue à celle de l'érysipèle, que la pression du doigt fait disparaître momentanément ; le malade éprouve un sentiment de chaleur cuisante, qui persiste pendant tout le temps que dure la maladie. Souvent au bout de quelques heures, toujours après un petit nombre de jours, la rougeur, la chaleur, la douleur disparaissent et la phlegmasie se termine par la desquammation de la partie.

Quelque légère que soit la brûlure à ce degré, il n'est pas rare, lorsqu'elle a atteint de larges surfaces, de voir le pouls s'élever, devenir fréquent, la langue rougir et les phénomènes de l'irritation gastro-intestinale se développer. Lorsque la tête en est le siége, l'irritation peut se propager à l'encéphale, déterminer de l'insomnie, du délire, des mouvemens convulsifs, du côma, et même la mort.

Le deuxième degré reconnaît toujours une cause plus énergique ou dont l'action a duré plus long-temps que dans le cas précédent. Une douleur vive, âcre, brûlante se fait sentir, et quelquefois en même temps, mais le plus souvent au bout de quelques heures, il se forme sur la surface brûlée une ou plusieurs phlyctènes qui se remplissent d'une sérosité claire et limpide: la douleur devient alors tensive. Les phlyctènes se déchirent ou on les perce; la sérosité s'écoule; l'épiderme détaché se dessèche et, quelques jours après, tombe par lambeaux ou par desquammation, laissant voir le corps muqueux recouvert par un épiderme de nouvelle formation, encore rougeâtre, mince et léger.

Quelquefois l'épiderme, au lieu de former des vésicules, est primitivement déchiré et détaché du corps muqueux qui reste à nu. Les douleurs les plus vives sont le résultat de cet accident qui est toujours suivi d'une légère suppuration. Mais enfin la surface dénudée se dessèche, et bientôt il n'y reste plus qu'une rougeur qui finit elle-même par disparaître, au point de ne laisser après elle aucune trace.

La cautérisation du corps muqueux et de la surface papillaire du derme, qui constitue le troisième degré des lésions qui nous occupent, est annoncée par la présence de taches grises, jaunes ou brunes, minces, souples, insensibles à un toucher doux, mais sous lesquelles, en appuyant davantage, se développe une douleur plus ou moins vive. Elles sont fournies par le corps muqueux privé de la vie. Les phlyctènes qui recouvrent souvent les points désorganisés à ce degré, contiennent ordinairement une sérosité brunâtre, lactescente, ou fortement colorée par le sang; et cet aspect devient, dès le premier abord, un moyen utile de diagnostic. Dans ces cas, tantôt l'escarre se détache en masse à l'époque ordinaire, tantôt elle tombe par parcelles, de manière à laisser voir sur les endroits que recouvraient les phlyctènes, des ulcérations plus ou moins étendues, mais superficielles, dont les cicatrices, sans être bridées, resteront cependant presque toujours apparentes, à cause de la couche blanche, dense et luisante qui remplace la surface détruite de l'enveloppe cutanée.

C'est à ce degré qu'appartiennent la plupart des brûlures faites par la poudre à canon, dont les escarres sont colorées en noir par l'impression des matières qui la composent, et, par cela même, faciles à distinguer de celles que produisent d'autres causes.

Sous quelque forme que se soit d'abord présentée cette brûlure, au bout de quelques jours, les douleurs qui s'étaient calmées après les premières vingt-quatre ou quarante-huit heures, se réveillent avec vivacité; une inflammation éliminatoire se développe, l'escarre se cerne, se détache et tombe, et bientôt la plaie se dessèche en laissant après elle la cicatrice d'un blanc mat dont nous avons parlé.

C'est ici le lieu d'établir en principe que dans toutes les brûlures la douleur est toujours vive, mais qu'elle est bien plus intense lorsque la peau n'est brûlée qu'à sa surface, que lorsqu'elle est détruite profondément ; et ce fait est fort important pour le pronostic.

Lorsqu'un corps en ignition est resté appliqué pendant un temps considérable sur les parties, une vive douleur en est l'effet ; mais cette douleur cesse aussitôt que la cause de la brûlure est enlevée. L'épiderme, le corps muqueux, toute l'épaisseur de la peau, et quelquefois aussi une légère couche superficielle du tissu cellulaire sous-cutané, sont frappés de mort et réduits en une escarre profonde, jaunâtre ou noirâtre, sèche, insensible au toucher, d'autant plus dure et tendue que sa couleur offre une teinte plus foncée. La peau saine qui la borde, est froncée et comme grippée ; les plis rayonnés qu'elle forme autour de la partie brûlée, indiquent le degré de raccornissement que celle-ci a subi. Au bout de trois ou quatre jours, les douleurs s'éveillent, un cercle inflammatoire se forme autour de l'escarre, dont l'élimination a lieu, en général, du quinzième au vingtième jour; la plaie répond, par son fond, au tissu cellulaire sous-cutané; la suppuration qu'elle fournit est très abondante; les bourgeons charnus végètent avec vigueur. Tels sont les caractères de la brûlure au quatrième degré.

Mais ici se fait remarquer un phénomène qui n'est propre, pour ainsi dire, qu'aux brûlures, et qu'aucun autre genre de plaie avec perte de substance, n'offre à un degré comparable : c'est la force avec laquelle la circonférence de la plaie est attirée vers le centre. Quel que soit l'éloignement des bords, ils tendent incessamment à se mettre en contact. C'est cette tendance de la puissance organique qui cause tous les modes vicieux de cicatrisation qui entraînent fréquemment, outre des difformités repoussantes, l'impotence ou l'inutilité des parties qui en sont le siége, mais auxquels on peut presque toujours s'opposer par un traitement bien dirigé. Ces résultats n'ont jamais lieu quand la brûlure affecte la partie postérieure du tronc, parce que les mouvemens de flexion qui sont les plus naturels, s'opposent à ce que la cicatrice se fasse par rapprochement. La même observation est applicable aux membres, suivant le siége qu'elle occupe.

Les brûlures du cinquième degré ne diffèrent guère des précédentes qu'en ce qu'elles atteignent des parties situées plus profondément, et peuvent être suivies d'accidens extrêmement graves. Les escarres qui comprennent des aponévroses, des muscles, des tendons, et dans l'épaisseur desquelles on rencontre quelquefois des vaisseaux et des nerfs qui ont résisté à l'action désorganisatrice du feu, sont sonores, noires, friables, déprimées, et mettent beaucoup plus de temps à se détacher. Molles ou occasionées par des liquides bouillans, elles présentent une masse grisâtre, insensible, que le doigt affaisse sans y développer de la douleur. La suppuration est beaucoup plus abondante, et la cicatrice dans laquelle les organes moteurs eux-mêmes ont été compromis, reste informe, adhérente, et laisse des pertes de mouvement irrémédiables.

Les caractères qui distinguent le sixième degré sont des plus faciles à reconnaître. Le membre est alors carbonisé à sa surface, dur, insensible, sonore à la percussion, facile à se rompre sous les efforts qui tendent à le ployer, et l'escarre, en se détachant, laisse après sa chute un moignon plus ou moins irrégulier, selon que le feu a atteint les divers élémens organiques à des hauteurs différentes. MM. Roche, Sanson et Bégin citent, dans leurs excellent ouvrages, l'exemple d'un jeune homme qui, en parcourant une fonderie, posa son pied dans la rigole par laquelle le métal en fusion allait passer; il est atteint par la fonte, et ne retire de ce ruisseau de feu qu'un membre auquel manquaient le pied et la partie inférieure de la jambe. Il n'avait presque pas ressenti de douleur, et ne s'aperçut point d'abord de l'horrible mutilation qu'il venait d'éprouver.

Telle est la théorie savante et vraie, parce qu'elle repose sur la nature des choses et sur l'observation des faits, admise et développée par notre célèbre chirurgien, et qui est aujourd'hui généralement adoptée. Cette classification diffère essentiellement de celles qui avaient été proposées jusqu'ici, en ce qu'elle distingue les nuances de désorganisation de la peau et des parties sous-jacentes, que la plupart des auteurs avaient confondues dans leur troisième ou quatrième catégorie; en ce que les six degrés sont établis, ainsi que nous l'avons dit plus haut, d'après la profondeur des altérations éprouvées par les tissus vivans; en ce qu'enfin chacun d'eux est reconnaissable à des phénomènes propres qu'il est si important de bien distinguer dans la pratique.

Cependant il ne faudrait pas croire, ajoute M. Dupuytren, qu'on ne rencontre dans ces divers degrés de la brûlure, que le groupe de phénomènes qui est propre à chacun d'eux. Rarement au contraire ils se trouvent seuls, et au-delà du simple érythème, ils peuvent se compliquer depuis le plus considérable jusqu'au plus faible. Ainsi, du point où l'escarre est le plus profonde, où même elle peut s'étendre aux os et à la totalité de l'épaisseur d'une partie, elle devient graduellement superficielle, jusqu'à ce qu'enfin elle ne comprenne que le corps muqueux et l'épiderme; les escarres principales sont souvent entourées d'escarres plus légères; souvent encore entre les parties désorganisées ou à leur voisinage, n'existent que des phlyctènes plus ou moins volumineuses, et au-delà de celles-ci, aussi bien que dans les intervalles laissés libres par les lésions plus profondes, on ne voit que la rougeur érythémateuse du premier degré. Enfin, dans les brûlures générales on trouve ordinairement tous les degrés sur différentes régions du corps.

Il est encore à remarquer, continue le professeur, que les caractères de ces degrés d'altérations organiques produites par les brûlures, quoique bien tranchés, sont néanmoins, dans beaucoup de cas, difficiles à distinguer aussitôt après l'accident. En même temps que le calorique a désorganisé les parties sur lesquelles son action s'est exercée avec le plus de violence, il a toujours porté une telle atteinte aux couches de tissus immédiatement sous-jacentes, que, sans être entièrement privées de la vie, elles ne pourront supporter le mouvement inflammatoire qui doit s'y développer, et qu'elles seront consécutivement frappées de mort. Il résulte de là que la plupart des brûlures se montrent, après la chute des escarres, et plus profondes et plus larges qu'on ne l'avait cru dès le premier abord. De ces faits nous devons déduire une conséquence très importante en médecine légale : c'est que dans les brûlures du troisième degré et au-delà, il convient presque toujours d'attendre, pour porter un jugement sur leur gravité, que les escarres ayant commencé à se détacher, l'étendue du désordre soit enfin fixée.

Suivons maintenant M. Dupuytren dans l'examen des phénomènes variés que l'on observe pendant le cours de ces maladies. Chacun des divers degrés que nous avons établis, dit le savant professeur, selon qu'il occupe un espace peu étendu ou une grande surface, peut, à raison de diverses circonstances, avoir la marche d'une affection purement locale, ou déterminer des accidens généraux qui compromettent plus ou moins la vie des malades. Ceux-ci sont le résultat immédiat d'une irritation générale déterminée par l'action du calorique, ou les effets secondaires des périodes de réaction inflammatoire, de suppuration et d'épuisement, qui se succèdent dans le cours des brûlures, et ils ont été par cela même divisés en accidens primitifs et consécutifs. Occupons-nous successivement des uns et des autres.

La douleur immédiate et toujours vive qui accompagne nécessairement l'action d'une chaleur concentrée sur les parties animales, peut être portée à un tel degré d'intensité que la mort en soit le résultat instantané. Nous en avons vu quelques exemples. Le systême nerveux encéphalique est alors le siége d'une violente irritation. On observe la plupart des phénomènes de congestion et d'engorgement de presque tous les organes des grandes cavités. Cette terminaison si prompte a lieu sur-tout chez les enfans et les femmes nerveuses, plus rarement chez les adultes et presque jamais chez les vieillards. Elle ne peut être attribuée, ni à l'inflammation, ni à une autre maladie que la brûlure aurait pu aggraver : c'est une *mort par excès de douleur.* M. Dupuytren croit qu'une trop grande perte de sensibilité peut tuer comme une trop grande perte de sang dans les hémorrhagies. Le malade se trouve dans une alternative terrible d'excitation ou d'affaissement et c'est ordinairement dans ce dernier état qu'il expire.

Mais si l'irritation de l'enveloppe cutanée, qui se réfléchit sur le système nerveux et par suite sur l'appareil circulatoire, n'est pas assez intense pour occasioner immédiatement la mort, d'autres phénomènes se présentent : tantôt on voit se développer une agitation excessive, l'insomnie, des spasmes, des convulsions, une fièvre intense ; tantôt les malades tombent dans un état profond de stupeur et d'affaissement ; le pouls est petit, rapide, la peau froide et pâle dans les régions qui n'ont point été atteintes par le feu ; la respiration s'exécute avec lenteur ; les membres sont immobiles et abandonnés à leur propre poids ; les questions restent sans réponse, ou n'en provoquent que de lentes et imparfaites. Cette sorte d'anéantissement se termine le plus ordinairement par une mort prompte et quelquefois par une réaction générale.

Lorsque la brûlure est superficielle et ne dépasse pas le second degré, si elle occupe une surface un peu étendue, mais sur-tout si le sujet est doué d'une irritabilité particulière, on n'observe pas les symptômes formidables que nous venons d'énumérer, mais il se fait une réaction générale assez analogue aux phénomènes de l'erysipèle : le pouls devient fréquent, fort, la peau chaude, et l'irritation des voies digestives se décèle par la rougeur et la sécheresse de la langue, la soif, des nausées ou des vomissemens, l'inappétence, etc. Ces symptômes cèdent en général promptement aux moyens appropriés.

Dans beaucoup de cas de brûlures profondes, portées aux troisième et quatrième degrés, aucun accident notable ne se manifeste pendant l'intervalle qui sépare le moment de l'accident de celui où commence le travail éliminatoire. Mais à cette époque, qui arrive ordinairement le quatrième jour, l'inflammation développe des douleurs d'autant plus vives que la lésion occupe des parties où le derme est plus serré et plus abondamment pourvu de vaisseaux sanguins et de nerfs. Si elle affecte de grandes surfaces, on voit encore survenir tous les symptômes d'irritation nerveuse et gastrique que nous avons indiqués pour la brûlure au second degré, mais avec une intensité beaucoup plus grande, et portée quelquefois à un tel point que la mort en est la suite.

Nous avons remarqué que les blessés présentaient assez souvent alors une oppression très forte et une grande difficulté de respirer. Ces phénomènes dépendent de l'atteinte profonde qu'ont éprouvé d'abord les appareils de la circulation et de la respiration, et du développement secondaire d'une irritation bronchique intense, ou d'un engouement pulmonaire considérable.

Mais ce n'est pas tout. Les malades, assez heureux pour échapper à tous ces accidens, ont encore plusieurs autres dangers à traverser. Toutes les fois que les brûlures sont très larges et très profondes et que par conséquent, après la chute des escarres, elles donnent lieu à des plaies fort étendues, souvent l'abondance et la longue durée de la suppuration épuisent graduellement les forces, provoquent un amaigrissement de plus en plus profond, et enfin un marasme incurable. Cette période de suppuration et d'épuisement est, dans les brûlures, caractérisée par des phénomènes semblables à ceux qui accompagnent les dernières époques de toutes les maladies chroniques.

Au nombre des plus graves complications de la brûlure, il faut compter l'apparition de l'érysipèle et sur-tout du phlegmon diffus. Tous les phénomènes qui caractérisent cette fâcheuse maladie, viennent se joindre aux symptômes déjà plus ou moins graves de la lésion primitive; et si l'on ne parvient à en arrêter la marche, des foyers purulens se forment, le pus fuse à travers le tissu cellulaire dans les interstices des organes; il en résulte de vastes décollemens de la peau, une suppuration excessivement abondante, et l'amputation, seul moyen de salut, n'offre généralement que des chances de succès fort douteuses.

Il résulte donc de ces faits qu'à l'occasion de brûlures trop étendues ou trop profondes pour ne déterminer que des accidens locaux, la vie des malades peut être successivement menacée à quatre époques différentes, que M. Dupuytren désigne par les noms de période d'irritation, période d'inflammation, période de suppuration et période d'épuisement.

En comparant les doctrines lumineuses que nous venons d'exposer sommairement, d'après M. Dupuytren, avec les écrits de tant d'auteurs qui l'ont précédé, le lecteur pourra mieux apprécier encore les nombreuses et importantes améliorations que le savant professeur a introduites dans cette partie si intéressante de la pathologie chirurgicale. Son génie, éminemment observateur, ne devait pas se borner là; il lui appartenait encore, après avoir reconnu les rapports de sympathie qui unissent les tissus extérieurs aux organes des grandes cavités, de définir la nature des lésions que ceux-ci éprouvent consécutivement, et d'expliquer ainsi la cause de ces accidens généraux qui emportent la plupart des malades. Ses nombreuses recherches nécroscopiques ont jeté le plus grand jour sur ce sujet.

Ainsi, il a été démontré par l'ouverture des cadavres, que lorsque l'individu a péri dans une conflagration générale, au milieu des flammes ou quelques instants après en avoir été retiré, l'inflammation n'a pas eu le temps de se développer sur le canal digestif, mais on y trouve les preuves d'une violente congestion, d'un afflux considérable. Non seulement la membrane muqueuse présente des plaques rouges plus ou moins étendues et d'une teinte très vive, non seulement elle est injectée et comme gorgée de sang, mais sa cavité contient encore une certaine quantité de ce liquide, qui y est parvenu par voie d'exhalation. Le cerveau est fortement injecté de sang; la sérosité des ventricules a acquis une teinte rougeâtre, qu'on retrouve souvent aussi dans celle qui humecte les cavités des plèvres, du péricarde et du péritoine. Les bronches contiennent également une mucosité sanguinolente; leur membrane muqueuse est, en divers points, d'un rouge vif, et parsemée d'injections capillaires. Il semble que le sang, repoussé vers l'intérieur par une irritation aussi générale et aussi soudaine, ait fait effort, sous l'influence de la stimulation excessive du cœur et de l'appareil vasculaire, pour s'échapper à travers toutes les porosités libres des surfaces internes.

Si quelques jours se sont écoulés depuis l'accident, si les sujets, après avoir résisté à la première impression du feu, succombent du troisième au huitième jour, à la seconde période, à la violence de la réaction inflammatoire, après avoir présenté pendant la vie tous les phénomènes d'une vive irritation des viscères, on trouve, à l'ouverture des cadavres, tous les signes de la gastro-entérite la mieux caractérisée, et ordinairement accompagnée d'altérations inflammatoires de l'encéphale et des poumons. Ces derniers organes sont souvent affectés de phlogoses latentes, déjà si bien décrites par Stoll, et d'autant plus fâcheuses, que, dans leur principe, elles échappent aux recherches du médecin. Enfin si le sujet n'a succombé qu'à une époque beaucoup plus éloignée, pendant le cours de la période de suppuration et d'épuisement, on trouve dans les viscères, et sur-tout dans le canal digestif, des altérations profondes qui attestent la longue inflammation dont ils ont été affectés; la muqueuse est parsemée de plaques d'un rouge plus ou moins vif, ou plus ou moins foncé, d'ulcérations plus ou moins profondes; les ganglions mésentériques sont généralement engorgés, etc.

D'après tous les développemens dans lesquels nous sommes entré, il vous est déjà facile de comprendre, dit M. Dupuytren, sur quelles bases doit être fondé le pronostic des lésions qui nous occupent. Il est évident qu'il doit être déduit de leur étendue en largeur, de leur profondeur, de leur siége, de la nature de la cause qui les a produites, de l'âge, de la constitution et du tempérament du sujet. Ainsi, une brûlure occasionée par un caustique vénéneux, susceptible d'être absorbé, est plus grave que celle déterminée par toute autre cause. Les sujets vigoureux, sanguins et jeunes, sont plus exposés que d'autres aux accidens qui peuvent résulter d'un excès d'inflammation. Une brûlure, même superficielle, qui attaque une partie ou un organe d'une texture délicate, sera plus fâcheuse que celle qui a son siége dans une partie moins importante ou qui peut plus facilement résister, soit à cause de sa structure naturelle, soit à cause d'une disposition acquise par le travail ou l'habitude. La vésication, la rubéfaction et la brûlure au troisième degré, ne laissent après elles que des traces nulles ou peu apparentes; tandis que celles au quatrième degré, qui comprennent toute l'épaisseur de la peau, abandonnées à elles-mêmes, donneront lieu à des cicatrices difformes, à des adhérences vicieuses, sur-tout si elles occupent les yeux, la face, le cou, les mains, les pieds, etc., parce qu'elles présentent, au plus haut point connu, ainsi que nous l'avons déjà dit, la tendance qu'ont toutes les solutions de continuité des tégumens à se rétrécir et à se fermer par le rapprochement de leurs bords. Aussi voit-on souvent les doigts renversés sur le dos du carpe et confondus avec lui; la main tout entière fixée sur l'avant-bras, l'avant-bras sur le bras; le pied, contourné diversement, ne former qu'une masse informe, adhérente à la jambe; la tête violemment tirée contre l'épaule, la nuque collée au dos, le menton attaché au sternum, les oreilles appliquées à la surface correspondante de la tête, etc., etc.

Les désordres qu'entraîne la brûlure au cinquième degré, sont en général très fâcheux et on le conçoit aisément quand on examine le nombre et les usages des organes qu'elle affecte. Par la destruction des tendons et des muscles, le membre perd l'usage de ses fonctions; par l'épaisseur des tissus qu'elle a désorganisés, une suppuration excessive s'ensuit et menace les malades d'épuisement; en mettant les surfaces osseuses en contact avec l'air extérieur, elle expose celles-ci à la mortification; en ouvrant les capsules synoviales des articulations, elle donne lieu à l'inflammation de ces cavités; et s'il s'agit d'articulation du premier ordre, la chance la plus favorable que puissent courir les malades, est une guérison par ankylose ou l'amputation du membre.

Vous avez actuellement sous les yeux, dit M. Dupuytren (29 février 1832), un malade qui est placé dans cette alternative.

1re Observation. — *Brûlure du genou au cinquième degré. Lésion et suppuration abondante de l'articulation.* C'est un cordonnier dont nous avons déjà parlé plusieurs fois. Il portait, lors de son arrivée à l'hôpital, à la face interne du genou gauche, une escarre noirâtre, dure, sonore, insensible, de la grandeur de la paume de la main, et paraissant très profonde.

Cet homme prétendait qu'il s'était renversé sur la partie une marmite d'eau bouillante. Il était trop facile de reconnaître au premier abord toute l'invraisemblance de cette assertion, pour qu'on pût y ajouter foi. Si telle en avait été la cause, la brûlure n'aurait pas été ainsi circonscrite; le liquide, en se répandant, aurait laissé des traces de son action sur une surface plus ou moins considérable ; on en trouverait encore sur différents points de la jambe, et peut-être aussi du pied. Par quels motifs cet homme cachait-il ainsi la vérité? C'est ce que nous ignorons. Ce n'est qu'après des questions multipliées, que nous pûmes savoir qu'étant assis, il s'endormit en embrassant étroitement avec ses genoux une marmite de terre pleine d'eau bouillante. Il est probable qu'il était ivre, et, dans cet état, il n'aura été réveillé par la douleur que lorsque le genou était déjà profondément brûlé. Il est à remarquer que le vêtement interposé entre la partie et le vase, est resté parfaitement intact. Ce cas doit donc être mis, sous le rapport de sa cause, au nombre des brûlures produites, non par l'application immédiate d'un corps en ignition, mais d'un corps fortement saturé de calorique.

L'escarre étant tombée, on reconnut qu'elle s'étendait jusqu'à la rotule et jusque dans l'intérieur de l'articulation. Vous avez vu, en effet, survenir une suppuration abondante de matière grisâtre, grumeleuse, fétide, et un écoulement de pus mélangé à une certaine quantité de liquide synovial. Cependant, vous aurez été frappés de l'amélioration qui s'est faite dans l'état général et dans les parties lésées. La suppuration avait beaucoup diminué, le malade n'était plus aussi abattu. Mais cette amélioration ne s'est pas soutenue, et nous vous l'avions annoncé. Le malade s'affaiblit de plus en plus : nous conservons un faible espoir d'obtenir la guérison par ankylose de l'articulation ; mais il est plus probable qu'il pé-

:ira par suite de l'inflammation et de la suppuration de cette cavité, l'amputation nous paraissant à peu près impraticable. Enfin, cette opération est le résultat inévitable de la brûlure au sixième degré.

La brûlure au premier degré qui offre une grande étendue, détermine souvent la mort au moment même de l'accident ou peu d'heures après; nous en citerons des exemples. Mais, après les premières vingt-quatre ou quarante-huit heures, la résolution commence à s'opérer, et le danger est passé. Lorsque le corps comburant était très chaud, et que son application a été très rapide, il peut déterminer une sorte de tuméfaction de l'épiderme; si elle occupe une vaste surface, elle constitue une brûlure extrêmement grave. C'est ce qui arrive quelquefois dans un bain trop chaud. La mère d'un poëte de nos jours a succombé, il y a près de deux ans, à un accident de ce genre.

Dans la brûlure au second degré, on a à redouter les mêmes accidens; mais, en outre, l'inflammation des organes internes est plus imminente, le danger de la voir se développer dure plus long-temps, et ne cesse que lorsque la dessiccation commence à s'opérer. Nous devons rappeler ici un fait important qu'on ne doit jamais perdre de vue, lorsqu'il s'agit de porter son jugement sur les suites probables de la brûlure : c'est que, dans tous les cas, les femmes et les enfans, les sujets nerveux et irritables supportent moins les douleurs inséparables de ces lésions, que les individus à sensibilité obtuse et à système sanguin, que les adultes et les vieillards.

Dans le troisième degré, les causes de douleur et d'irritation se succédant depuis le moment de la production de la maladie jusqu'à sa terminaison, non seulement les malades sont exposés à tous les dangers que présentent les deux premiers degrés, mais encore à tous ceux qui peuvent naître de la période d'inflammation éliminatoire : dans le premier cas, à une mort prompte, causée par un excès d'irritation générale, à une gastro-entérite primitive, aux accidens nerveux, tels que le tétanos, les spasmes, les convulsions; dans le second, aux mêmes phénomènes et à tous les symptômes d'une violente inflammation gastro-intestinale secondaire. Du reste, plus elle est étendue, plus elle est grave; et lorsqu'elle affecte une grande surface cutanée, leux ou trois pieds carrés, par exemple, elle levient le plus souvent mortelle à l'époque de l'inflammation éliminatoire des escarres ou le l'établissement de la suppuration; mais la ormation de la cicatrice n'entraîne avec elle ucun des inconvéniens qui signalent les de-rés suivans.

Dans la brûlure du quatrième degré et au-de-à, l'irritation et la douleur ne persistent qu'au-ant que la cause agit, mais les sujets peuvent érir pendant ce temps. S'ils résistent, tantôt ls sont plongés dans un état complet de stu-eur; un froid glacial les saisit, et ils suc-ombent quelques heures après l'accident; antôt la vie se ranime, et ils sont emportés, lu cinquième au neuvième jour, par la réac-ion inflammatoire; tantôt, enfin, l'abondance xcessive de la suppuration, la longueur de a maladie, l'invasion de la pourriture d'hô-ital ou d'une fièvre de mauvais caractère, les onduisent à l'épuisement et à la mort. La brû-ure au cinquième degré, lors même qu'elle st très circonscrite, offre toujours un danger éel, en raison de la réaction qui survient névitablement. Mais ce qui ajoute beaucoup la gravité du cas, ce sont les brûlures à presque tous les degrés qui l'avoisinent ordinairement, et excitent dans toute l'économie un trouble auquel souvent on ne peut remédier : une fièvre ardente s'allume ; la diarrhée, la rougeur de la langue, les vomissemens, indiquent bientôt une phlogose gastro-intestinale.

La brûlure offre aussi des chances diverses, suivant les organes qu'elle affecte. Si elle a attaqué, par exemple, les organes de la vue et que le mal ne dépasse pas la conjonctive, une vive ophthalmie survient, parcourt ses périodes et se termine, dans beaucoup de cas, en laissant des taies sur cette membrane. Mais si elle est plus profonde, la cornée peut perdre toute sa transparence, l'œil lui-même être entièrement désorganisé, soit primitivement, soit consécutivement. Lorsque la cornée conserve de la transparence sur quelques points, ajoute M. Dupuytren, on peut rendre la vue au malade en pratiquant des pupilles artificielles, ainsi que nous l'avons fait, en 1811, sur un homme qui avait eu les yeux brûlés par de la poudre à canon.

Nous devons maintenant rapporter quelques exemples des faits nombreux exposés jusqu'ici :

ils justifieront les principes qui en ont été déduits.

2e Observation. — *Brûlures aux cinquième et sixième degrés, par les vêtemens enflammés, de toute la surface du corps. Mort pendant la période d'irritation.* Un enfant de trois ans et demi, nommé Leroy, bien développé, fut apporté à l'Hôtel-Dieu, au mois de mars, vers les huit heures du soir, après avoir été arraché d'une chambre que l'incendie dévorait. Sa mère, qui était blanchisseuse, alluma un grand feu pour sécher son linge, plaça l'enfant près du foyer, le laissa seul, et sortit pour faire quelques courses. Le feu ayant pris à ses vêtemens, il est probable que le petit malheureux l'aura communiqué au linge en courant, et qu'il se sera trouvé bientôt environné de toutes parts par l'incendie. Il poussait des cris horribles. On accourut ; il fallut enfoncer la porte pour arriver jusqu'à lui. La personne qui avait exposé ses jours pour le sauver, l'apporta elle-même à l'hôpital. Il nous présenta un spectacle douloureux : il était brûlé de la tête aux pieds et il ne lui restait sur le corps que quelques lambeaux de vêtemens, à moitié brûlés eux-mêmes ; tantôt il était assoupi, et ne faisait entendre que quelques soupirs plaintifs ; tantôt il se ranimait et poussait des cris déchirans.

A l'exception des orteils et d'une partie des pieds que la chaussure avait préservés, il n'existait pas sur toute l'étendue de la surface du corps la moindre portion de peau saine. Sur le dos, le cou, la face antérieure et supérieure de la poitrine, on trouvait une brûlure au premier et au deuxième degré ; les cheveux, les cils étaient consumés, les joues couvertes d'escarres, les bras carbonisés, la peau privée de la vie, noire, résonnante, entr'ouverte dans quelques points, prête à se fendre dans d'autres ; les cuisses et les fesses atteintes d'escarres beaucoup plus larges et plus épaisses que celles des joues ; les doigts rétractés, incapables d'exécuter le moindre mouvement ; les parties génitales presque entièrement détruites.

On ne pouvait conserver aucun espoir pour le salut de ce jeune malade, et il était certain qu'il allait promptement périr. Cependant on enleva les débris de vêtemens qui restaient au cou et sur les épaules, et on le mit dans un bain tiède. La respiration qui était très embarrassée parut devenir plus libre. On le laisse dans le bain pendant une heure; il se ranime, se plaint d'une vive chaleur qu'il éprouve par tout le corps et demande sa mère à grands cris. On le couvre ensuite des pieds à la tête de papier brouillard enduit de cérat, et il est enveloppé dans un drap fin. Vers les onze heures du soir il retombe dans un assoupissement profond, et le lendemain, à deux heures du matin, six heures environ après l'accident, la mort met un terme à ses horribles souffrances.

Autopsie. Le cadavre présente l'aspect de celui d'un enfant qui aurait été soumis dans un four à l'action d'une température des plus élevées. Les escarres sont si nombreuses qu'il est impossible de les compter. Pour les deux bras on peut dire qu'il n'en existe qu'une seule qui occupe la totalité de leurs surfaces; elles comprennent les muscles, les nerfs, les tendons, les aponévroses, les os. Quelques articulations des doigts sont ouvertes; celles des poignets, des coudes, des épaules sont rouges, et contiennent du sang épanché. Les veines et les artères sont privées de sang. Sur les membres inférieurs la brûlure s'étend aussi jusqu'aux os; aux fesses, elle ne va que jusqu'aux muscles. Par l'inspection des parties génitales il serait impossible de déterminer le sexe de l'enfant; elles sont entièrement détruites et il existe à cette région une désorganisation horrible.

Dans le crâne on remarque une sécheresse particulière des membranes; les ventricules contiennent de la sérosité sanguinolente et le cerveau est injecté.

Le même degré de sécheresse se fait remarquer dans les plèvres et le péricarde. Les poumons sont gorgés de sang, les bronches d'un rouge vif.

L'aspect du péritoine est le même que celui des plèvres, du péricarde et des méninges. L'estomac et les intestins offrent une rougeur uniforme bien tranchée. Tous les vaisseaux sont fortement injectés, le foie contient beaucoup de sang noir, la vessie est distendue par une grande quantité d'urine trouble.

3e Observation. — *Brulûres du premier au cinquième degré, de presque toute la surface du corps par les vêtemens enflammés. Mort par asphyxie pendant la période d'irritation.* Le 4 février, vers les onze heures du soir, une portière âgée de vingt-sept ans, enceinte de quatre mois, avait mis sous ses pieds une chaufferette de bois qui contenait de la braise ou des charbons allumés. Fatiguée, elle fut surprise par le sommeil; pendant ce temps, le feu se communique au réchaud, puis à ses vêtemens, et elle ne se réveille que lorsqu'il en avait envahi la plus grande partie. Elle ouvre aussitôt la loge, s'élance dans la cour, et augmente ainsi la violence de la flamme qui la dévorait. Il en résulta des brulûres de presque tous les degrés. Lorsqu'elle entra à l'Hôtel-Dieu, ses vêtemens ne consistaient plus qu'en quelques lambeaux à moitié brûlés ou réduits en charbon, et collés à la surface du corps. Les chaussures et les pieds avaient seuls échappé à l'action du feu. La face était beaucoup moins endommagée que le reste du corps. Les cils et les sourcils étaient détruits.

La plus grande partie de la surface du corps était ou soulevée par des phlyctènes (deuxième degré), ou dépouillée de son épiderme et du corps muqueux (troisième degré). Tel était l'état de la face antérieure des jambes et de la presque totalité du ventre et du thorax, qui présentaient un aspect d'un rouge animé. Ailleurs, la brûlure avait atteint les quatrième et cinquième degrés ; ici les escarres avaient une couleur blanchâtre et étaient molles ; là, elles étaient dures, résonnantes et d'un rouge de brique : l'extrémité thoracique gauche, et la face postérieure des deux cuisses, offraient, dans toute leur étendue, l'une ou l'autre de ces altérations.

On enleva à cette malheureuse femme, avec toute la promptitude et la prudence que sa position exigeait, les débris de vêtemens qui s'étaient collés sur son corps, et elle fut mise dans un bain à vingt-quatre degrés. A l'instant où elle y fut plongée, elle éprouva une cuisson générale très vive, mais bientôt elle s'y trouva mieux, et se plaignit ensuite de ressentir un froid intense qu'elle attribuait à l'eau dont on l'avait inondée pour arrêter l'incendie qui la consumait. Ce frisson dura une demi-heure environ. Lorsqu'il eut cessé, elle manifesta un besoin accablant de sommeil. Au sortir du bain, elle fut couverte de linges fins, enduits de cérat, et enveloppée dans des draps chauds. On lui administra une potion calmante opiacée et du petit-lait. Elle passa le reste de la nuit assez tranquillement, et parut jouir d'un peu de sommeil.

Le lendemain, à l'immobilité de la physionomie, à la tension presque tétanique de tous les muscles de la face, M. Dupuytren reconnut, avant même qu'elle ne fût découverte, que cette malade était atteinte d'une brûlure presque générale. Il prescrivit plusieurs nouveaux bains; mais elle avait une si grande répugnance pour ce moyen, à cause de son état de faiblesse et des douleurs qu'on ne pouvait lui éviter, en la déplaçant pour l'y mettre, qu'on ne lui en administra qu'un seul. La potion fut continuée.

La journée se passe sans qu'elle ressente de grandes douleurs; elle est dans un état de somnolence continue, et conserve toute l'intégrité de ses facultés intellectuelles. Le soir, on renouvelle le pansement. Pendant la nuit, elle est très agitée, et se livre à beaucoup de mouvemens, sans avoir néanmoins du délire.

A la visite du deuxième jour, on la trouve dans un état d'affaissement considérable; elle a quelques quintes de toux, et ne peut plus avaler. La déglutition de quelques gouttes de liquide était accompagnée d'un gargouillement qui faisait craindre l'asphyxie. Quelques instans après, la parole revint, et les facultés intellectuelles restèrent intactes, jusqu'au moment de la mort qui arriva le même jour à onze heures du matin, trente-cinq à trente-six heures après l'accident, par asphyxie, c'est-à-dire par la cessation des fonctions des muscles respiratoires. L'enfant, que cette femme portait dans son sein, n'étant âgé que de quatre mois, et par conséquent non viable, il n'y avait rien à faire à son égard.

Autopsie, vingt heures après la mort. — Raideur cadavérique considérable; la peau est presque partout scarifiée, dure et coriace. Les escarres sont blanches à la partie antérieure du tronc, noires aux lombes et sur le dos; à la partie postérieure des cuisses, la peau, le tissu cellulaire, l'aponévrose d'enveloppe sont frappés de mort; les muscles de cette région sont rouges et fermes, mais non altérés. Les poils qui recouvrent le pubis sont brûlés, la peau des grandes lèvres est carbonisée.

La pie-mère est assez fortement injectée, l'arachnoïde intacte, mais aride, la substance cérébrale ferme et également sèche.

Les poumons libres d'adhérences sont gorgés de sang, les bronches remplies de mucosités, et leur membrane muqueuse est fortement injectée. On remarque dans les cavités gauches du cœur une hypertrophie concentrique déjà fort développée.

L'estomac offre près du pylore une foule de petites ulcérations presque miliaires ; quelques-unes sont de la largeur d'une lentille et présentent un fond grisâtre. L'iléon est d'une rougeur très prononcée dans toute son étendue. Le foie et la rate sont engorgés ; le périoi ne est très sec.

La vessie contient une certaine quantité d'urine trouble et blanchâtre ; on en trouve de semblable dans les bassinets des reins. La matrice qui remonte de trois pouces au-dessus des pubis, renferme un fœtus bien conformé, long de sept pouces environ. La chaleur s'est conservée d'une manière remarquable dans cette région. Il existe un écartement de trois lignes entre les pubis ; les articulations sacro-iliaques sont également relâchées et mobiles.

4e Observation. — *Asphyxie par le charbon. Brûlures, aux quatre premiers degrés, de plusieurs régions, par du bouillon en ébullition et par le brâsier. Mort pendant la période de réaction.* Bisson, Angélique-Françoise, âgée de quarante ans, affectée d'épilepsie depuis plusieurs années, était assise auprès du feu, lorsque surprise par un accès, elle tombe sur une marmite remplie de bouillon en ébullition.

Le côté gauche de la face et la totalité de la main droite furent brûlés aux deux premiers degrés; le coude gauche et la partie supérieure et latérale gauche de la poitrine, qui avaient été mis en contact immédiat avec le brâsier, furent brûlés aux troisième et quatrième degrés.

La brûlure au premier degré était caractérisée par une rougeur extrêmement vive, celle au deuxième par de nombreuses phlyctènes, et celles aux troisième et quatrième par de larges et profondes escarres. Malheureusement toutes ces brûlures avaient beaucoup d'étendue en surface; la malade était dans un état d'anxiété générale; elle poussait des cris perçans que lui arrachaient d'atroces douleurs. Elle était continuellement agitée de mouvemens convulsifs très intenses; parfois elle délirait. (Saignées copieuses, potion opiacée, boissons délayantes, diète absolue; pansement avec du linge fin, troué et enduit de cérat; charpie et cataplasmes.)

Pendant trois jours la malade est assez bien. Le quatrième, exacerbation de tous les symptômes, douleurs insupportables, puis délire presque continuel, rougeur érysipélateuse par tout le corps, langue rouge et sèche, anxiété extrême. On pratique une nouvelle saignée, mais les symptômes persistent et la malade succombe dans la journée.

Nécropsie. La pie-mère et le cerveau sont légèrement ponctués ; la muqueuse gastro-intestinale est enflammée sur plusieurs points, et les veines présentent une rougeur remarquable à leur surface interne.

5e Observation. — *Brûlures à divers degrés par la combustion des vêtemens. Tétanos produit par la réaction inflammatoire. Mort.* Roger (J.-B.), trente-trois ans, journalier, vint à l'Hôtel-Dieu, affecté, depuis deux jours, d'une brûlure large et profonde, produite par la combustion de ses vêtemens, dans un moment d'ivresse. Les secours qu'on lui donna empêchèrent la conflagration générale de ses habits. La brûlure occupait les côtés postérieur, interne et externe de la cuisse, s'étendant depuis le pli de la fesse jusqu'au jarret. La peau sphacélée dans la majeure partie de cette surface, était sèche, dure, résonnante, et sa couleur d'un blanc mat. Autour de l'escarre, la brûlure allait en décroissant d'intensité, et l'on en distinguait les différens degrés qui formaient une zône large de deux pouces et demi environ. Le pouls était assez développé, mais la peau fraîche. Néanmoins une saignée fut pratiquée et des cataplasmes émolliens appliqués sur les escarres.

Le quatrième jour de l'accident, la réaction fébrile fut plus marquée (bains, cataplasmes laudanisés, potions calmantes). Le sixième, l'escarre s'était ramollie, un bourrelet inflammatoire l'entourait de toutes parts, on apercevait des bourgeons charnus; mais le malade éprouvait les douleurs les plus vives et fut en proie à l'insomnie; le pouls était très fréquent.

Le neuvième jour, céphalalgie frontale, et le dixième, douleurs excessivement vives. La mâchoire inférieure est rapprochée de la supérieure; le malade accuse de la difficulté dans les mouvemens du cou et de la raideur dans le bras droit; le ventre est douloureux, sensible à la pression, la peau chaude, le pouls fréquent, concentré (saignée au bras le matin, quinze sangsues derrière les oreilles; le soir, potion calmante avec quinze gouttes de laudanum). On prend, en pansant le malade, les plus grandes précautions pour que les plaies restent le moins long-temps possible exposées à l'air.

Le onzième jour, le malade est plus mal: insomnie, raideur plus forte de la mâchoire, des muscles du col, des bras, dont le gauche commence aussi à se raidir. Ce n'est plus qu'avec peine qu'on peut écarter les mâchoires. Sueur abondante, pouls très concentré (saignée de plusieurs palettes jusqu'à syncope, bain de trois heures, opium en lavement et en potion; embrocations laudanisées sur les masséters et sur les muscles du col).

Le douzième jour, le col est renversé en arrière, contraction des muscles du pharinx, aphonie par momens. Le treizième jour, on peut avec peine introduire une cuillère entre les mâchoires, le tronc est tellement renversé en arrière et en arc, que la tête porte sur le dos et celui-ci sur les talons; sueurs considérables; pouls serré, très fréquent; point de délire. (On panse les plaies avec du cérat opiacé; six gouttes de laudanum en lavement de deux en deux heures ; continuation des embrocations sur la mâchoire inférieure, le col et le ventre).

La suppuration est peu abondante, les bourgeons charnus sont vermeils; mais la douleur des muscles du col s'exaspère à la moindre pression, elle est très vive aussi à l'épigastre; la respiration est gênée; les symptômes deviennent de plus en plus alarmans. (Vingt-cinq sangsues à la partie postérieure du col). Le malade a continué, jusqu'à ce jour, d'uriner et d'aller à la selle; il conserve ses facultés intellectuelles. Le pouls est presque insensible. Il succombe à sept heures du soir.

Nécropsie, trente-six heures après la mort.— Raideur cadavérique très prononcée de toutes les parties qui n'avaient pas été frappées de tétanos; mais les muscles du col, des épaules, et en général toutes les parties où la raideur tétanique avait existé, à l'exception des mâchoires, sont dans un état complet de relâchement. Les divers degrés de la brûlure reconnus pendant la vie, sont constatés de nouveau.

La peau de la cuisse frappée d'escarres dans l'étendue d'un pied carré, est détachée, et à sa place existe une plaie large et d'un assez bon aspect.

Appareil sensitif. Les veines de l'intérieur du crâne sont fortement gorgées de sang noir. L'arachnoïde à une teinte opaline légère; elle se détache avec peine de la substance grise du cerveau; celle-ci est le siége d'une fluxion sanguine considérable qui lui communique une couleur rosée uniforme. Si on la presse, on voit suinter à sa surface une foule de gouttelettes de sang, sans que pour cela la rougeur diminue. Au-dessous de la substance grise, la substance blanche est fortement sablée de sang; mais à un pouce de la substance grise, cette coloration diminue à tel point que, près des ventricules, l'injection vasculaire a presque complétement disparu. Il existe une plaque large comme la paume de la main de chaque côté et à la surface des hémisphères cérébraux. Les ventricules ne contiennent qu'une quantité infiniment petite de sérosité. Des vaisseaux injectés, assez considérables, rampent à la surface des corps striés et des couches optiques; à leur intérieur, les parties, ainsi que la protubérance, n'offrent qu'une injection vasculaire assez faible. D'ailleurs, l'encéphale a une consistance considérable.

Le rachis ouvert, on y trouve également les veines gorgées de sang noir. La moelle examinée partout avec soin, paraît de consistance ordinaire. La substance grise qui se trouve à son centre, est notablement et uniformément injectée et rosée, sur-tout un peu au-dessous du renflement cervical, et à quelques pouces plus bas, au niveau de la huitième ou neuvième vertèbre dorsale : de telle façon que, tant dans la moelle que dans le cerveau, c'est dans la substance grise que l'on trouve de l'injection et la coloration rouge uniforme.

Appareil digestif. Il y a un peu de rougeur vers le grand cul-de-sac de l'estomac, dans l'étendue de deux pouces carrés, mais cette rougeur est légère et s'affaiblit graduellement. L'iléum est en général rosé ; quelque peu de rougeur est répandue çà et là dans le colon ascendant ; le foie est sain ainsi que la rate. — *Respiratoire.* Les bronches sont saines, les deux poumons adhèrent en arrière par quelques filamens celluleux anciens, et sont seulement un peu engorgés le long de leur bord postérieur. — *Circulatoire.* Le cœur est sain, ainsi que le système vasculaire ; les grosses veines contiennent beaucoup de sang. — *Génito-urinaire.* Rien de notable. (Communiqué par M. le docteur Sanson aîné, chirurgien en second de l'Hôtel-Dieu de Paris.)

6ᵉ Observation. — *Brûlures du premier au troisième degré. Phlegmon diffus, survenu au moment de la période de réaction, et suivi de symptômes de gastro-entérite et de méningite. Mort.* La nommée Magin, soixante-trois ans, domestique, d'une faible constitution, et d'une mauvaise santé, étant assise près d'un feu de bois, avait à côté d'elle un fourneau dans lequel brûlait une grande quantité de charbon. La vapeur de ce charbon l'étourdit, elle tombe dans le feu, ses vêtemens s'enflamment et déterminent une brûlure grave au talon droit et aux fesses. On accourt à ses cris et on lui porte secours. Conduite immédiatement à l'Hôtel-Dieu, il ne lui reste aucun indice de l'asphyxie ; mais elle souffre beaucoup aux régions brûlées ; sur chaque fesse existe une large escarre, blanche, dure, sonore, environnée de nombreuses phlyctènes (troisième et deuxième degrés) ; une rougeur vive, érysipélateuse, s'étend sur les cuisses et sur les parties postérieures du tronc (premier degré). Une autre brûlure se remarque sur la partie inférieure du membre abdominal droit : au-dessus du talon est une escarre de la grandeur d'une pièce de 5 fr. ; à la face postérieure de la jambe, une rougeur érythémateuse; en d'autres endroits, des phlyctènes remplies de sérosité (troisième, premier et deuxième degrés). Bain, pansement avec du linge fin enduit de cérat, potion calmante.

Dans la nuit, la malade est agitée, tourmentée par des rêves pénibles; le lendemain, elle se plaint d'une violente céphalalgie (saignée au bras). Le troisième jour, douleurs vives dans les parties frappées d'escarres. La malade étant couchée habituellement sur le dos, ce qui est assez général chez les vieillards, on l'engage à se tenir constamment couchée sur le ventre à cause du siége de la brûlure. Cette précaution est très importante; car le poids du corps peut beaucoup augmenter l'étendue des escarres, comme il suffit, dans certaines maladies, pour déterminer la gangrène.

Le cinquième jour, les escarres commencent à se détacher à leur circonférence et ne paraissent pas très profondes. La malade demande avec instance des alimens qu'on ne croit pas devoir encore lui accorder. Le soir, elle est prise de frissons, de fièvre, de douleurs dans tout le membre inférieur droit. La brûlure, aux premier et deuxième degrés, était dissipée; mais il se manifeste une inflammation consécutive; une rougeur érysipélateuse s'étend sur le membre, accompagnée d'engorgement.

Le sixième jour, cette inflammation a pris tous les caractères du phlegmon diffus et s'est portée jusqu'à la partie supérieure de la cuisse; l'articulation du genou est très douloureuse. Dans la crainte qu'une saignée générale ne vînt par trop affaiblir cette constitution déjà si détériorée, on se contenta d'appliquer vingt sangsues, disséminées sur le membre. La marche de la brûlure est satisfaisante : les escarres sont presqu'entièrement détachées; la suppuration est peu abondante.

Le phlegmon paraît stationnaire pendant trente-six heures; mais bientôt il survient du délire, les traits se contractent, la langue et les lèvres se dessèchent, la fièvre reparaît avec plus d'intensité, la malade est prise de vomissemens, de diarrhée, et elle succombe le onzième jour de l'accident.

Nécropsie trente-six heures après la mort. L'examen des surfaces externes constate les lésions que nous avons décrites. *Crâne*. Le cerveau, consistant, n'offre aucune altération. Les ventricules contiennent une grande quantité de sérosité rougeâtre. Les méninges, l'arachnoïde sur-tout, sont enflammées. *Thorax*. Le poumon droit présenter à sa base une hépatisation assez prononcée ; les bronches sont fortement injectées et remplies de mucosités épaisses. La plèvre du côté droit renferme un léger épanchement ; le cœur a un volume considérable ; dilatation des cavités et amincissement des parois. Le péricarde offre à sa surface interne des plaques blanches qui indiquent d'anciennes inflammations.

Abdomen. La membrane muqueuse de l'estomac est très rouge, la vésicule biliaire contient environ trente petits calculs. Le mésentère est rempli de tubercules non ramollis. Le foie est très volumineux et gras.

7° Observation. — *Asphyxie par le charbon. Brûlures du deuxième au quatrième degré par la combustion des vêtemens. Déviation des règles par la plaie. Accidens divers à la suite de la période de suppuration et d'épuisement. Mort au bout de* 8 *mois*. Bien que nous n'ayons que peu de détails sur ce fait, nous croyons néanmoins devoir en présenter sommairement l'histoire, parce qu'il nous offre l'exemple d'un autre genre de terminaison des brûlures, qui n'est pas rare, un de ces cas où les malades meurent après un temps plus ou moins long, parce qu'ils n'ont plus de forces suffisantes pour subvenir au travail de la cicatrisation, et après avoir éprouvé divers accidens consécutifs.

Marie Tonchu, âgée de quarante-deux ans, faisant dégeler de l'eau sur des charbons allumés, tomba asphyxiée, le feu prit à ses vêtemens et il en résulta de larges phlyctènes à la partie inférieure du dos; la peau de la fesse était torréfiée et raccornie. Au bout de quatre à cinq jours, de grandes escarres occupaient toute la surface brûlée.

Huit jours après, les règles survinrent. Un écoulement de sang eut lieu en même temps en nappe par la surface ulcérée (nous citerons plus loin un second exemple de ces sortes de déviation des règles). Les douleurs étaient extrêmement vives, la suppuration devint bientôt très abondante, le pouls faible, petit, la malade abattue. On prescrivit les toniques. Elle donna constamment des preuves d'une patience et d'une docilité admirables et demeura toujours couchée sur le ventre. On eut beaucoup de peine à diminuer l'abondance de la suppuration; la cicatrisation restait stationnaire ou ne faisait que des progrès à peine sensibles. Une foule d'accidens se succédaient les uns aux autres : des affections érysipélateuses, des abcès vers les aticulations, des symptômes d'irritation gastrique, etc. La malade tomba dans un état de marasme et d'épuisement complet, et elle succomba *huit mois et treize jours après l'accident*, à une époque où la cicatrisation, quoique fort près d'être achevée, ne l'était point encore. (Docteur Moulinié, ancien interne de l'Hôtel-Dieu de Paris.)

Ce cas, comme nous l'avons dit, offre l'une des époques les plus éloignées dans lesquelles la mort peut arriver.

8e Observation. — *Brûlures aux deux pieds, du premier au quatrième degré, par un pédiluve. Phlegmon diffus. Mort le septième jour.* Une jeune passementière de dix-sept ans, d'une bonne santé et bien réglée, apprenant que le mariage qu'elle devait contracter avec un jeune homme dont elle est vivement éprise, était rompu, conçoit le projet de se détruire, s'enferme dans une chambre étroite, remplit deux réchauds de charbon embrâsé, et tombe asphyxiée; on ne sait combien de temps elle resta sans secours. Une personne qui venait la voir entend quelques sourds gémissemens, enfonce la porte et la trouve dans un état de mort apparente : on la transporte à l'Hôtel-Dieu, après lui avoir donné plusieurs soins sans pouvoir la rendre à la vie.

Toute la surface du corps était violacée, la respiration insensible, et le pouls imperceptible au poignet; mais les artères temporales donnaient quelques battemens faibles et diffus. La malade fut couchée près d'une fenêtre ouverte : on fit sur tout le corps des frictions avec du vinaigre chaud; la malade donna quelques signes de vie. On ouvrit alors la veine du bras, qui ne laissa d'abord écouler que quelques gouttes de sang; mais bientôt le liquide jaillit et on en retira trois palettes. Il y eut une grande amélioration. On prescrivit un pédiluve sinapisé : au lieu de le donner à la température ordinaire, c'est-à-dire à 30° environ; le garçon ou la fille de salle plonge les pieds de cette malheureuse dans de l'eau bouillante, à une température de 100°; au bout d'une demi-heure, la malade commence à parler, adresse différentes questions, et se plaint de la chaleur de l'eau et de l'engourdissement qu'elle éprouve aux pieds; elle est remise dans son lit.

Le lendemain, elle paraît très agitée et accuse de violentes douleurs dans les jambes; on les examine, et l'on y trouve avec étonnement une brûlure grave des deux pieds, qui s'étend jusqu'à trois travers de doigt au-dessus des malléoles; les orteils sont privés d'épiderme; des escarres jaunes, dures, couvrent la face dorsale de ces parties et l'articulation tibio-tarsienne; à la partie inférieure de la jambe, les limites de la brûlure sont tracées par de nombreuses phlyctènes, remplies de sérosité rougeâtre; plus haut, on remarque sur chaque jambe une rougeur vive, accompagnée d'une légère tuméfaction et de douleurs atroces.

Le troisième jour de la brûlure, il ne reste aucune trace de l'asphyxie; mais une at-

atteinte profonde a été portée aux facultés vitales : le pouls est très petit, faible, les yeux sont éteints, les pommettes rouges, la malade très abattue. Les parties sont enveloppées dans des linges enduits de cérat, dans des cataplasmes, et placées sur des oreillers.

Le cinquième jour, l'inflammation des jambes a fait de grands progrès (trente sangsues sur chacune d'elles, bain entier).

Le sixième jour, une fluctuation obscure existe sur le membre droit; le phlegmon a gagné le genou et la cuisse. Les traits de la face s'altèrent, les idées se troublent, le délire se déclare dans la journée, et la jeune personne succombe le septième jour à deux heures du matin.

Nécropsie. On constate les divers degrés de la brûlure : quelques escarres profondes commençaient à se détacher à leur circonférence. Toutes les articulations, et sur-tout celle du pied avec la jambe, sont enflammées; la membrane synoviale est rouge, injectée; dans l'articulation tibio-tarsienne droite, il existe un épanchement assez notable de sérosité sanguinolente. Au-dessus des brûlures, on trouve la peau décollée dans une grande étendue, et à droite, deux ſoyers purulens; profonds, dont le pus a ſusé entre les muscles qui sont disséqués jusque près du genou. Du pus est également infiltré dans le tissu cellulaire de la cuisse et de la partie inférieure et postérieure du tronc. Partout le tissu cellulaire est dense et comme lardacé.

Les grandes cavités n'ont offert rien de notable, si ce n'est une injection assez prononcée des méninges et de la substance cérébrale.

Tous les faits qui précèdent, ont été choisis parmi un grand nombre d'observations, recueillies dans les salles de M. Dupuytren depuis plusieurs années jusqu'à ce jour. Nous n'avons pris, à dessein, que des cas d'insuccès, afin de démontrer par quelles causes la mort arrive dans les différentes périodes de la brûlure, et quels sont les caractères anatomiques que la nécropsie revèle. Bientôt, lorsque nous aurons exposé les méthodes de traitement du professeur, d'autres faits nous apprendront aussi comment on peut triompher de cette grave maladie et de ses fâcheuses complications.

Résumons les points les plus frappans et en même temps les plus instructifs de ces sept observations : Chez tous les malades les brûlures sont graves, profondes et plus ou moins étendues. Chez les deux premiers, elles occupent presque toute la surface du corps et pénètrent jusqu'au derme. — Aussi ces deux malades (deuxième et troisième observations) succombent à un excès d'irritation générale, l'un, âgé de trois ans et demi, au bout de quelques heures, l'autre, âgé de trente ans environ, le deuxième jour. — Un troisième malade (quatrième observation) ne peut résister à la réaction inflammatoire et périt le quatrième jour au début de la période d'élimination, avec de violens symptômes d'inflammation du cerveau et des voies digestives. Le quatrième malade est atteint au commencement de la même période d'élimination, d'un tétanos formidable qui l'entraîne le 12e jour. L'autopsie découvre de graves lésions dans tout le système sensitif, dans les organes du cerveau et du rachis. — Chez les sujets des sixième et huitième observations, des phlegmons diffus consécutifs se développent avec la période d'élimination, produisent de vastes foyers purulens, le décollement de la peau dans une grande étendue, l'inflammation et la suppuration des articulations, et après avoir réagi sympathiquement sur les organes internes, amènent la mort, chez le premier, le onzième jour, et le sixième jour, chez le second.—Enfin la femme de la septième observation éprouve une foule d'accidens pendant huit mois; la suppuration ne tarit point pendant tout ce temps, la cicatrisation ne peut s'achever, et elle meurt à cette époque dans un état complet de marasme et d'épuisement.

Après avoir rappelé ces faits à l'appui de ses considérations, M. Dupuytren passe à l'exposé de la thérapeutique des brûlures.

Les brûlures, dit le professeur, ont été de tout temps l'objet des tentatives les plus bizarres de l'empyrisme. Chaque époque a eu ses remèdes souverains qui, après avoir été plus ou moins prônés, ont été remplacés par d'autres, et ceux-ci, à leur tour, sont tombés dans l'oubli qui avait frappé les premiers. Rien n'a pu jusqu'ici et rien ne pourra encore à l'avenir désabuser les chercheurs de remèdes infaillibles contre la brûlure. Aussi opiniâtres que ceux qui poursuivent la quadrature du cercle, ils ne cessent de courir après cette panacée. Une chose remarquable et qui peut en imposer à la multitude, c'est la confiance absolue et l'intime conviction de tous les possesseurs de secrets de ce genre.

8e Observation. — Une jeune femme, continue M. Dupuytren, fut transportée à l'Hôtel-Dieu, il y a quelques années. La combustion de ses vêtemens avait produit une brûlure affreuse, qui s'étendait, ou peu s'en faut, de la tête aux pieds.

A l'insensibilité absolue des parties brûlées, à la destruction de l'épiderme, à la désorganisation du corps muqueux, à la tension et à la couleur jaune *bistre* du chorion, il était facile de voir que la peau était atteinte dans toute son épaisseur. A la faiblesse de sa voix et de son pouls, à son immobilité, à sa froide et désespérante impassibilité, à la somnolence qui la dominait, il était facile de juger que cette jeune malheureuse était frappée à mort; que si elle échappait aux dangers de cet état d'accablement, elle ne résisterait probablement pas aux suites de l'inflammation éliminatoire, et que dans aucun cas ses forces ne suffiraient à l'abondance de la suppuration et encore moins au travail de la cicatrice.

Cependant une dame respectable par son âge, son ton et ses manières, avait accompagné cette malade et sollicitait avec instance d'être admise à la traiter sous nos yeux. Elle avait reçu, disait-elle, par héritage, un secret transmis depuis quatre cents ans de génération en génération, et à l'aide duquel des milliers de personnes auraient été guéries, sans exception d'une seule.

Je dus lui faire remarquer, continue M. Dupuytren, que la malade à laquelle elle prenait un si vif intérêt, était affectée d'une brûlure incurable et mortelle; mais ce fut en vain que, dans l'intérêt même de son remède, je l'engageai à attendre une occasion plus favorable. Elle insistait avec tant de force, qu'après nous être assuré qu'il ne contenait rien de nuisible, nous lui permîmes d'en faire usage. Rien ne saurait égaler le zèle et le dévouement qu'elle mit à enduire plusieurs fois par jour la malade avec son onguent.

Bientôt une réaction assez vive causée par l'inflammation, ne tarda pas à se développer; elle s'en réjouit comme d'un effet salutaire de son remède. Des cercles inflammatoires cernèrent les parties brûlées, et elle annonça que le mal ne tarderait pas à être surmonté. De vastes lambeaux de tissus se détachaient chaque jour, et elle n'était point désabusée. Enfin, la mort seule qui arriva le quinzième jour de l'accident, parut jeter quelques doutes dans son esprit sur l'efficacité de son secret héréditaire.

A quoi tiennent donc, continue le professeur, cette confiance illimitée d'une part, et de l'autre cette aveugle crédulité du peuple, partagée, il faut bien le dire, par tant de gens instruits? Elles tiennent à ce que la brûlure est considérée comme une maladie simple dans sa nature et ses phénomènes, constante dans sa marche et ses effets, et qui dès lors doit être facilement guérie par un remède simple et invariable comme elle.

Telle est la base de toutes les espérances et de toutes les promesses des inventeurs de remèdes secrets. Détruire une erreur aussi préjudiciable, c'est rendre à l'humanité un service. Disons-le donc : loin de consister en une maladie simple, la brûlure est au contraire une maladie très-composée, dont les degrés nombreux et variés constituent autant d'affections qui présentent des caractères tranchés, des suites variables, des complications particulières, et qui exigent par conséquent des traitemens très différens les uns des autres.

Il vous suffira, poursuit M. Dupuytren, de rappeler à votre souvenir les nombreux effets de la chaleur sur les tissus vivans, que nous avons décrits, pour être convaincus de ces vérités. Que l'on compare les effets matériels et immédiats de l'action du calorique, aux effets consécutifs dont ils deviennent la cause à leur tour ; aux inflammations éliminatoire, suppurative et ulcéreuse ; à la fièvre locale et générale ; aux complications sans nombre qui les accompagnent ; aux accidens de tout genre qu'ils entraînent : douleurs, spasmes, convulsions, tétanos, etc. ; aux soins qu'exige une cicatrice qu'il faut retarder, dans certains cas, pour éviter des difformités, qu'il faut hâter, dans d'autres, pour éviter la mort ; et l'on pourra juger de la vanité de tous les remèdes secrets et infaillibles. On comprendra qu'une science profonde, une connaissance exacte de l'organisation et des altérations qu'elle peut subir, et enfin une expérience consommée des moyens de la rétablir dans son état primitif, peuvent seules conduire avec quelque certitude à la guérison.

Le traitement de ces lésions, reprend ensuite le professeur, repose sur les indications suivantes : 1° Enlever la cause de la brûlure ; 2° faire avorter l'inflammation, modérer et calmer, dans les deux premiers degrés, les douleurs et l'irritation cutanée qui se développent à l'instant de l'accident, et prévenir leurs effets sur les organes internes ; 3° maintenir dans de justes bornes l'inflammation secondaire qui préside à la séparation des escarres et à l'établissement de la suppuration ; 4° favoriser et diriger, à l'aide de soins bien entendus, la cicatrisation des plaies qu'elles laissent après elles ; 5° s'opposer par conséquent à la formation de brides ou d'adhérences vicieuses qui pourraient gêner plus ou moins les mouvemens des parties, ou même les priver de leurs fonctions ; 6° enfin, combattre les accidens généraux primitifs ou consécutifs qui peuvent se présenter dans le cours de la maladie.

L'indication qui consiste à enlever la cause du mal, ne se présente guère pour les chirurgiens, que dans les brûlures produites par l'action des caustiques, dont une portion, non encore combinée, serait restée à la surface des parties.

On la remplit à l'aide de lotions faites avec des réactifs propres à neutraliser la substance comburante et que la chimie apprend à connaître. Dans le plus grand nombre de cas, on peut y suppléer au moyen de lotions d'eau simple.

Dans les brûlures du premier degré ou dans celles du second, qui ne sont pas accompagnées de dénudation de l'épiderme, tous les efforts du praticien doivent tendre à faire avorter l'inflammation et à prévenir la formation de phlyctènes ou d'escarres dont la présence ajouterait à la longueur et aux difficultés du traitement. Tous les moyens doués de propriétés légèrement astringentes ou répercussives, sédatives et non excitantes, nous paraissent propres à remplir cette indication. L'immersion et le séjour prolongé de la partie brûlée dans l'eau froide, dans l'eau de Goulard, dans l'eau alcoolisée ou légèrement acidulée; et, lorsque cette immersion n'est pas possible, des fomentations long-temps continuées et fréquemment renouvelées avec les mêmes liquides, ou avec de l'éther, de l'alcool, une dissolution de sulfate de fer, de sulfate d'alumine et de potasse ou d'ammoniaque, etc., produisent de très bons effets. Mais ces dernières substances ne peuvent être employées que lorsque l'épiderme n'a pas été enlevé ; dans le cas contraire, elles augmenteraient l'irritation au lieu de la calmer, et produiraient de vives douleurs. Il est donc très important de conserver l'épiderme intact sur les parties brûlées ; et pour cela on aura soin d'enlever lentement et avec précaution les vêtemens qui les recouvrent, et même de les couper. S'il existe des phlyctènes, on se bornera à les ouvrir par une simple piqûre, avec une aiguille ou la pointe d'une lancette, à leur partie la plus déclive. Si l'irritation et les douleurs sont très considérables et qu'on ait à craindre des accidens, on administrera avec avantage des potions calmantes et des topiques anodins. Si le sujet est jeune, vigoureux, sanguin, des émissions sanguines, locales ou générales, contribueront puissamment à ramener le calme et à prévenir le développement de l'inflammation. Du reste, tous les moyens seront d'autant plus efficaces que leur administration suivra de plus près le moment de l'accident. Dans tous les cas, le sujet sera tenu à une diète d'autant plus sévère, que la maladie paraîtra plus grave, et il fera usage de boissons mucilagineuses, acidulées et délayantes.

Enfin, si malgré tous les soins que l'on a prodigués, l'inflammation se développe, il faut la modérer, empêcher qu'elle n'envahisse les tissus sains et qu'en devenant excessive, elle ne se termine par la gangrène, ou qu'elle ne réagisse trop fortement sur les organes intérieurs et donne lieu aux accidens sympathiques formidables que nous avons décrits. C'est alors qu'il faut se hâter de recourir aux fomentations émollientes, aux cataplasmes de même nature, aux saignées locales et générales. Si les douleurs sont trop intenses, on associera aux topiques précédens, le baume tranquille, le laudanum de Rousseau, les décoctions de morelle, de jusquiame, de têtes de pavots, etc.

La même indication se présente encore dans les brûlures des troisième et quatrième degrés, lorsque le travail inflammatoire d'élimination commence à s'opérer. On devra réprimer l'inflammation si elle est trop violente, et l'animer si le travail languit. Mais il ne faut pas oublier que, dans ce cas, les excitans trop énergiques ou trop long-temps continués ont eu souvent pour résultat le développement d'érysipèles qui, prenant naissance sur les bords de la plaie, ont envahi successivement une grande surface du corps, et ont été souvent mortels. Nous en avons presque toujours arrêté la marche, dit M. Dupuytren, par l'application d'un vésicatoire volant sur le lieu même qu'ils occupaient.

Mais d'autres soins deviennent encore nécessaires à cette époque. La brûlure sera couverte de linge fin troué et enduit d'un corps gras, tel que le cérat simple ou le cérat de saturne, par-dessus lequel on mettra une couche légère de charpie brute, destinée à absorber le pus. On appliquera des cataplasmes émolliens sur les escarres, pour en faciliter la chute. Lorsqu'elles sont presque entièrement détachées, et qu'elles ne tiennent plus au fond de la plaie que par quelques filamens, on les coupera avec des ciseaux le plus près possible de ces derniers. Quelquefois, lorsque l'escarre est profonde, comme dans les brûlures des quatrième et cinquième degrés, il se rassemble du pus au-dessous d'elle; on en est averti par la fluctuation, et il faut se hâter de lui donner issue, en pratiquant des incisions, afin d'éviter qu'il ne s'infiltre dans le tissu cellulaire environnant. Lorsque, à la chute des escarres très superficielles, ou à la séparation de l'épiderme qui constituait les phlyctènes, le derme, mis à nu, est fort douloureux, le cérat opiacé et l'imbibition des compresses dont se compose l'appareil, avec une dissolution légère d'extrait gommeux d'opium, sont les topiques les plus favorables.

Les pansemens doivent être faits avec promptitude, afin que les parties soient le moins de temps possible exposées au contact de l'air, et avec prudence et légèreté, afin d'éviter aux malades des douleurs qui ne sont pas sans danger. Pour atteindre ce but, on ne découvrira d'abord qu'une partie de la plaie, et on la pansera avant d'enlever les autres portions de l'appareil. C'est pour cela que le bandage à bandelettes séparées de Scultet est de beaucoup préférable au bandage roulé.

A la suite des brûlures étendues, et surtout des brûlures aux quatrième et cinquième degrés, la suppuration est ordinairement si abondante, qu'il devient nécessaire de faire deux et même trois pansemens par jour. Mais alors les sujets tombent assez rapidement dans un état fâcheux d'abattement et de faiblesse. On aura donc soin de soutenir les forces par quelques alimens substantiels, et sur-tout par les toniques, tels que le quinquina administré en boisson, en lavement et comme topique.

Dans les brûlures où il existe une destruction plus ou moins considérable de tissus, les cicatrices qui en résultent sont souvent difformes, gênent quelquefois la liberté des mouvemens des parties qu'elles occupent, ou s'opposent à l'exercice d'une fonction. Il importe donc de prévenir ces difformités, quelquefois repoussantes, et ces inconvéniens, en veillant à ce que la cicatrice ait à peu près la même étendue que la peau détruite, et en empêchant qu'elle ne se fasse par le rapprochement des bords circonvoisins. Presque toujours on atteint ce but, en cautérisant soigneusement avec la pierre infernale les bourgeons charnus trop saillans, par la position du membre, par des pansemens bien dirigés, et par l'usage d'appareils solides. Ainsi on empêchera les malades de tenir les membres fléchis s'ils sont brûlés dans le sens de la flexion, ou étendus si la brûlure a lieu dans le sens de l'extension; on introduira des mèches, des tentes, des canules ou des éponges dans les ouvertures naturelles que la cicatrice tendrait à rétrécir ou à fermer. On séparera, à l'aide de compresses et de plumasseaux maintenus par des bandes de sparadrap, les organes qui, tels que les doigts, pourraient contracter des adhérences vicieuses entre eux. Au visage, dont les tissus sont si mobiles et si extensibles, l'art ne parvient pas toujours à empêcher que des difformités plus ou moins considérables ne s'y produisent. On s'y oppose, autant que possible, en écartant les bords des plaies à l'aide d'emplâtres agglutinatifs, et d'autres moyens que l'état des choses peut suggérer. Mais, dans tous les cas, si on ne pouvait chercher à obtenir une cicatrice de bonne nature, qu'en occasionant au malade des douleurs qui pourraient lui être funestes, il ne faudrait pas hésiter à y renoncer.

Lorsqu'un membre, ou une partie d'un membre est complétement détruite, l'amputation est indispensable. Elle substitue une plaie simple dont la suppuration sera prompte et la cicatrisation régulière et facile, à une escarre dont la chute se fera long-temps attendre, et qui laissera après elle une solution de continuit irrégulière, avec saillie des os et de toutes les parties qui, situées plus profondément, ont le moins souffert de l'action du feu. En outre, en emportant les parties brûlées, l'opération préserve le malade de l'inflammation secondaire qui doit nécessairement s'y développer, et qui alors n'est pas sans danger. Néanmoins, pour prendre une décision à cet égard, le chirurgien interrogera avec soin l'âge, la constitution, les forces du malade, et verra s'il est en état de résister au travail éliminatoire. Il est bien entendu que si le sujet était tombé dans un état de stupeur, comme on l'observe dans beaucoup de cas, ou si l'inflammation locale avait eu le temps de se développer, qu'il y eût de la fièvre, etc., il faudrait attendre la disparition de ces accidens, l'établissement de la suppuration, et prendre alors, pour guide de sa conduite, l'état général du malade et celui de la plaie.

Lorsque les cicatrices sont formées, les tissus conservent une raideur qui ne permet pas aux parties de remplir librement leurs fonctions. On doit alors mettre le malade à l'usage des fomentations, des frictions, des embrocations huileuses et des douches. D'un autre côté, on ne permettra d'abord qu'un exercice très-modéré, dans la crainte que les cicatrices ne se rompent, ce qui arrive assez souvent, surtout lorsqu'elles ont leur siége sur les extrémités abdominales.

Il nous reste maintenant, dit M. Dupuytren, à résumer en quelques mots les soins généraux qu'exige l'état des sujets suivant la gravité et les différentes périodes de la maladie. Une brûlure légère, superficielle et très circonscrite, qui n'amène aucun trouble dans l'économie, ne réclame aucune médication interne. Mais si, quoique superficielle, elle occupe une grande surface, le malade devra être tenu, dans le principe, à une diète sévère, à l'usage des boissons émollientes et rafraîchissantes, et placé dans un lieu calme, frais, éloigné de tout excitant physique ou moral. Les mêmes moyens devront être employés pour les brûlures profondes. Les douleurs trop vives seront combattues par l'administration de l'opium à larges doses; la fièvre et les accidens inflammatoires seront réprimés par des émissions sanguines, sur-tout si le sujet est fort et pléthorique; mais on insistera moins sur la saignée, lorsque des escarres vastes et profondes font craindre l'établissement d'une suppuration extrêmement abondante; car, affaibli par cette cause, le malade ne se trouverait plus en état de résister à cette suppuration, et il succomberait à l'épuisement. Des boissons, la diète, le repos, sont, dans ce cas, les seuls moyens convenables.

La suppuration étant établie et la fièvre dissipée, on accordera quelques alimens légers et des boissons nutritives, mais en petite quantité.

Aux suppurations très abondantes et de longue durée, qui menacent les malades d'épuisement et de marasme, on opposera les préparations ferrugineuses et de quinquina.

Si les symptômes du marasme et une diarrhée colliquative se manifestent, on donnera trois ou quatre fois par jour une pilule composée de : extrait gommeux d'opium, demi-grain, sulfate de zinc un grain; mélange dont nous avons souvent obtenu les meilleurs effets.

Enfin, les inflammations des viscères des grandes cavités qui pourraient se développer, seront combattues par des moyens appropriés.

10e Observation.—*Epileptique. Brûlures, aux*

troisième et quatrième degrés, de la partie postérieure du membre abdominal droit. Guérison complète le cent-quarante-cinquième jour. Point d'attaque d'épilepsie pendant toute la durée du traitement. Lampet (Desirée), âgée de trente-six ans, épileptique depuis son enfance, s'était enfermée dans sa chambre avec un fourneau rempli de charbon allumé. Bientôt elle s'évanouit et tombe sur le fourneau, de manière que la partie postérieure du membre abdominal droit reste exposée à la flamme pendant un espace de temps assez long. Il en résulte une brûlure aux troisième et quatrième degrés, qui s'étend depuis le tiers supérieur de la cuisse jusqu'au-dessous de la partie moyenne de la jambe et qui intéresse plus de la moitié de la circonférence du membre, surtout au niveau de l'espace poplité ; la peau, le tissu cellulaire sous-jacent et la surface des musclesset rouvent en conséquence privés de vie.

Les premiers soins qu'on donna en ville consistèrent en des applications de compresses enduites de cérat et en des boissons antispasmodiques. La malade passa de la sorte les sept premiers jours chez elle. Déjà le travail inflammatoire avait commencé, la ligne de démarcation s'était établie entre les parties mortes et vivantes, et des escarres d'une grande étendue et divisée en lambeaux semblaient ne plus tenir au membre que par quelques points, lorsqu'elle entra à l'Hôtel-Dieu le 29 avril.

Des compresses trouées, enduites de cérat, de la charpie, des cataplasmes émolliens et des boissons calmantes, formèrent les moyens de traitement. Au bout de trois jours, le travail éliminatoire était complètement achevé, toutes les escarres étaient tombées et avaient fait place à une plaie de couleur vermeille, dont la surface présentait des bourgeons charnus de très bonne nature.

On continua le même pansement; mais pour prévenir la formation de brides qui auraient pu gêner les mouvemens du membre et le rendre difforme, on plaça celui-ci, comme dans les cas de fracture de la rotule en travers, sur un plan incliné du talon à la tubérosité ischiatique. La jambe étant ainsi fortement étendue, la cicatrice put s'opérer d'une manière régulière.

La suppuration étant devenue très abondante, on pansa deux fois par jour, et chaque fois la plaie était nettoyée avec le plus grand soin. Mais cette suppuration ayant diminué progressivement, la cicatrisation marcha à grands pas de la circonférence au centre, et en assez peu de temps la plaie avait perdu considérablement de son étendue.

Cependant, ainsi que cela arrive fort souvent, ces progrès rapides furent bientôt arrêtés par un développement excessif de bourgeons charnus. Bien qu'on eût soin de les réprimer avec le nitrate d'argent fondu, chaque jour on les voyait repulluler avec une nouvelle vigueur; et malgré tous les efforts de l'habile chirurgien, on ne put obtenir une cicatrice complète qu'au bout de cent quarante-cinq jours.

Le membre n'avait rien perdu de sa conformation naturelle et il recouvra par la suite le libre exercice de tous ses mouvemens. La malade sortit de l'hôpital le 8 septembre. Pendant toute la durée de son séjour, il ne lui était survenu aucune attaque d'épilepsie. Aurait-elle été, par l'effet de son accident, guérie pour toujours de cette cruelle affection? Nous regrettons de l'avoir perdue de vue depuis cette époque, et de ne pouvoir répondre à cette question.

11e Observation.—*Epileptique. Brûlures, aux quatre premiers degrés, de tout le côté droit de la face, de tout le côté droit du col et de la partie supérieure de la poitrine. Accidens graves. Suppuration abondante. Guérison le quatre-vingt-quatorzième jour. Douze attaques d'épilepsie pendant la durée du traitement.* Marie Floret, quarante ans, constitution délicate, épileptique depuis nombre d'années, ayant déjà été brûlée cinq fois par suite de cette affection, vint à l'Hôtel-Dieu le 2 mai pour une nouvelle brûlure. Celle-ci occupait tout le côté droit du col et le tiers supérieur et antérieur de la poitrine du même côté. Dans une attaque d'épilepsie, elle était tombée la face dans le feu, et restée assez long-temps en contact avec le brasier. Il en résulta des brûlures aux quatre premiers degrés, sur les régions précédemment indiquées. Les escarres étaient larges, profondes, noirâtres, dures au toucher. Les brûlures aux deux premiers degrés avaient fort peu d'étendue. La malade était dans un état d'excitation générale très grande; elle avait du délire; le pouls était extrêmement petit et serré, et très rapide, la respiration courte et entrecoupée, la bouche sèche, la soif vive, les extrémités agitées par des mouvemens convulsifs très prononcés.

On eut d'abord recours à une saignée générale et à une application de sangsues à la base du crâne, aux révulsifs et aux antispasmodiques ; des sinapismes furent appliqués aux pieds, et des injections de dix gouttes de laudanum faites dans le rectum. On couvrit les escarres de larges cataplasmes émolliens, afin d'en faciliter la chute, et les brûlures au deuxième degré, de linge fin enduit de cérat et percé de beaucoup de trous, par-dessus lequel on appliqua une légère couche de charpie, destinée à absorber le produit de la suppuration.

La malade ne tarda pas à éprouver une grande amélioration. Bientôt le travail éliminatoire commença, et en assez peu de temps toutes les parties mortes furent séparées. Aucun accident n'eut lieu durant cette période.

A la chute des escarres succéda une large plaie d'un très bon aspect. La suppuration étant devenue très abondante, on pansa deux fois par jour ; mais au bout de quelque temps elle diminua, et la cicatrice commença à s'opérer. Un nombre prodigieux de bourgeons charnus s'éleva de toute la surface de la plaie; on eut soin de les réprimer.

Chaque jour la cicatrice acquit plus d'étendue; la suppuration fut moins abondante; on supprima les cataplasmes, et on pansa simplement avec le linge troué, enduit de cérat, la charpie par dessus, quelques compresses et un bandage convenable.

Le quatre-vingt-quatorzième jour la guérison était complète. Il était survenu douze attaques d'épilepsie pendant la durée du traitement.

12ᵉ Observation.—*Aliénation mentale. Brûlure volontaire de la main droite au cinquième degré. Guérison des deux maladies.* Clinard, âgée de trente ans, domestique, bien réglée et d'une bonne constitution, fut atteinte d'aliénation mentale par suite de chagrins violens. Un traitement actif la ramène à la raison, mais elle conserve de la tritesse et de l'abattement. Elle quitte le pays qu'elle habitait pour venir à Paris. Ses maîtres s'aperçurent aussitôt de ses dispositions intellectuelles; on la traitait de folle et déjà on la menaçait de la renvoyer. Se trouvant seule dans la soirée du 7 novembre, elle fait un très grand feu dans le poële de la cuisine et y place sa main sur les charbons ardens. Le hasard amène quelqu'un près d'elle; elle parait très-agitée mais ne change point de position. Ces circonstances et l'odeur de chair brûlée qui remplissait la cuisine, révélèrent la démence de cette malheureuse. Ce n'est pas sans peine qu'on parvint à l'arracher du foyer et à la conduire à son lit. Elle pousse des cris aigus toute la nuit et demande qu'on abrège ses jours, puisque seule elle ne peut y parvenir. Le lendemain on la conduit à l'Hôtel-Dieu.

La main droite paraît rôtie jusqu'aux os : partout on trouve des escarres noires, dures, épaisses et séparées les unes des autres seulement par quelques crevasses qui ne donnent point de sang, sur la face dorsale, elles ne s'étendent que jusques vers le milieu des métacarpiens; l'autre partie de la main est couverte d'une large phlyctène remplie de sérosité. Un cercle d'un rouge vif entoure le poignet. L'articulation radio-carpienne conserve la liberté de ses mouvemens; les doigts et le pouce sont fléchis sur la main; deux de leurs articulations, l'une de l'annulaire et l'autre du petit doigt sont ouvertes. La malade est dans une agitation extrême, la face animée, les yeux immobiles, le délire continu ; on est obligé de la contenir par la camisole de force (saignée générale, pédiluves sinapisés, pansement avec du linge troué, enduit de cérat, vaste cataplasme qui enveloppe toute la main, ouverture des phlyctènes sans déchirer l'épiderme). Le troisième jour de l'accident, même état (15 sangsues sur chaque apophyse mastoïde, pédiluve, lavemens). Le 4e jour, point d'amélioration (séton à la nuque, lavement purgatif). Le septième jour le travail éliminatoire s'avance ; les escarres de la paume de la main et de la face dorsale des doigts commencent à se détacher; on espère que les tendons ne seront pas tous détruits ; le pus qui s'écoule en petite quantité est fétide (on continue les cataplasme et on prescrit deux maniluves par jour).

Le 18e jour, les cris et les vociférations de la malade ont cessé ; elle chante à demi-voix, parle bas, et si on excite fortement son attention, elle répond.

Le 38e jour, l'aliénation mentale est complétement dissipée ; depuis quarante-huit heures la malade s'afflige de ce qui lui est arrivé, mais elle ne se souvenait de rien, et son étonnement fut grand lorsqu'on lui apprit toutes les circonstances de sa maladie. L'étendue de la brûlure est définitivement fixée. Les dernières phalanges des doigts auriculaire et annulaire sont tombées, ainsi que les escarres. Sur quelques points la cicatrisation commence à se faire; de très petites portions de tendons frappées de mort ont été enlevées avec les pièces à pansement; la flexion des doigts est moindre. On les a placés sur une palette pour en obtenir progressivement l'extension et l'on a soin de les panser individuellement afin d'éviter les adhérences qu'ils contracteraient infailliblement entre eux,

Depuis cette époque aucun accident n'est venu entraver la guérison, la cicatrisation s'est opérée lentement; plusieurs fois on a été obligé de cautériser les plaies avec le nitrate d'argent fondu. Elle était entièrement achevée le 20 février, cent trois jours après l'accident; aucun indice d'aliénation mentale ne s'était représenté, et le 5 mars suivant la malade sortit de l'hôpital, complétement guérie. On lui recommanda de porter long-temps encore le séton qu'elle avait à la nuque.

13e Observation.—*Brûlures, du premier au sixième degré, au côté gauche de la face; au cinquième degré, à la partie externe de l'épaule gauche. Destruction d'une portion de la parotide. Fistule salivaire. Nécrose d'une partie de l'os de la pommette et de l'arcade zygomatique. Guérison.* Une portière, âgée de quarante ans, mal réglée, sujette à des étourdissemens, était assise, dans la soirée du 4 avril, près d'un poêle en fonte, fortement chauffé avec du charbon. Elle ne peut dire ce qui lui est arrivé; mais il est probable qu'ayant été asphyxiée, elle est tombée sur ce poêle contre lequel l'épaule gauche et la face du même côté seront restées appliquées. Ce ne fut qu'après un temps plus ou moins long qu'elle fut retirée de cette position, dans un état complet de stupeur qui était dissipé le lendemain lorsqu'elle fut transportée à l'Hôtel-Dieu.

Deux brûlures profondes existaient aux régions indiquées; la première s'étendait, en hauteur, depuis l'arcade zygomatique jusqu'à la base de la mâchoire inférieure, en comprenant l'angle externe des paupières, et, en travers, depuis la commissure des lèvres jusqu'au conduit auditif. Toutes les parties molles comprises dans l'intervalle de ces quatre points, étaient transformées en une escarre noire, dure, sonore, fendillée à sa surface, qui paraissait formée aux dépens de la peau, du tissu cellulaire sous-cutané, d'une partie de la parotide, et s'étendre jusqu'aux os. Une rougeur vive la circonscrivait. Les commissures des lèvres et des paupières étaient tirées en arrière et à gauche. La seconde brûlure occupait la région deltoïdienne gauche; toute sa surface était scarrifiée, noire; et M. Dupuytren jugea que la désorganisation devait aller jusqu'au muscle. La malade avait de la fièvre, le reste de la face très rouge, de la céphalalgie, et elle éprouvait de vives douleurs dans celles des parties brûlées qui n'étaient pas frappées de mort (Saignée copieuse, pédiluves sinapisés, lavemens, potion calmante, diète). Peu de changement les premiers jours; le pouls conserve de la fréquence (nouvelle saignée).

Le cinquième jour, la malade dit éprouver à la partie interne de la joue la sensation d'un corps sec et dur. Il pouvait se faire que l'escarre eût détruit toute l'épaisseur des parties molles; mais en introduisant le doigt dans la bouche on reconnut que la membrane muqueuse était intacte.

Le sixième jour, le travail éliminatoire commence ; on remarque qu'un cercle d'un rouge vif sépare les parties vivantes des parties mortes ; une légère suppuration s'établit et la circonférence des escarres se détache.

Le huitième jour, fièvre considérable, tuméfaction des paupières, apparition d'un érysipèle à la face, délire, (vingt sangsues au col, cataplasmes émolliens). Le délire cède, l'érysipèle tend à la résolution. Le douzième jour, les accidens étaient presque complétement dissipés. L'escarre de la joue était déjà détachée dans une grande étendue.

Celle de l'épaule tombe vers les premiers jours de mai, c'est-à-dire au bout d'un mois environ ; il n'y restait plus alors qu'une large surface couverte de bourgeons charnus d'un bon aspect ; un pansement simple, quelques cautérisations obtinrent la guérison complète de cette brûlure pour le commencement de juillet.

Mais du côté de la joue, les progrès ne furent pas aussi rapides ; l'escarre ne fut complètement détachée que le 16 mai. On vit alors à nu une portion de la pommette et de l'arcade zygomatique, frappée de mort, ainsi que la parotide dont une partie avait été détruite; pendant les pansemens il s'écoulait de la plaie un liquide inodore, transparent, filant, dont la quantité augmentait par la mastication : c'était de la salive; dans l'intervalle des pansemens les pièces de l'appareil en étaient imbibées. Cette circonstance ne parut pas à M. Dupuytren devoir aggraver la position de la malade et il annonça qu'on parviendrait à guérir cette fistule par la cautérisation.

Le 20 mai, les parties osseuses, nécrosées, paraissent assez mobiles pour pouvoir être extraites. Une spatule, employée en guise de levier, sert à détacher une portion de la pommette et de l'arcade zygomatique qui étaient encore articulés ensemble. Un peu de sang s'écoule après cette opération.

A partir de ce jour l'étendue de la plaie diminue progressivement, mais l'écoulement de la salive persiste. Il faut bien remarquer qu'il avait lieu par la parotide ulcérée et non par le conduit de Stenon. On pratiqua une première cautérisation, le 23 mai, avec le nitrate acide de mercure.

Le 28, la malade s'aperçoit qu'elle perd moins de salive. Deux autres cautérisations sont faites les 2 et 5 juin: Diminution nouvelle de l'écoulement. M. Dupuytren emploie ensuite la compression exercée sur le point de la glande qui fournit le liquide; la plaie n'a plus que la largeur d'une pièce de 5 fr.

Le 9 juin, la salive ne coule plus que par gouttes; enfin, le 29 juillet, la brûlure et la fistule sont complétement guéries. Il reste à la malade une large cicatrice rayonnée, avec enfoncement, une paralysie d'une partie de la joue, et une torsion en arrière de la commissure des lèvres et de l'angle externe des paupières. La cicatrice était fine, rouge, et paraissait toute vasculaire. La malade sortit de l'hôpital le 30 juillet. Mais, un mois après, la cicatrice se déchire au point correspondant à l'ancienne fistule; la salive s'écoule de nouveau par cette voie. Revenue à l'hôpital, elle est soumise au même traitement, à la cautérisation et à la compression, et elle sort de nouveau guérie au bout de trois semaines environ.

14e Observation. — *Brûlure au quatrième degré de tout le membre supérieur droit. Suppuration abondante. Déviation des règles par la plaie. Guérison.* Une cuisinière de dix-huit ans, bien réglée et d'une bonne santé, s'endort le soir du 23 août près d'une chandelle. Celle-ci tombe sur son bras droit et enflamme la manche de sa robe. Réveillée par la douleur, elle jette des cris aigüs, parvient à se débarrasser de ses vêtemens et perd connaissance. Transportée dans son lit, elle reprend ses sens et éprouve de vives douleurs. On appelle un chirurgien et il reconnaît une brûlure grave de l'extrémité supérieure droite, qui s'étendait depuis le deltoïde jusqu'aux doigts : les escarres les plus profondes occupaient l'avant-bras et la partie inférieure et postérieure du bras; la main présentait des phlyctènes remplies de sérosité; il en existe aussi quelques-unes à la main gauche.

On fait une saignée au bras. La malade est mise à l'usage des émolliens, et les brûlures sont pansées avec beaucoup de soin, au moyen de linges fins troués, enduits de cérat.

La période d'irritation et le début du travail éliminatoire se passèrent sans accident grave. Mais après la chûte des escarres, la suppuration devint si abondante, que l'on craignait de voir succomber la malade à l'épuisement. On soutint les forces par l'administration du quinquina en boissons et en lavemens. Bientôt le membre tout entier, excepté la main qui guérit promptement, ne présenta plus qu'une plaie d'un rouge vif. On redoubla de soins, tant pour les pansemens que pour l'emploi des moyens internes ; la malade montrait beaucoup de courage et de docilité, l'état général devint très satisfaisant; mais la cicatrisation faisait des progrès extrêmement lents, et la malade vint à l'Hôtel-Dieu le 11 octobre suivant, le quarante-cinquième jour de l'accident.

La plaie était encore considérable, vivement enflammée dans presque toute son étendue et la suppuration abondante, de nombreux bourgeons charnus dépassaient le niveau de la peau; dans le voisinage et au pli du coude existait déjà un tissu cutané de nouvelle formation. M. Dupuytren prescrit des bains entiers, l'application de cataplasmes émolliens larges et épais et le repos au lit. Depuis l'accident, les règles n'avaient pas reparu.

L'inflammation se dissipa bientôt. On fit alors le pansement avec du linge troué, chargé d'une couche épaisse de cérat frais, des plumasseaux de charpie appliqués par dessus, des compresses longues, faciles à renouveler; chaque jour aussi la plaie était touchée avec le nitrate d'argent fondu, mais partiellement, et sur une petite surface, afin de ne pas rappeler l'inflammation ; enfin, on prenait toutes les précautions possibles, pour lui éviter le contact de l'air.

Un mois après, une grande amélioration s'était opérée, et déjà une cicatrice assez large et de bonne nature s'était formée à la face postérieure du membre.

Le 16 décembre, la malade eut de la fièvre; la plaie changea d'aspect, devint rouge, et se couvrit de caillots de sang altéré, qui avait la couleur et l'odeur du sang menstruel. L'apparition de ce phénomène coïncidait avec l'époque ordinaire des règles, qui, nous l'avons dit, n'avaient pas reparu depuis le commencement de la maladie. On s'empressa d'appliquer, pendant plusieurs jours, des sangsues en petit nombre à la vulve. La fièvre se dissipa bientôt, la plaie ne donnait plus de sang et avait repris sa couleur vermeille. Mais cette irritation, d'un nouveau genre, vint considérablement augmenter la suppuration, qui ne diminua qu'au bout de neuf à dix jours. Depuis ce moment, la cicatrisation reprit son cours, tout en continuant de se faire lentement; le 15 avril, de l'année suivante, il restait encore une plaie de deux pouces carrés environ, à la partie interne de l'avant-bras. Du reste, cette jeune fille se portait très bien, avait bon appétit, et jouissait d'un parfait sommeil. L'écoulement de sang par la plaie s'était renouvelé deux fois, les règles ne s'étaient pas rétablies, et on y suppléait par des émissions sanguines.

Le phénomène de l'écoulement des règles par une plaie du bras, résultant d'une brûlure, est trop remarquable, dit M. Dupuytren, pour que je néglige l'occasion de vous en entretenir quelques instans. La menstruation est une des fonctions les plus simples : elle se réduit à une exhalation sanguine. Il n'est donc pas de toute rigueur qu'il existe un organe spécial pour son accomplissement; dans tout l'organisme, il y a des exhalans ou si l'on veut des tissus perméables au sang, lorsque survient le *molimen*. Autre chose a lieu pour les sécrétions : cette fonction s'accomplit au moyen d'organes spéciaux dont la structure se complique à mesure que les humeurs qu'elle sépare du sang, s'éloignent davantage des caractères de ce fluide. Ici, ce sont des follicules muqueux dont l'organisation consiste en un simple faisceau vasculaire et une parcelle d'un tissu particulier ; on n'y découvre pas encore des nerfs. Là ce sont des cryptes à organisation plus complexe, formés d'une espèce de tissu érectile, et d'un épanouissement d'un filet nerveux; on y voit déjà les rudimens d'un conduit excréteur. Enfin, ces cryptes s'agglomèrent et constituent ce qu'on appelle des glandes, qui diffèrent encore entre elles. Mais ne pénétrons pas plus avant dans les détails anatomiques. Il résulte de ce qui précède, que les sécrétions sont des fonctions complexes, ne pouvant se faire qu'au moyen d'une organisation spéciale plus ou moins compliquée, et les exhalations, au contraire, des fonctions très simples qui peuvent se faire partout, parce que partout il y a des tissus exhalans ou perméables.

La nature peut donc se permettre à l'égard de ces dernières des aberrations qui ne pourraient pas avoir lieu pour les sécrétions. Aussi voyez combien sont rares leurs déplacemens et combien il est difficile au médecin de les suppléer. La peau supplée quelquefois les urines, mais toujours imparfaitement; on ne peut pas *uriner* tout-à-fait *par la peau*. On peut avoir au contraire une menstruation par la peau et par toutes les surfaces tégumentaires. Les interstices des organes des femmes doivent être souvent le siége d'un molimen, et alors le sang étant loin des surfaces et ne pouvant être versé au-dehors, il se combine avec les tissus et produit des inflammations plus ou moins dangereuses.

Si la menstruation peut se faire à travers tous les tissus de l'économie, supposés dans l'état normal, il semble qu'elle devrait se faire bien plus facilement par des tissus plus ou moins enflammés et placés dans les conditions les plus favorables pour appeler à eux le *molimen hemorrhagicum*. Cependant il n'en est pas ainsi : la modification organique qui constitue l'inflammation, n'est pas dutout propre à l'exhalation sanguine, elle ne l'est pas sur-tout à appeler une exhalation physiologique, à remplacer une fonction naturelle. Ceci ne s'accorde guère avec l'opinion de ceux qui veulent que la maladie en général soit une exagération de la santé, et l'inflammation, l'excitation portée au *summum*. La menstruation par la surface d'une plaie est donc un phénomène très rare et extrêmement remarquable, puisqu'il faut que la nature se trompe deux fois pour qu'elle ait lieu.

Nous aurions desiré terminer cet article par un tableau statistique, établi sur une grande échelle, duquel on eût pu déduire quelques propositions générales, qui n'auraient pas été sans intérêt, et comparer la fréquence des brûlures suivant l'âge et le sexe des individus, le siége qu'elles occupent, suivant leurs différens degrés, leurs causes de mort, résultats du traitement. Obligés, malgré nous, à borner ce travail à une seule année, nous avons choisi celle de 1828, qui a été l'une des plus fécondes en affections de ce genre. Les élémens de l'état suivant nous ont été communiqués, ainsi que plusieurs des observations que nous avons rapportées, par notre excellent confrère, M. le docteur Fournier (d'Arras), alors élève interne à l'Hôtel-Dieu.

Nombre des malades affectés de brûlures et traités à l'Hôtel-Dieu pendant l'année 1828. 50

Sexe. —	Hommes.	10
	Femmes.	40
Age. —	Agés de moins de 5 ans. .	2
	de 8 à 10.	1
	de 10 à 20.	8
	de 20 à 30.	14
	de 30 à 40.	9
	de 40 à 50.	8
	de 50 à 60.	6
	de 60 et au-dessus. .	2

Siége. — Dans la plupart des cas, la brûlure affectait à la fois différentes régions; chez plusieurs malades, elle occupait la presque totalité de la surface du corps. En considérant individuellement la brûlure sur chaque région, on a le résultat suivant :

Brûlures de la tête.	8
du cou.	4
de l'extrémité sup. droite.	7
de l'extrémité sup. gauche.	16
du thorax.	13
de l'abdomen.	9
de l'extrémité abdom. dr.	33
gauche.	23

Ainsi, en supposant le corps divisé en deux moitiés, l'une supérieure, de la tête à l'épigastre, et l'autre inférieure, de l'épigastre aux pieds, on a :

Brûlures de la moitié sup. du corps.	48
de la moitié infér. du corps.	65

Mais ces résultats doivent être, par plusieurs causes, très variables.

Degrés des brûlures. — Chez plusieurs malades, on a constaté d'une manière distincte les six degrés; chez d'autres, les différentes nuances se confondaient; chez le plus grand nombre, les différends degrés étaient réunis, du plus faible au plus considérable, par deux à deux, trois à trois, etc. Ce qui donne :

Brûlures	au 1er deg.	(rubéfaction). . .	37
	au 2^e	(vesication). . . .	41
	au 3^e	(escarres du corps muqueux). . .	20
	au 4^e	(escarres de l'épaisseur de la peau).	4
	au 5^e	(escarres jusqu'aux os).	2
	au 6^e	(combustion totale d'une partie). . .	1

Résultat du traitement. — Ces résultats ont été très heureux :

Individus guéris.	44
Morts.	6

Causes de mort. — De ces derniers, *trois*, dont deux enfans de trois ans et demi, ont succombé à un *excès de douleur* (période d'irritation). — *Deux*, à des phlegmons diffus et à des symptômes cérébraux, pendant la période d'élimination. — *Un*, aux suites d'une suppuration excessive et aux symptômes d'entérite.

(Dans une prochaine livraison nous traiterons de la cicatrisation des brûlures, des moyens d'éviter les difformités qu'elles entraînent, et d'y remédier.

ARTICLE XVII.

DES DIVERSES CAUSES DE RÉTRACTION PERMANENTE DES DOIGTS, ET DE LEUR DIAGNOSTIC DIFFÉRENTIEL.

Nous avons annoncé, dit M. Dupuytren, dans notre leçon sur la rétraction des doigts, que beaucoup de causes différentes pouvaient produire cette maladie, et nous avons d'autant plus insisté sur ce sujet, que le même remède ne pourrait s'appliquer dans tous les cas. Il est évident, par exemple, que si l'on confondait la crispation de l'aponévrose palmaire avec les altérations des tendons, on commettrait une erreur très grave (V. 1re livraison).

Afin de vous mettre à même d'établir le diagnostic différentiel de diverses maladies qu'on pourraient mal à propos attribuer à une affection de l'aponévrose palmaire, nous allons vous faire passer en revue un assez grand nombre d'individus chez lesquels existent des flexions des doigts, produites par diverses causes. — Le premier malade que j'offre à votre examen est un vieux portier âgé de soixante-quatorze ans, qui, depuis quelques années, est balayeur de rues. Cet homme a été blessé à la paume de la main par une pièce de bois, il y a cinq ou six ans; mais ce n'est que depuis deux ans, qu'il s'aperçut que les doigts médius et annulaire de la main droite commençaient à se rétracter; depuis, la maladie a fait beaucoup de progrès. Il la rapporte à un froid très vif qu'il éprouva pendant le cours d'un hiver très rigoureux. Aujourd'hui les doigts sont fléchis au quart à peu près. Il est impossible de les redresser, quelle que soit la force que l'on emploie. Deux cordes tendues, saillantes et dures, vont du milieu de la paume de la main, jusqu'à la base des doigts rétractés. Lorsqu'on fait des efforts pour étendre ceux-ci, ces cordes deviennent plus saillantes, et on voit se mouvoir et se tendre, tout le long de la partie inférieure de l'avant-bras, le tendon du muscle palmaire grêle. J'ai choisi cet exemple de vraie rétraction, afin que la présence du signe caractéristique vous serve de point de départ pour bien saisir la différence qu'elle présente avec les maladies qui la simulent.

Dans d'autres cas, un ou plusieurs doigts

peuvent être fléchis sur la main, sans qu'il y ait crispation de l'aponévrose. La disposition des parties peut alors tenir à une altération des phalanges. C'est ce que vous verrez chez les deux individus dont nous allons rapporter l'observation.

Un jeune garçon de 14 ans environ, atteint d'une tumeur blanche de l'articulation tibio-tarsienne, entra dernièrement dans le service de M. Sanson pour cette maladie. En l'examinant, on s'aperçut qu'il avait une rétraction du petit doigt de la main gauche; cette affection était fort ancienne et remontait aux premières années de sa vie. Le doigt, ainsi que vous le voyez, est courbé en demi-arc de cercle; la première phalange est immobile sur la seconde, et la seconde sur la troisième. Il est impossible de les faire mouvoir les unes sur les autres, mais l'articulation de la première phalange avec le cinquième métacarpien est parfaitement libre. On peut la renverser en arrière très fortement, et comme dans l'état naturel. Lorsqu'on fait exécuter à l'articulation ces divers mouvemens, et sur-tout ceux d'extension, aucune corde ne se dessine de la paume de la main vers la base du doigt. Il y a donc ici affection des phalanges et non de l'aponévrose palmaire.

Le second sujet présente des symptômes absolument semblables; ainsi dans ces deux exemples l'absence de la corde, la mobilité très grande et dans tous les sens, de l'articulation métacarpo-phalangienne, l'immobilité de la deuxième phalange sur la première, et de la deuxième sur la troisième, sont des signes qui distinguent particulièrement la maladie, et font reconnaître une ankylose de ces articulations.

Une cicatrice résultant d'une blessure peut simuler la corde, mais celle-ci est superficielle, et d'ailleurs l'on en connaît la cause. Le quatrième individu que nous avons sous les yeux a les deux derniers doigts constamment fléchis vers la paume de la main. Il est cependant très facile de les étendre; aucune corde n'existe; toutes les articulations des phalanges entre elles et celles du doigt avec le métacarpe, sont parfaitement libres. A quoi donc tient cette flexion continuelle des doigts? Le malade a reçu un coup de sabre sur la face dorsale de la main. Les tendons extenseurs de ces deux derniers ont été coupés ; la réunion des bouts divisés ne s'est pas faite, et les fléchisseurs n'ayant plus d'antagonistes, maintiennent les doigts constamment appliqués à la paume de la main. Il existe par conséquent chez ce malade, non une rétraction, mais bien une flexion passive des doigts et une impossibilité de les étendre par suite de la section des tendons.

Une plaie contuse peut encore produire des résultats semblables ; c'est en effet ce qui est arrivé chez ce 5ᵉ malade qui est soumis à votre observation. Cet individu est atteint d'une rétraction du petit doigt qui est courbé en arc de cercle ; il a toutes les autres articulations très mobiles, ainsi que celle qui unit la première phalange avec le cinquième métacarpien ; aucune corde ne se fait remarquer à la paume de la main ; les tendons du fléchisseur et de l'extenseur de ce doigt sont sains. La rétraction dépend, dans ce cas, d'une maladie de la peau ; celle-ci a été détruite à la région palmaire dans une grande étendue, par suite d'une plaie contuse produite par une roue de voiture. La guérison de cette plaie s'est faite par rapprochement de ses bords et non par production d'un tissu cutané nouveau. De là est résulté une cicatrice étroite, qui empêche le redressement du petit doigt.

Les brûlures de la face palmaire produisent très souvent cet effet, quand elles ne sont pas convenablement traitées, et quand, au lieu de maintenir les doigts dans une position qui écarte les bords des plaies et permette la formation d'un tissu cutané nouveau destiné à remplacer l'ancien, on les met dans une situation telle, que les bords de ces plaies, avec perte de substance, soient en contact. De là résultent des brides, des adhérences, etc., qui sont autant d'obstacles aux mouvemens, et qui produisent des rétractions ; mais dans ce cas, il n'y a point de cordes saillantes, dures et tendues dans la paume de la main.

La rétraction par suite de la déformation des surfaces articulaires des phalanges, occasionée par certaines professions, est encore assez commune. Les femmes, par exemple, qui se livrent au travail du tricot, obligées de tenir leur petit doigt écarté des autres et fortement récourbé pendant très long-temps pour soutenir le fil de chanvre, de lin ou de coton, ont souvent une rétraction de ce petit doigt, provenant d'une déformation de l'extrémité inférieure de la première phalange, de l'extrémité supérieure de la seconde, et des extrémités correspondantes de celle-ci et de la troisième. Cette déformation était plus commune autrefois que de nos jours. On dit cependant qu'elle s'observe fréquemment en Allemagne, où les dames de Berlin, de Dresde, se promènent avec leur tricot à la main.

Voici continue, M. Dupuytren, une jeune fille, forte et bien constituée, ouvrière en dentelles, dont les quatre derniers doigts de chades mains sont rétractés vers la paume. Ils font environ le quart d'un cercle; mais les articulations métacarpo-phalangiennes sont parfaitement libres. Elles peuvent être facilement renversées en arrière sur la face dorsale de la main, et dans ce mouvement forcé d'extension, aucune corde, aucune saillie ne se fait remarquer. Mais il n'en est pas de même des deuxièmes phalanges sur les premières. Elles ne peuvent pas être redressées sur elles, par suite d'un obstacle invincible, dépendant d'une déformation des surfaces articulaires des extrémités des première et seconde phalanges, déformation produite par le genre de travail auquel se livrait cette jeune fille.

Voici encore, continue M. Dupuytren, un autre cas de flexion des doigts tout-à-fait étranger à une affection de l'aponévrose palmaire. Le malade que je vous présente en ce moment est un tailleur. Vous savez que les individus qui exercent cette profession ont les doigts de la main droite constamment fléchis. Chez celui-ci il est impossible d'étendre l'annulaire; les tentatives d'extension sont même très douloureuses; mais rien n'indique une lésion qui aurait son siége à la face palmaire de la main. La cause du mal réside dans l'articulation de la seconde phalange avec la troisième; il s'y est développé une tumeur séreuse de la nature de celles que nous appelons kyste synovial accidentel; la nature de cette affection est facile à constater : il est donc impossible de confondre cette flexion du doigt avec celle qui serait produite par toute autre cause.

La rétraction des doigts résultant de blessures des tendons des fléchisseurs, pourrait, au premier abord, en imposer pour une véritable rétraction; mais la saillie formée par la tension de l'aponévrose est beaucoup plus superficielle et ne saurait céder à aucun effort d'extension. Tandis que dans la maladie dont il s'agit, en exerçant des efforts d'extension sur les doigts, on abaisse le tendon du palmaire grêle et la saillie disparaît presque entièrement.

Vous avez devant vous un 7e malade qui est affecté d'une rétraction du médius. Ce doigt est courbé en demi-arc de cercle ; de son extrémité inférieure, ou de sa pulpe, part une cicatrice cutanée sous forme de prolongement membraneux, qui se rend au bord libre, et dans l'épaisseur duquel on sent une corde arrondie, dure, résistante : c'est le tendon. Le malade a eu un panaris, et le chirurgien qui l'a traité a incisé profondément le médius, et ouvert dans toute son étendue la gaîne du tendon ; d'où sont résultés son déplacement et la rétraction des doigts.

La blessure d'une articulation est encore une des causes nombreuses de rétraction. C'est le cas du 8e malade que vous avez sous les yeux. Il présente une flexion du doigt indicateur de la main droite. Elle consiste dans une inclinaison très forte vers la face palmaire de la troisième phalange sur la deuxième. Il y a impossibilité de faire exécuter à cette articulation le moindre mouvement. L'ankylose est complète. Le malade a reçu sur la face dorsale du doigt un coup d'un instrument tranchant, qui a pénétré dans l'intérieur de l'articulation : une inflammation s'en est emparée, la suppuration l'a suivie, et la soudure a eu lieu. Les autres articulations sont très mobiles.

Citons un autre fait. Un graveur de la rue de Castiglione reçut, dans le clos Saint-Georges, au mois de mai 1831, d'un voleur occupé à enlever du plomb des toits des maisons environnantes, un coup de pistolet, qui pénétra dans l'avant-bras d'avant en arrière, à sa partie supérieure et interne. La balle traversa seulement les chairs et n'intéressa pas les os. Le nerf cubital fut coupé, et il s'ensuivit immédiatement une paralysie de la partie interne de l'avant-bras et des deux derniers doigts de la main auxquels ce nerf se distribue. Appelé immédiatement auprès du malade, dit M. Dupuytren, je débridai les plaies pour prévenir toute espèce d'étranglement, et je fis un pansement simple; aucun accident n'entrava la guérison; elle était parfaite au bout d'un mois. Seulement la paralysie subsista, et fut accompagnée de la rétraction des deux derniers doigts vers la paume de la main, sur laquelle ils sont appliqués. Les articulations des doigts et des phalanges sont très libres, très mobiles; mais quand on veut étendre les doigts, on éprouve beaucoup de résistance; le malade ressent de vives douleurs et une tension considérable à la cicatrice. Les muscles fléchisseurs ayant éprouvé là une déperdition de substance assez considérable, sont raccourcis, et déterminent un état permanent et exagéré de flexion des deux derniers doigts de la main.

Ainsi, parmi les observations que nous venons de rapporter, dans le but d'établir un diagnostic différentiel entre les diverses espèces de rétraction des doigts, nous en trouvons qui sont produites par une véritable crispation de l'aponévrose palmaire, par une déformation des surfaces articulaires des phalanges, par la section des tendons extenseurs, par une cicatrice trop étroite à la peau, par la destruction de la coulisse fibreuse des tendons, enfin par la maladie ou la perte de substance des muscles fléchisseurs des doigts.

Nous avions désiré, continue M. Dupuytren, vous offrir une pièce pathologique qui ne laissât aucun doute dans vos esprits sur le siége de la maladie dont je viens de vous entretenir; le hasard nous a heureusement favorisé et nous vous présentons le bras, l'avant-bras et la main d'un individu qui a été affecté, à un degré marqué, de rétraction des doigts : j'ai fait disséquer ces parties avec soin et vous allez juger par vous-mêmes de l'exactitude de tout ce que j'ai avancé. Le tendon du palmaire grêle et l'aponévrose palmaire ont été isolés des parties sous-jacentes; je vous prie d'examiner ce qui va se passer dans les différentes expériences que je vais faire. Si, par exemple, les muscles fléchisseurs avaient quelque action dans la production de cette maladie, il est certain qu'en les tirant, comme je fais en ce moment, ils augmenteraient la rétraction d'une manière sensible, or c'est ce qui n'a pas lieu; car j'ai beau exercer des tractions sur la couche superficielle ou profonde, la corde qui est placée au-devant des deux derniers doigts n'en éprouve pas de changement appréciable. Si j'étends, au contraire, les phalanges sur le dos de la main, la corde devient extrêmement marquée, mais les tendons des fléchisseurs ne suivent que médiocrement ce mouvement. Si d'ailleurs les fléchisseurs avaient quelque influence dans cette maladie, la section que je vais faire de leur couche superficielle et profonde au-dessus du poignet ferait cesser la crispation des doigts, et vous voyez, continue le professeur, qu'il n'en est rien. La section des tendons dans la paume de la main, n'a pas de résultats différens. Mais si les tendons n'ont pas d'influence sur la rétraction des doigts, il n'en est pas de même de l'aponévrose palmaire; vous vous apercevez, en effet, que la plus légère traction de celle-ci augmente la courbure des doigts vers la paume de la main: si vous étendez les doigts sur la face dorsale, la corde devient raide, tendue et est formée exclusivement par l'aponévrose; celle-ci est, en effet, isolée de toutes les autres parties, de sorte qu'il est facile de remarquer qu'elle est le seul obstacle au redressement des deux derniers doigts. Déjà tous les doutes sont dissipés: mais s'il vous en restait encore, une dernière expérience achèverait de les faire disparaître; c'est la section des expansions aponévrotiques qui vont aux doigts. A peine, en effet, cette section est-elle terminée, que la flexion disparaît et que les doigts reviennent presqu'à leur position normale. Il est évident que sur le vivant, l'appareil employé par le professeur amènerait une guérison complète.

Lorsque l'occasion s'en présentera, nous parlerons de la rétraction des orteils, qui est également déterminée par une crispation de l'aponévrose plantaire.

ARTICLE XVIII.

D'UNE ESPÈCE PARTICULIÈRE DE TUMEURS FIBRO-CELLULEUSES ENKYSTÉES,

Connues sous le nom de ganglions ou tubercules nerveux.

Le cours d'anatomie pathologique fait avec tant d'éclat par M. Dupuytren à l'Hôtel-Dieu de Paris, a jeté un grand jour sur une foule de lésions jusqu'alors inaperçues, ou confusément décrites sous le nom de Productions anormales. Parmi les altérations qui ont été l'objet des leçons du professeur, nous choisirons aujourd'hui cette espèce particulière de tumeurs fibro-celluleuses enkystées, sur lesquelles les auteurs n'ont eu que des notions très vagues et qu'ils attribuaient mal à propos à une affection des nerfs.

Toute production membraneuse accidentelle en forme de sac sans ouverture, que l'on trouve autour d'un corps étranger ou venu du dehors d'une manière quelconque, laquelle se développe dans l'intérieur de nos parties par une action morbifique, a été appelée *kyste*. Ce tissu morbide présente deux grandes divisions : l'une comprend tous les kystes qui s'organisent autour d'un corps étranger liquide ou solide ; l'autre renferme tous ceux qui se forment spontanément et qui préexistent à la matière qu'ils contiennent.

Du sang épanché, des grains de plomb, des balles, des pierres urinaires, des fœtus développés dans les trompes et les ovaires, des hydatides, voilà les corps étrangers autour desquels se forment ordinairement les kystes. Dans la seconde division comprenant les kystes spontanés préexistant à la matière qu'ils contiennent, se rangent les kystes séreux, synoviaux, mélicériques, stéatomateux, athéromateux, huileux, muqueux, gélatiniformes, et une petite tumeur hydatiforme, très bien décrite par M. Dupuytren, et qu'on n'a observée jusqu'ici qu'au niveau de l'articulation du poignet, sur la face palmaire, plus rarement au voisinage de l'articulation tibio-tarsienne, mais toujours autour des synoviales et des tendons.

Enfin, dans une troisième division se placent les productions fibreuses, caractérisées par un tissu dense, blanchâtre, résistant, peu extensible, le plus souvent disposé linéairement, et dont un très grand nombre ont pour poches des membranes fibreuses ou fibro-celluleuses accidentelles. C'est avec cette dernière classe qu'ont le plus d'analogie les petites tumeurs enkystées dont nous allons maintenant donner la description. Par leur nature, leur configuration, leur siége, leur terminaison, elles ne sauraient être confondues avec aucune des productions précédentes; car elles sont fibro-celluleuses, ont une forme à peu près ronde, ne dépassent jamais la grosseur d'un pois, sont situées presque toujours sous la peau, sur le trajet des membres, et se terminent par le ramollissement cancéreux.

Il est difficile, au premier abord, de s'imaginer que la petite tumeur que l'on aperçoit sur le trajet d'un membre et que l'œil a peine à distinguer, cause de violentes douleurs, et sera plus tard le point de départ d'une des lésions les plus graves de l'économie, le cancer; c'est pourtant ce que l'observation a révélé. Suivons M. Dupuytren dans les considérations que lui a fournies ce sujet neuf et intéressant.

Plusieurs auteurs ont donné une description assez exacte de ces tumeurs, mais ils les ont crues formées dans le tissu des nerfs, ou sur le trajet de ces organes spécialement. Ainsi, Antoine Petit, dans son discours sur la douleur, après avoir avancé que les dernières ramifications des nerfs sont plus sensibles que les troncs, dit : « les ganglions nerveux sont très peu connus; ils se présentent sous la forme de petits corps du volume d'une fève, très durs, mobiles, sans couleur, survenus dans des endroits frappés, et souvent sans cause apparente, qui occasionent des douleurs cruelles par le toucher le plus léger, dans les mouvemens un peu violens, et par les changemens de temps : aucun topique ne les soulage, l'extirpation seule les guérit. La dissection montre un tubercule blanc, enveloppé d'une membrane fibreuse, ordinairement adhérent à la peau, assez libre dans le tissu cellulaire, où il ne paraît tenir qu'aux filets nerveux dont il est l'épanouissement ; le plus grand nombre de ceux que j'ai opérés étaient aux jambes, un seul était au bras.

Chéselden (Anatomy 10 th., édit., p. 136), après avoir décrit la structure de la peau, ajoute : j'ai vu deux fois immédiatement sous l'enveloppe cutanée du tibia une petite tumeur aussi grosse qu'un pois, excessivement sensible et dure; les douleurs la firent regarder dans les deux cas comme cancéreuse; elle fut guérie par l'extirpation. Camper, le premier après Chéselden, a donné une notice sur cette maladie dans son ouvrage intitulé: *Demonstrationum anatomico-pathologicarum, liber primus*, page 11 ; il n'est pas rare, dit-il, d'observer dans les nerfs cutanés de petits tubercules durs, qui sont de véritables ganglions, quoiqu'ils n'excèdent pas la grosseur d'un pois ; ils font éprouver jour et nuit des douleurs lancinantes très aiguës ; ils ne cédent point aux remèdes externes ; il faut les enlever avec le scalpel. Je les ai rencontrés fréquemment chez les hommes; ils sont blancs en dedans, rénitens, ont la dureté du cartilage, et siégent dans la tunique des nerfs.

M. Chaussier, dans sa table synoptique de la névralgie, en parle de la manière suivante : les tubercules ou ganglions nerveux, rarement plus gros qu'une fève, souvent plus petits, sont oblongs, aplatis, durs, cartilagineux, blanchâtres, quelquefois brunâtres à leur surface ou dans leur intérieur. Enveloppés d'une membrane fibreuse, mobiles dans le tissu cellulaire, ils n'y paraissent adhérens que par des filets nerveux ; la douleur qui les accompagne est vive, plus ou moins étendue, et se renouvelle à des intervalles plus ou moins rapprochés, par la pression de la tumeur, le mouvement de la partie, quelquefois sans cause apparente. On les observe le plus souvent à la jambe ; on en a vu au dos. Ils sont situés dans l'épaisseur de la peau, du tissu cellulaire, sur le trajet d'un nerf. Les douleurs qu'ils occasionent, partant constamment de ce point comme d'un centre, se propagent plus ou moins loin, suivant la distribution et la connexion du nerf affecté ; l'excision est le seul remède. Enfin, dans une dissertation sur les affections locales des nerfs, soutenue, en 1822, à la faculté de médecine de Paris, l'auteur, en parlant de ces petites tumeurs, qu'il appelle, comme les Anglais, *tubercules sous-cutanés douloureux*, dit: elles se développent sous la peau; elles sont ordinairement entourées par le tissu cellulaire, et n'y paraissent adhérentes que par les filamens nerveux; d'autres fois elles sont situées dans l'épaisseur même du nerf, dont les filets sont écartés et les enveloppent.

Jusqu'à présent nous voyons les différens auteurs que nous venons de nommer, parler de la nature nerveuse de ces tumeurs, sans étayer cette opinion d'aucun fait positif; quelques-uns prétendent, à la vérité, qu'on a remarqué à leur surface un ou deux filets nerveux après leur extirpation; mais ils ne rapportent point d'observations de dissection.

Ce coup d'œil rapide, jeté à dessein sur les travaux des auteurs qui nous ont précédé, vous démontre assez que l'histoire des tumeurs fibreuses enkystées est loin d'être complète. Des observations nombreuses m'ont prouvé qu'elles sont tout-à-fait étrangères aux nerfs; j'en ai disséqué plusieurs avec un soin minutieux sur les cadavres, et, pour mieux m'assurer de leur nature, j'ai, en les extirpant, enlevé avec elles une assez grande quantité de tissu cellulaire chez des individus courageux, et jamais je n'ai vu le plus petit filet nerveux adhérer à leur surface. Leur tissu est évidemment fibro-celluleux, un peu albumineux, et, avec le temps, il devient squirrheux.

Ces tumeurs, continue M. Dupuytren, dont le siége est le plus souvent dans le tissu cellulaire sous-cutané ou sous-aponévrotique, peuvent aussi se développer dans d'autres parties : j'en ai observé dans la mamelle. Elles se présentent sous la forme de grains de blé, de café, de pois, quelquefois oblongues; elles sont aussi lenticulaires, aplaties, n'acquièrent jamais un plus grand volume que celui d'une petite fève de marais; leur extérieur est lisse et opaque; elles sont dures. Si on les laisse tomber d'une certaine hauteur sur une surface unie et résistante, ainsi que j'en fais en ce moment l'expérience, elles bondissent à la manière des corps élastiques. Leur tissu est homogène, d'un blanc terne, sans vestiges de cavités ni de cloisons, d'une consistance fibreuse, fibro-cartilagineuse ou cartilagineuse. L'ongle, enfoncé dans l'épaisseur de ce corps, fait entendre un léger craquement; il est recouvert d'une enveloppe opaque, dense, fibro-celluleuse, véritable kyste qui s'oppose à son développement et détermine probablement les vives douleurs que ressentent les malades.

Ces tumeurs ne sont jamais le siége d'aucune inflammation, pas même de rougeur. Le tissu cellulaire qui les environne n'offre point d'altération. La peau qui les recouvre est ordinairement saine, sans adhérence dans le plus grand nombre des cas, conservant sa couleur; mais quelquefois elle est altérée, violette, adhère fortement à leur surface et les rend immobiles. On ne trouve dans leur épaisseur, non plus qu'à leur surface, aucun filet nerveux; elles sont indépendantes de ces organes; voici une observation à l'appui de cette opinion.

1re Observation. — Une femme vint à notre visite, se plaignant depuis plusieurs années de douleurs atroces à la joue, que l'on avait crues tantôt rhumatismales, et tantôt dues à une névralgie du nerf sous-orbitaire : sangsues, saignées, vésicatoires volans, pilules de Méglin, rien n'avait pu les calmer. — Un des médecins qui furent consultés, convaincu que ces douleurs tenaient à une affection des nerfs, fit la section du sous-orbitaire, à la sortie du trou du même nom. Au lieu de diminuer, elles devinrent plus fortes ; elles étaient insupportables, lorsque nous vîmes la malade pour la première fois. En promenant les doigts sur le siége du mal, nous sentîmes une petite tumeur dure, mobile sous la peau qui conservait sa couleur ; la pression qu'on exerçait sur elle causait les plus vives douleurs. J'en fis l'extirpation, et au même instant la malade fut soulagée, et depuis elle n'a plus rien ressenti.

Il est bien évident que si elle eût été formée aux dépens d'un filet nerveux de cette branche de la cinquième paire, ou appliquée sur lui spécialement, la section du nerf eût à l'instant fait cesser la douleur ; mais elle persista au contraire, devint même plus vive, et ne disparut qu'avec la petite tumeur.

Il est facile de voir que la description que les auteurs ont donnée du premier degré du cancer ou squirrhe, est exactement semblable à celle des tumeurs dont il est ici question. M. Cruveilhier dans son Anatomie pathologique faite d'après les leçons de M. Dupuytren, dit, en parlant du squirrhe, qu'il est formé d'un tissu fibreux et cellulaire pénétré d'albumine. Enfin, comme le squirrhe, ces tumeurs se ramollisssent ; comme lui, elles sont douloureuses dans le plus grand nombre de cas, indolentes dans d'autres circonstances.

2e Observation. — Une femme âgée d'environ soixante dix-ans, portait un petit tubercule du volume et de la forme d'un pois, aplati, situé superficiellement sous la peau, un peu au-dessus de la face interne du genou droit; il était circonscrit et très mobile ; la peau qui le recouvrait n'était nullement altérée. Cette femme prétendait que les douleurs que lui faisait éprouver ce petit corps, étaient excessives et lui rendaient la vie à charge; elle dit qu'il s'était écoulé plus de dix-huit ans depuis qu'elle l'avait remarqué pour la première fois, et que son accroissement, depuis cette époque, avait été à peine sensible, qu'elle ne lui avait causé d'incommodité que depuis dix-huit mois : elle fut enlevée; les douleurs cessèrent, et ne reparurent plus.

Si la tumeur avait été formée sur le trajet d'un nerf ou dans son épaisseur, eût-elle été insensible pendant plus de dix-sept ans? Ce fait est un des plus propres à démontrer la justesse de nos opinions sur ce sujet. Mais nous allons en rapporter d'autres qui ne sont pas moins concluans.

3e Observation. — Une femme, âgée de cinquante-neuf ans, portait une petite tumeur située immédiatement sous les tégumens à la face antérieure de l'avant-bras, au-devant du radius, à trois pouces environ au-dessus du poignet. Cette tumeur modérément mobile, ayant le volume d'un gros pois, était d'une dureté considérable au toucher et excessivement sensible. La malade ne souffrait nullement si on ne la comprimait pas ; dans le cas contraire, la douleur s'étendait du siége du mal vers le tronc, et non vers les doigts. Elle s'accrut pendant sept ans d'une manière insensible et resta un an stationnaire. Elle fut extirpée au moyen d'une petite incision faite à son centre ; elle était évidemment de la nature de celles dites *enkystées*.

Leur marche lente et chronique, continue M. Dupuytren, s'explique par leur dureté et la nature de leur enveloppe. Enfin, leur tendance au ramollissement après un temps plus ou moins long est une nouvelle preuve de leur nature squirreuse. Lorsqu'elles ont subi la dégénération, la maladie se reproduit dans les ganglions lymphatiques voisins, si on les extirpe; j'en ai enlevé une, dit-il, à la partie supérieure du bras; elle était déjà ramollie: au bout de quelque temps, les glandes lymphatiques de l'aisselle s'engorgèrent et le mal repullula.

L'âge et le sexe paraissent exercer une influence sur le développement de ces tumeurs; ainsi les femmes y sont plus sujettes que les hommes, et on les observe plus particulièrement depuis l'âge de trente-cinq ans jusqu'à soixante. La plupart des malades attribuent leur apparition à des coups, à des chutes faites sur la partie qui en est le siége. Dans quelques cas elles semblent avoir été produites par des piqûres.

4e Observation. — Un cordonnier s'était piqué le doigt avec son alène; peu après cet accident il ressentit une vive douleur; une petite tumeur se développa d'une manière insensible à l'endroit lésé, et sept ans après il éprouvait des paroxysmes de plus en plus aigus. On appliqua en vain le caustique; l'extirpation eut un succès complet; le malade n'éprouva plus aucune incommodité par la suite. Le tubercule était petit, dur, d'une texture cartilagineuse, et contenu dans un kyste. (Communiqué par M. le docteur Jaume, qui a fait une très bonne thèse sur ce sujet).

On a vu quelquefois ces tumeurs se développer sous l'influence d'une affection rhumatismale et disparaître ensuite dès que l'individu avait été soustrait aux causes qui avaient produit la maladie principale.

5e Observation. — Un élève en médecine couchait dans une alcove pratiquée dans l'épaisseur d'un mur très humide. Quelque tems après son séjour à l'hôpital, il eut un accès d'arthrite au gros orteil ; bientôt il se développa sous la peau qui recouvre la saphène interne et le nerf une tumeur dure, du volume d'un grain de blé, qui, toutes les fois qu'on la touchait, occasionait une douleur semblable à un choc électrique. Cet élève ayant obtenu des administrateurs un autre logement, fut, au bout de quelques jours guéri du tubercule sous-cutané et de la névralgie.

En général les causes occasionelles de ces tumeurs sont bien obscures, et dans le plus grand nombre des cas on ne sait à quoi les attribuer.

Les tumeurs fibreuses enkystées se développent le plus souvent aux membres et surtout aux membres inférieurs. On en a observé au dos, au scrotum, à la face, à la mamelle. Elles sont rarement multiples; lorsqu'il en existe plusieurs, elles sont parfaitement isolées les unes des autres.

Le plus souvent les malades éprouvent de la douleur dans la partie affectée long-tems avant de s'apercevoir d'aucune grosseur. Bientôt le moindre froissement des habits ou la plus légère pression sur la peau qui les recouvre, détermine des élancemens. Au bout d'un temps ordinairement fort long, elles se font sentir au-dessous des tégumens qu'elles soulèvent quelquefois, et on les aperçoit alors facilement; elles sont le plus souvent mobiles, dures, et la moindre pression qu'on exerce sur elles est insupportable; la peau conserve sa couleur naturelle dans le plus grand nombre des cas; le plus souvent les douleurs reviennent par accès réguliers, vives, lancinantes comme dans le cancer; celles qui résultent de la pression ressemblent quelquefois à un choc électrique; elles s'étendent en rayonnant loin de la tumeur qui est leur point de départ, mais alors c'est qu'elles ont leur siége dans le voisinage d'un tronc nerveux assez considérable et agissent mécaniquement. D'autres fois elles sont continues et ne laissent que peu de relâche aux malades, qui ne dorment pas, et dont la santé s'altère rapidement. Si elles existent aux membres inférieurs, elles gênent et empêchent même la progression. Il y a des sujets irritables qui, pendant les paroxysmes, éprouvent de véritables spasmes convulsifs. J'ai été consulté, continue M. Dupuytren, pour une jeune femme qui portait depuis fort longtemps à la partie supérieure et postérieure de la cuisse, un tubercule du volume d'un pois; elle souffrait horriblement depuis son apparition, la pression la plus légère exercée sur lui, donnait aussitôt lieu à des convulsions ; il fut enlevé, et au même instant les douleurs disparurent pour toujours. — Dans beaucoup de cas elles restent indolentes, même à la pression, pendant un grand nombre d'années.

On a bien souvent confondu les douleurs produites par des tumeurs fibro-celluleuses enkystées, invisibles à cause de leur petitesse, avec celles que produisent les affections rhumatismales ou les névralgies. Convaincu qu'on avait affaire à des affections de ce genre, on tourmentait en vain les malades par des applications de sangsues, des vésicatoires volans et par d'autres moyens plus énergiques encore. Les deux femmes dont nous rapporterons plus loin les observations avaient supporté l'application des sangsues, des vésicatoires sur toute la longueur du membre, bien que la tumeur fût très accessible à la vue et au toucher.

Dans les névralgies, les douleurs sont vives, s'étendent tout le long du nerf qui est affecté ; elles reviennent le plus souvent par accès et régulièrement, toutes les heures, tous les jours, toutes les semaines, la pression ne les exaspère pas. Mais celles qui sont dues à une tumeur fibro-celluleuse enkistée ne reviennent pas par accès réguliers, elles sont quelquefois continues ; elles ne s'étendent pas toujours dans toutes les directions, la pression les rend atroces, et est souvent nécessaire pour que les malades s'aperçoivent de leur existence ; elles ne laissent jamais un intervalle de plusieurs heures sans les tourmenter.

Le nom de ganglion qu'on leur a donné pourrait les faire confondre avec ces tumeurs qui se développent dans la gaîne des tendons, le plus souvent au poignet, et qu'on a appelées du même nom ; mais l'indolence de celles-ci, leur siége, leur mobilité pendant la contraction des muscles, leur immobilité sous la peau, l'existence d'une cavité tapissée par une membrane synoviale et remplie par un liquide semblable à celui qui lubrifie les articulations, sont des caractères plus que suffisans pour faire éviter une erreur qui pourtant n'aurait aucun inconvénient.

On a vu quelquefois de petits lipomes, ayant subi la dégénérescence carcinomateuse, déterminer des douleurs très vives ; mais leur mollesse et sur-tout les cloisons qu'ils offrent, et qui sont remplies par une matière jaunâtre, graisseuse, lardacée dans certains points, fibreuse dans d'autres, suffiraient pour éclairer à cet égard. MM. Sanson et Begin, dans la dernière édition de la médecine opératoire de Sabatier, parlent d'une femme affectée d'un pareil lipome qui lui causait des douleurs tellement fortes que sa santé en était altérée.

Enfin, il serait plus facile de confondre les tumeurs enkystées de nature fibro-celluleuse avec des tumeurs affectant le tissu nerveux et que l'on a appelées *névrômes*; cependant celles-ci ont une cavité remplie par une substance plus ou moins liquide, tandis que les autres n'offrent ni cavité, ni cloisons; les névrômes sont susceptibles d'acquérir un assez grand volume; les tumeurs fibro-celluleuses enkystées prennent peu de développement; les névrômes existent plus fréquemment dans les gros troncs nerveux, les autres sont presque toujours sous-cutanées et loin des gros nerfs; les premiers sont très souvent multiples et les secondes ordinairement isolées.

Si la tumeur est mobile, si la peau qui la recouvre est de couleur naturelle, si elle est située dans une lieu éloigné d'organes importans, comme un vaisseau, un nerf considérable; si, en un mot, elle est sous-cutanée, le pronostic est très favorable. Si, au contraire, elle est immobile, adhérente à la peau qui est devenue violette, et qu'elle commence à se ramollir, le pronostic est plus fâcheux. Car alors si on l'enlève, le mal, ainsi que nous l'avons dit précédemment, se reproduit dans les ganglions lymphatiques voisins, et les malades ne tardent pas à présenter tous les symptômes qu'entraîne après elle la diathèse cancéreuse.

Les caustiques ont été quelquefois mis en

usage pour détruire ces tumeurs, mais, dit M. Dupuytren, ils hâtent le ramollissement sans enlever complétement la maladie. Quelques observations, à la vérité très-rares, sembleraient recommander l'emploi des narcotiques sur la tumeur chez les individus à qui l'idée seule d'un instrument cause une frayeur indicible. Une femme de soixante ans portait un tubercule à la partie postérieure et interne du genou ; elle n'avait jamais voulu se décider à aucune opération, malgré l'intensité des douleurs qu'elle éprouvait. Des narcotiques long-temps appliqués sur le siége du mal les calmèrent, et depuis elles n'ont plus reparu.

Le moyen le plus sûr, le plus prompt et le moins douloureux, continue M. Dupuytren, est l'extirpation. Lorsque ces tumeurs sont très petites, une légère incision longitudinale faite sur le lieu qu'elles occupent, suffira ; si elles sont un peu plus volumineuses, comme un gros pois, par exemple, une incision en T sera peut-être nécessaire ; dans les deux cas, il faut saisir la tumeur, après l'avoir mise à nu, au moyen d'une érigne double, l'attirer au-dessus du niveau de la peau, et, avec un bistouri, la séparer du tissu cellulaire qui l'unit aux parties environnantes; les bords de la plaie sont ensuite rapprochés immédiatement, et maintenus en contact au moyen de quelques bandelettes agglutinatives.

Si la peau qui recouvre la tumeur, est bleuâtre, adhérente, il faut l'enlever avec elle ; si la tumeur est déjà ramollie, il faut bien se garder d'y toucher.

Terminons cette leçon par des faits qui retraceront fidèlement les considérations dans lesquelles le professeur est entré.

6e Observation (communiquée par le docteur Fournier d'Arras). — Hareng (Marie), âgée de cinquante-cinq ans, mariée, journalière, vint à l'Hôtel-Dieu, le 13 octobre 1828, pour y être traitée de douleurs continues, très vives et présentant des exacerbations par accès irréguliers. Cette femme, d'une bonne constitution, et qui avait cessé d'être réglée, faisait remonter l'origine de son mal à dix-huit mois; obligée, par son état, de s'exposer souvent à l'action d'un froid humide, elle l'attribuait à un rhumatisme. On avait épuisé, contre cette affection prétendue rhumatismale, presque tous les moyens locaux employés dans ce genre de maladie. Les douleurs continuèrent, s'exaspérant par la moindre fatigue. Elles présentaient deux caractères principaux : 1° Leur continuité ; 2° des accès revenant environ quatre fois dans vingt-quatre heures, et se prolongeant de quelques minutes à une heure. Ces crises pouvaient être déterminées par la compression ou par un coup porté sur la tumeur, située à la partie droite interne supérieure de la cuisse. Elles consistaient en des élancemens et des engourdissemens dirigés de la partie supérieure de la cuisse vers le genou. Elles étaient si vives, que la malade ne pouvait répondre; elle s'agitait, poussait des cris, et disait qu'il lui semblait qu'on lui arrachait les parties qui en étaient le siége. Lorsque M. Dupuytren examina la malade, il reconnut que les douleurs n'étaient pas rhumatismales, mais qu'elles étaient dues au développement d'un corps fibreux sous-cutané. La pression reproduisait les crises dont nous avons parlé, tandis qu'elle ne déterminait aucun accident sur les parties environnantes. Il se décida à l'enlever, et l'extirpation en fut faite le 20 octobre : une incision en T, dont chaque branche a un pouce d'étendue environ, est pratiquée; la peau et le tissu cellulaire graisseux étant divisés, le tubercule paraît au milieu de la graisse; il est blanc; on le saisit avec une érigne, et on l'enlève au moyen d'un bistouri boutonné. Les douleurs cessent immédiatement. La plaie est réunie à l'aide de bandelettes agglutinatives.

L'examen de la tumeur fit voir qu'elle était environnée d'un tissu cellulaire normal. Elle avait le volume d'une petite aveline; sa forme était sphéroïdale, sa couleur d'un blanc un peu terne, sa consistance assez grande; elle était élastique et bondissait sur le pavé; elle n'offrait aucune rougeur, aucune trace de vaisseaux; dans son intérieur, on ne remarquait ni cavité, ni matière épanchée; enfin, elle était formée d'une enveloppe fibreuse et d'un tissu fibro-celluleux où prédominait l'élément fibreux.

Les jours qui suivirent l'opération n'offrirent rien de remarquable; la plaie marcha vers la cicatrisation, et le 8 novembre la malade sortit radicalement guérie.

7° Observation. — Un ancien militaire vint, dans les derniers jours du mois de février de cette année, pour consulter M. Dupuytren sur une petite tumeur qu'il portait à la partie externe et supérieure de la jambe droite, vis-à-vis l'articulation du tibia avec le péroné. Cet homme, d'une bonne constitution, accoutumé aux privations et aux fatigues de la vie militaire, paraissait surpris de la violence de son mal. Interrogé sur l'origine de cette tumeur, il ne put en préciser l'époque ; mais il dit qu'il y a quelques mois il avait commencé à éprouver des élancemens dans cette partie, et qu'il avait senti dans ce lieu un petit corps dur dont la pression était extrêmement douloureuse ; peu à peu ces douleurs étaient devenues si pénibles qu'il était sur le point de perdre connaissance. Elles reparaissaient plusieurs fois par jour à des intervalles plus ou moins éloignés, et du lieu malade elles s'irradiaient vers les parties voisines. Ces renseignemens ne laissaient aucun doute sur la nature du mal : c'était une tumeur fibro-celluleuse de l'espèce de celles dont nous venons de parler. Sa situation, son étendue, les douleurs développées par la pression, étaient autant de preuves en faveur de cette opinion. En conséquence M. Dupuytren fit une incision sur le trajet du tubercule, le saisit avec une pince et l'enleva. Le malade revint quatre jours après : la plaie était cicatrisée ; il témoignait sa satisfaction et son étonnement de ce que l'extirpation d'un corps aussi faible l'avait délivré d'un ennemi aussi incommode.

8ᵉ Observation.—Il y a deux ans, M. le docteur Marx fut appelé par le docteur Audibert auprès d'une malade qui, depuis dix ans, éprouvait des douleurs atroces dans la cuisse, le genou et la jambe du côté gauche. Elle avait pris tous les remèdes qu'on peut employer contre les affections rhumatismales, nerveuses, etc., etc. Instruit par l'expériece de M. Dupuytren, et se rappelant les nombreux exemples que la pratique de ce dernier lui avait fournis, M. Marx examina avec soin le membre abdominal de cette malade et trouva sous la peau de la face interne du genou gauche une petite tumeur du volume d'un pois ; cette tumeur était roulante, et lorsqu'on appuyait sur elle, les douleurs étaient si vives que la malade perdait connaissance. Une petite incision fut faite à la peau[1], et avec une curette l'opérateur enleva la tumeur qui n'avait, ainsi que nous l'avons dit, que le volume d'un petit pois. Un morceau de taffetas d'Angleterre servit à rapprocher cette petite incision. Depuis ce moment, la malade a été complètement débarrassée de ses douleurs.

M. Marx apporta la tumeur à M. Dupuytren, qui l'examina avec soin; il trouva qu'elle était formée à l'extérieur d'une membrane de nature fibro-celluleuse, et à l'intérieur d'un corps fibreux à couches concentriques, et assez semblable aux corps fibreux qui sont placés entre les vertèbres.

9e Observation. — Mme P., femme d'un employé à l'entrepôt des vins, éprouvait depuis trois ans des douleurs atroces dans la jambe droite; ces douleurs revenaient trois, quatre fois par jour, et chaque fois leur violence causait une syncope. Plusieurs médecins avaient été consultés, et tous les moyens imaginables avaient été mis en usage sans succès. Madame P. vint consulter M. Dupuytren; il trouva sur la partie moyenne et antérieure de la jambe, sur la crête même du tibia, une petite tumeur fibreuse de la grosseur d'un noyau de cerise. Une incision fut faite sur elle, et une pression la fit sortir. Elle était de nature fibreuse, enveloppée d'un kyste cellulo-fibreux. Dès ce moment les douleurs cessèrent; un érysipèle se développa autour de la petite plaie, il céda à quelques légers laxatifs. La malade fut parfaitement guérie au bout de dix jours. Revue depuis, elle n'a jamais éprouvé de douleurs.

ARTICLE XIX.

DE L'ÉTRANGLEMENT AU COLLET DU SAC HERNIAIRE.

Pendant long-temps on a cru que tous les cas d'étranglement, dans la hernie inguinale, étaient dûs à une constriction exercée par l'anneau sur l'intestin. Cette opinion erronée a eu plus d'une fois de funestes conséquences. En effet, partant de ce faux principe, des chirurgiens débridaient largement l'anneau inguinal, faisaient rentrer les parties dans le ventre, croyant avoir détruit l'étranglement; mais les accidens persistaient, s'aggravaient incessamment, et les malades succombaient sans qu'on sût se rendre compte de la véritable cause de la mort.

Ces résultats fâcheux, dont j'avais été nombre de fois témoin, après les opérations de hernies, dit M. Dupuytren, fixèrent mon attention et devinrent l'objet de mes recherches; bientôt je fus porté à penser que l'anneau inguinal n'était pas l'unique siége de l'étranglement, et mes dissections me prouvèrent en effet que, dans le plus grand nombre de cas, le collet du sac herniaire était la cause du mal. Le temps a sanctionné mes idées sur ce point; et je crois maintenant pouvoir établir que sur neuf cas d'étranglement, il y en a huit qui sont dûs à la constriction exercée par le collet du sac, et je ne sais pas même si c'est bien là la véritable proportion. Remarquez bien que ces observations s'appliquent spécialement aux hernies inguinales; car cette disposition se retrouve plus rarement dans les hernies crurales et ombilicales. La structure des parties rend très bien compte de cette différence.

Mais pour que notre pensée soit nettement comprise, il faut que nous disions ce que nous entendons par étranglement. Rien, selon nous, n'en donne une idée plus exacte que celle qui définit l'étranglement, l'action, dans nos parties, d'un corps étranger ou ordinaire qui presse avec plus ou moins de force les corps engagés dans la sphère de son activité. Les conséquences de cette pression sont naturelles à déduire, l'action des parties est augmentée, les fonctions de la vie sont altérées, ou bien encore elles sont éteintes et la gangrène s'en empare. L'étranglement peut avoir lieu dans touts les points; mais il n'est jamais plus commun que dans les endroits où existent des ouvertures par lesquelles peuvent s'engager des parties; tels sont en particulier l'anneau inguinal et l'arcade crurale.

Parmi les étranglemens, les uns ont leur siége à l'extérieur, les autres à l'intérieur. J'en ai observé quinze espèces du dernier genre, continue M. Dupuytren; mais il faut dire qu'en général le plus grand nombre est externe. On sent que l'art n'a d'action positive que sur les étranglemens externes, et qu'il est presque sans ressource contre les internes. Mais entre ces deux espèces, il en est qu'on pourrait appeler mixtes, tels sont ceux qui résultent de la réduction en masse d'une hernie. Il y a un assez grand nombre d'années, le cadavre d'une femme fut apporté dans notre amphithéâtre; à l'extérieur, il ne présentait rien de remarquable; mais l'abdomen étant ouvert, on vit derrière l'arcade crurale une tumeur formée par l'intestin; elle avait le volume de la moitié du poing; sa couleur était d'un rouge livide; une portion d'épiploon était engagée dans le sac herniaire. En examinant cette tumeur, on s'aperçut qu'une anse de l'intestin était frappée de gangrène. L'étranglement avait lieu au collet du sac. J'appris, continue le professeur, que deux jours auparavant, cette femme avait eu des symptômes d'étranglement; des tentatives de réduction furent pratiquées, la hernie rentra : on la croyait réduite, lorsque les accidens reparurent subitement; tous les secours furent inutiles et la malade succomba en peu de temps.

Dans d'autres cas, il m'est arrivé de rencontrer des étranglemens internes dont la cause était primitivement dans l'abdomen. Chez un individu qui portait une hernie, des signes non équivoques révélèrent un étranglement: je pratiquai l'opération, mais je ne trouvai dans le sac qu'une portion de l'épiploon; j'amenai l'intestin au-dehors, je reconnus; alors que l'étranglement était au côté interne du pubis; je le tirai vers-moi, je le coupai et le malade guérit.

Mais comment l'étranglement du collet du sac herniaire arrive-t-il, et quelles sont les dispositions anatomiques qui le favorisent? Lorsque l'intestin tend à se porter en avant, il chasse devant lui le péritoine qui forme dans le canal une espèce d'entonnoir dont la partie pointue est tournée en bas et la partie évasée en haut; mais pour peu que la tumeur fasse des progrès, les choses changent, et la partie évasée se porte en bas. Ce changement est dû à la situation de l'anneau. L'ouverture de celui-ci est tellement étroite qu'elle a tout au plus quatre à cinq lignes de diamètre. A mesure que la hernie augmente de volume, le collet du sac se fronce et se plisse par le poids de la hernie, par la tendance du péritoine déplacé à revenir sur lui-même, tendance que prouvent l'oblitération de la tunique vaginale chez les enfans, la forme de l'épiplocèle, mince du côté de l'anneau, volumineuse dans le fond du sac. Mais la cause principale de cette rainure circulaire, de ce rétrécissement du col, provient de l'application du bandage sur la hernie; la compression qu'il exerce sur le collet du sac le fronce, le resserre, l'enflamme même, ainsi que le crémaster et le tissu cellulaire; d'où résulte un rétrécissement et une structure, sinon fibreuse, du moins qui lui donne une grande résistance. Le collet peut encore devenir cartilagineux.

Le diamètre du collet et sa disposition anatomique, ne contribuent pas moins à favoriser l'étranglement. A peine, en effet, dans le plus grand nombre des cas, son ouverture a-t-elle trois à quatre lignes de diamètre; ses bords minces, tranchans et formés par le péritoine replié en faux, rendent l'étranglement plus dangereux que celui de l'anneau qui agit d'une manière moins forte sur l'intestin; mais en outre, il est une circonstance anatomique qui augmente la facilité de l'étranglement au collet; c'est l'état des individus chez lesquels le testicule passe très tard dans les bourses et donne lieu à la formation d'une hernie vaginale; car le mot congénial ne convient qu'aux hernies de naissance. Examinez une hernie vaginale, et vous trouverez constamment les choses ainsi disposées : L'orifice par lequel les parties sont sorties est fort étroit, il est à bords extrêmement tranchans; au-dessous, vous apercevez le collet, l'anneau inguinal ayant ses dimensions ordinaires, et l'espèce d'ampoule dans laquelle est contenue la portion d'intestin herniée. Si vous tirez alors l'intestin dans le sac, vous voyez l'étranglement se former de lui-même et vous comprenez par là ce qui arrive pendant la vie.

Nous venons de constater que l'étranglement avait lieu, dans la majorité des cas, au collet du sac : il importe maintenant de savoir si ce collet est fixe ou mobile. L'observation démontre qu'il est toujours mobile, parce que les élémens qui entrent dans sa composition sont unis aux parties voisines par un tissu cellulaire très lâche. L'adhérence molle de ces parties, leur union peu intime avec les ouvertures aponévrotiques, expliquent pourquoi il est si facile de faire rentrer et sortir la hernie.

Existe-t-il des symptômes qui puissent faire reconnaître l'existence de l'étranglement produit par le collet du sac herniaire ; nous n'hésitons pas à répondre d'une manière affirmative. Nous ajouterons même qu'il en est de différentes espèces. Les hernies volumineuses au-dehors sont moins sujettes à être étranglées au collet que les hernies cylindroïdes. Mais de toutes les tumeurs herniées, celles qui présentent le plus souvent cette disposition, sont les hernies congéniales.

Voici maintenant les circonstances qui servent à assurer le diagnostic : toutes les fois que l'étranglement est au collet, on peut repousser en masse et sans aucun bruit la totalité, la moitié, le tiers, le quart même de la hernie du côté du ventre, et la faire sortir ensuite; mais, pour qu'elle rentre ainsi, il faut qu'elle soit cylindroïde, que le canal inguinal soit large, et que le péritoine ne soit pas adhérent. Il nous est arrivé, dans plus de quarante cas, de voir la hernie rentrer en masse, sans pour cela que les accidens aient cessé. Si la tumeur était à l'anneau, dans le canal, ou à l'orifice supérieur, on ne pourrait lui faire exécuter ce mouvement, parce que ces parties sont presque inflexibles, tandis que le collet, au contraire, jouit d'une très grande mobilité, ainsi que nous l'avons dit précédemment, à cause de la laxité des parties. Je dois ajouter, avant d'aller plus loin, qu'il faut se mettre en garde par-dessus tout, contre cette réduction apparente qui en impose à beaucoup de praticiens, parce que toujours alors les accidens de l'étranglement persistent. Lorsqu'on a affaire à un cas de ce genre, il faut essayer de faire sortir la tumeur par tous les moyens connus ; s'ils sont inutiles, il faut inciser l'anneau, et tirer de haut en bas l'intestin. J'ai été obligé plus de dix fois, dans cet hôpital, de recourir à ce procédé, et toujours je l'ai fait avec succès.

Dans les cas de l'espèce, la tumeur conserve sa tension, et par le palper, on peut presque toujours reconnaître un point douloureux qui répond à peu près au siége de la hernie. C'est ainsi, par exemple, qu'après l'opération, nous pouvons indiquer le lieu où se trouve la portion d'intestin rentrée à cause d'une sensibilité qui est plus marquée dans cet endroit. Ainsi la tumeur et le point douloureux, annoncent qu'il existe dans ce lieu une hernie réduite en masse.

Lorsque l'étranglement a lieu à l'anneau, c'est-à-dire à l'orifice inférieur du canal inguinal, la tumeur, formée par la hernie, ne s'étend pas au-dessus de ce point ; tout le trajet du canal inguinal est vide, souple, indolent au toucher, et l'anneau paraît serré, dur et tendu. Au contraire, lorsque l'étranglement est situé au collet du sac herniaire, c'est-à-dire à la hauteur de l'orifice supérieur du canal inguinal, ce canal est constamment plein, dur, douloureux, et offre au toucher la sensation d'une tumeur cylindrique, dirigée de bas en haut, et de dedans en dehors. Il est même quelquefois possible d'insinuer le doigt entre les parties déplacées et l'anneau, tant celui-ci est loin d'opérer la constriction.

Chez quelques sujets, continue M. Dupuytren, l'étranglement existe dans toute la longueur du canal, et il faut débrider d'un bout à l'autre, et sur son côté supérieur. Quelquefois, il y a deux étranglemens à lever au lieu d'un; il existe en même temps un resserrement léger à l'anneau, et un resserrement plus fort au collet du sac.

Lorsque le sac jouit d'une très grande mobilité et peut être repoussé en partie dans le ventre, l'étranglement remonte souvent plus ou moins au-dessus du canal inguinal. Il peut encore exister plus loin de l'anneau, lorsque la hernie a été réduite en masse. Nous sommes donc conduit par une transition naturelle, ajoute M. Dupuytren, à dire quelques mots des étranglemens qui ont lieu dans la cavité abdominale elle-même. Ici le danger est bien plus considérable. La raison en est facile à concevoir : le siége des étranglemens externes est connu, et l'accident lui-même se fait d'après un mode déterminé, il ne peut donc y avoir d'erreur de diagnostic; tandis que les étranglemens internes n'ont, au contraire, aucun siége fixe. Leur formation tient non à des dispositions organiques constantes, mais à des circonstances accidentelles et très variables. Il est cependant une espèce d'étranglement interne que nous avons appelé mixte, et c'est la plus commune, qu'on reconnaît aisément; c'est celle qui est la suite de la réduction, au-dedans du ventre, de hernies étranglées par l'orifice du collet du sac qui les contient.

On objectera peut-être que ces distinctions sont de peu d'utilité; notre réponse sera facile. Je suppose qu'un individu ait un étranglement au collet du sac herniaire, et qu'on incise l'anneau inguinal, il arrivera ce qui s'est passé dans une opération à laquelle j'assistais; l'anneau ayant été incisé, les parties rentrèrent aussitôt. Je dois dire, continue M. Dupuytren que j'eus quelques doutes sur le succès de l'opération. Les accidens de l'étranglement ayant persisté, on crut avoir affaire à une péritonite. L'individu succomba ; on fit l'ouverture du cadavre : la cause du mal était au collet. L'anneau avait été ouvert et cependant les parties n'en étaient pas moins restées étranglées. On voit par là combien il importe de savoir au juste où est le siége de l'étranglement. Dans ce but il convient d'attirer l'intestin vers soi, et de porter le doigt le long de la portion herniée pour bien reconnaître la nature de l'obstacle.

L'étranglement qui a lieu à l'orifice supérieur du canal inguinal, diffère-t-il de celui qui a son siége à la partie inférieure de ce canal ? Oui, il en diffère manifestement en ce que, dans le premier cas, les parties sont bien plus vivement frappées de gangrène, parce que les bords de l'orifice supérieur sont tellement minces, qu'ils exercent une forte compression sur le collet du sac herniaire, tandis que l'anneau inguinal ayant ses bords mousses et son ouverture plus large, l'étranglement est plus lent à se faire, et l'intestin se trouve moins fortement pressé. La comparaison tirée d'un anneau fait très bien concevoir cette différence. En effet, si vous prenez un anneau large, il n'exercera aucune compression sur les parties; mais s'il est à bords tranchans, il coupera rapidement les organes.

L'étranglement au collet du sac herniaire occasionant très promptement la désorganisation des parties, il faut opérer immédiatement, parce que la hernie rentre très difficilement d'une manière complète; et d'un autre côté, parce que les bords tranchans qui pincent l'intestin sont une cause sans cesse renaissante de gangrène. La résistance des tissus mérite ici de fixer l'attention; le péritoine soutient plus long-temps la pression, mais la membrane muqueuse ne tarde point à être coupée en cercle; si l'étranglement a duré 2 à 3 jours, la membrane cellulaire est à son tour sectionnée; dans quelques cas enfin, la membrane péritonéale est elle-même coupée, de sorte que la moindre traction suffit pour séparer les deux bouts de l'intestin et la gangrène finit par se manifester. On voit donc que quand on opère de pareilles hernies, il ne faut pas tirer l'intestin avant d'avoir largement débridé, car on s'exposerait à n'amener qn'un bout d'intestin et à déterminer un épanchement dans l'abdomen.

Citons maintenant quelques faits à l'appui des préceptes que nous venons d'établir.

1re Observation. — *Hernie inguinale étranglée par le collet du sac; opération; péritonite; mort.* Un homme d'environ quarante ans, d'une petite taille, et d'une assez bonne constitution, vint à l'Hôtel-Dieu le 11 janvier de cette année, pour être traité d'une hernie étranglée.

Depuis quatre à cinq ans, il était affecté de tumeur à l'aîne du côté droit. Voici ce que cet homme raconta sur l'origine de son mal : il portait un sac de farine divisé en deux parties; l'antérieure qui était la plus forte, l'ayant entraîné en avant, il fit un mouvement violent en arrière pour se retenir; il sentit aussitôt au côté gauche de la poitrine une vive douleur qui provenait de la distension des muscles. Cette douleur guérit ; mais quelque temps après, il se montra une petite tumeur à l'aîne du côté droit; elle rentrait lorsque le malade était couché, et sortait lorsqu'il était debout ; il se manifesta de l'autre côté une seconde tumeur qui offrait les mêmes caractères. C'étaient deux hernies inguinales ;

la première était plus volumineuse que la seconde. Il fit dès lors usage d'un bandage inguinal double ; à l'aide de ce moyen, il se préserva assez long-temps d'accidens; hier, il ôta son bandage pour uriner. Probablement il aura fait quelque effort pour satisfaire ce besoin, toujours est-il que la hernie du côté droit était devenue plus volumineuse que de coutume; elle était dure, incarcérée, irréductible. A dater de ce moment, le malade éprouva des coliques, des nausées, des envies de vomir et des vomissemens ; il avait une constipation opiniâtre. Quelques tentatives de réduction furent faites inutilement. Pendant ces efforts M. Dupuytren annonça que l'étranglement s'était fait au collet du sac herniaire. Le malade fut conduit au bain ; de nouvelles tentatives de taxis furent pratiquées sans plus de succès. Que nous restait-il à faire, dit le professeur, pouvions-nous attendre que la réduction s'opérât d'elle-même? mais si cette terminaison heureuse a été observée dans quelques circonstances, combien de fois la gangrène, la péritonite et la mort n'ont-elles pas été les suites d'une opération trop long-temps différée ? Nous avons constamment obtenu un bien plus grand nombre de guérisons de malades opérés dans les douze premières heures de l'étranglement, que de ceux qui l'avaient été après cet espace de temps. D'ailleurs l'étranglement au collet du sac herniaire est un motif puissant pour se hâter de pratiquer l'opération, car on sait que sur dix cas de ce genre, on peut à peine en réduire un. La mollesse de la tumeur influe sans doute sur la facilité de la réduction, mais dans le cas dont il s'agit, la hernie était dure, tendue.

L'opération était donc hautement indiquée; aussi M. Dupuytren ne balança-t-il point à l'exécuter. Le malade est conduit à l'amphithéâtre, et l'opérateur procède au débridement, le 12 janvier, de la manière suivante : la peau qui couvre la partie supérieure de la tumeur étant soulevée et disposée en un pli transversal qu'il tient lui-même d'un côté entre le pouce et l'indicateur de la main gauche, et dont il confie l'autre extrémité à un aide placé vis-à-vis de lui, il pratique une incision sur ce pli, en faisant glisser le bistouri depuis la pointe jusqu'à la base. L'incision est ensuite prolongée vers la partie supérieure de la tumeur, pour que l'anneau soit bien à découvert et portée en bas, afin d'éviter la formation d'une poche. Les feuillets du tissu cellulaire sous-cutané sont coupés en dédolant. Une artériole ayant été ouverte, on en fait la ligature. Parvenu au sac herniaire, M. Dupuytren annonce qu'il contient une assez grande quantité de liquide, circonstance heureuse pour l'opération. En effet, le sac est à peine ouvert que la sérosité sort en abondance : on voit alors la portion étranglée d'intestin d'un rouge violacé; quelques points plus fortement injectés semblent indiquer que les efforts de réduction ont été accompagnés de quelque violence ; une certaine étendue de l'intestin ayant été tirée hors du ventre, on s'aperçoit que la coloration remonte dans l'abdomen. Le doigt introduit dans la plaie confirme la justesse du diagnostic ; le sac herniaire est attiré en bas, et son collet ayant été incisé en haut et parallèlement à la ligne médiane, la portion étranglée rentre aussitôt dans le ventre ; le pansement est fait d'après les règles connues.

Des lavemens sont administrés immédiatement après l'opération et amènent des selles abondantes.

Les jours suivans, le ventre était devenu douloureux. On donne au malade une infusion de camomille ; il rend beaucoup de gaz et se trouve soulagé.

Le quatrième jour de l'opération, l'état général était satisfaisant. On lève l'appareil, la plaie avait un bon aspect, le tissu cellulaire sous-péritonéal était seulement un peu tuméfié. (Boissons délayantes édulcorées.)

Le cinquième jour, le malade est pris tout-à-coup de délire, sans fièvre ni chaleur à la peau. On lui donne une potion calmante. M. Dupuytren, qui avait reconnu le délire nerveux, prescrit un lavement avec douze gouttes de laudanum. Les symptômes cérébraux se dissipent, et le septième jour ils n'avaient pas reparu; le malade allait bien, et jusqu'au 1er février, on n'observe rien de particulier. A cette époque, dix-neuvième jour de l'opération, en examinant la plaie qui paraissait, du reste, en voie de guérison, et en portant la main au-dessus de la fosse iliaque, on trouve une tumeur dure, rénitente, au centre de laquelle on sent un point de fluctuation. Quelle était sa nature ? un abcès stercoral ? mais la hernie n'était étranglée que depuis douze heures, lorsqu'elle fut réduite. Il y avait lieu de croire que c'était une inflammation développée dans le tissu cellulaire qui environnait le collet du sac, qui s'était ensuite propagée dans l'épaisseur des parois abdominales. Abandonnée à elle-même, la tumeur pouvait causer un épanchement à l'intérieur. Si elle avait son siége dans le ventre, ouverte avant que les adhérences fussent établies entre les parois du foyer et l'abdomen, il pouvait en résulter un épanchement mortel. M. Dupuytren a vu, dans plus de vingt cas, ces abcès se vider par le canal inguinal; il a même plusieurs fois favorisé cette issue du pus, en introduisant par ce canal une sonde de femme, qu'il faisait parvenir jusqu'au foyer. Ce fut dans cette intention qu'il mit, le 3 février, ce moyen en usage, mais il ne put faire arriver ni la sonde, ni même un stylet jusqu'au foyer; il résolut d'attendre quelque temps, afin d'étudier la marche de la nature et de la seconder. Peu à peu, la suppuration se fit jour vers la peau. Bien sûr alors que des adhérences, suffisantes pour prévenir tout épanchement, existaient, le professeur fit, le 20 février, une incision. Il ne s'écoula d'abord qu'une faible quantité de pus de bonne nature, mais ayant enfoncé davantage le bistouri, et agrandi l'incision, il sortit en grande abondance, et le malade fut immédiatement soulagé, mais l'engorgement n'avait pas totalement disparu. Une mèche très fine, enduite de cérat, est introduite dans la plaie.

Le 21, il s'écoula encore beaucoup de pus; le 22, il avait un peu diminué, et le malade allait bien. Le 24, il fut pris tout-à-coup, dans la soirée, de douleurs abdominales, de nausées, de coliques, de vomissemens. (Sangsues sur le ventre). A la visite, ces symptômes étaient un peu calmés, mais le malade avait la face terreuse, les yeux enfoncés, l'aspect cadavérique. Le 25, il avait cessé de vivre.

Autopsie. — Cicatrice de deux pouces à la région inguinale droite, petite incision au-dessus. La tête et la poitrine n'offrent rien de particulier. Le péritoine présente des traces évidentes d'inflammation. Il y a une petite quantité de pus entre les circonvolutions intestinales qui sont légèrement adhérentes entre elles. On aperçoit un orifice fistuleux près l'ouverture abdominale du canal inguinal, situé entre le péritoine, et un abcès existant dans les parois du ventre. Une autre perforation correspond à l'ouverture extérieure des tégumens, mais elle est bouchée par des adhérences très intimes du cœcum. L'abcès paraît avoir pris naissance dans le canal inguinal, et avoir ensuite gagné les parois abdominales; il est borné en dedans, par les adhérences des intestins aux parois du ventre, en dehors par la cicatrice. Il semble que les adhérences se soient rompues et aient produit l'épanchement qui a eu lieu par le premier orifice fistuleux que nous avons constaté.

Cette observation va nous fournir plusieurs remarques importantes : les individus affectés de hernie s'empressent de faire usage d'un bandage; mais ils croyent pouvoir le quitter, soit pour satisfaire un besoin, soit pour se livrer au sommeil. Dans le premier cas, il arrive fréquemment que par un effort d'expulsion la hernie sort et s'étrangle; dans le second cas, le même accident a lieu, quelquefois en montant dans le lit ou en faisant certains mouvemens ; on ne saurait donc trop recommander aux personnes atteintes de cette incommodité de conserver nuit et jour leur bandage.

Chez notre malade, la hernie était inguinale et volumineuse; une anse considérable d'intestin paraissait être étranglée; mais l'orifice inférieur du canal inguinal, ce canal lui-même n'exerçait aucune constriction sur l'intestin que l'on faisait mouvoir et remonter sans difficulté jusqu'à la partie supérieure du canal; l'étranglement existait donc au bord tranchant que forme le péritoine, au lieu où commence le sac; l'opération prouve la vérité de ce diagnostic. Tout présageait une terminaison heureuse, lorsqu'un de ces abcès qui ont lieu souvent dans le tissu cellulaire qui environne le collet du sac, vint compliquer la maladie et déterminer une péritonite mortelle.

L'observation que nous allons rapporter est du nombre de celles que M. Dupuytren a appelées vaginales.

2° Observation. — *Hernie inguinale vaginale, étranglée par le collet du sac herniaire.* Fournier (Abel), âgé de vingt-trois ans, maigre, de constitution lymphatique, a, depuis son enfance, une hernie inguinale du côté droit, qu'il n'a pas l'habitude de contenir : un effort assez léger en détermine l'étranglement; des hoquets, des nausées, des vomissemens, des coliques surviennent; le malade fait, sans succès, des tentatives pour réduire sa hernie; quarante-huit heures après l'apparition des symptômes, il se présente à l'Hôtel-Dieu dans l'état suivant :

La tumeur herniaire a le volume d'un petit œuf de poule; elle est susceptible d'une réduction partielle; mais, sitôt qu'on l'abandonne à elle-même, et qu'on cesse de la presser, elle reprend son volume ordinaire; un noyau allongé et très dur existe dans toute la longueur du canal inguinal; le ventre est soulevé, tendu, sensible à la pression; le malade vomit sans cesse des matières bilieuses; il éprouve de vives coliques, ne peut aller à la selle; le pouls est concentré et très fréquent. On le conduit immédiatement au bain, où l'on exerce vainement le taxis. L'opération étant la seule ressource. On la propose au malade qui s'y refuse; on pratique plusieurs saignées; on le tient au bain pendant plusieurs heures; dans la journée, on place un grand nombre de sangsues à l'anus et sur le ventre. Le deuxième jour, accroissement des accidens; vomissemens de matières stercorales; pouls fréquent et concentré; tension plus considérable du ventre; soif vive : on recommande au malade d'éviter de boire beaucoup, pour ne pas entretenir et augmenter même les vomissemens, et de se contenter d'humecter la langue avec des tranches d'orange. Le troisième jour, sensibilité plus vive de l'abdomen, prostration extrême, pâleur générale; nouveau refus de subir l'opération. Le quatrième jour, pouls presque insensible; faiblesse considérable; soulagement trompeur; rémission légère des symptômes; en touchant la hernie, on sent une sorte de crépitation qui indique que les parties qui y sont contenues sont gangrenées. Le cinquième jour, le hoquet, qui avait presque cessé la veille, revient avec plus de force : les extrémités se refroidissent. Le sixième jour, hoquet continuel; pouls insensible; froideur de tout le corps. Le lendemain, le malade réclame l'opération; mais la visite est à peine finie, qu'il n'existe plus.

Autopsie cadavérique, vingt-quatre heures après la mort. Le ventre est un peu moins tendu que pendant la vie; point de raideur cadavérique. M. Dupuytren pratique l'opération de la hernie, comme il l'eût fait sur le vivant : les parties molles ayant été successivement divisées jusqu'au sac, celui-ci est ouvert à sa partie antérieure et inférieure. Il s'écoule de la sérosité brunâtre, exhalant une odeur gangréneuse; une anse de l'intestin grêle de trois pouces et demi à quatre pouces de longueur, offrant une couleur grise ardoisée, est molle, et s'affaisse comme une feuille de papier mouillé. Au-dessus de l'intestin, on voit l'extrémité antérieure du testicule; on peut avec facilité engager le doigt dans l'anneau et arriver ainsi jusqu'à la partie supérieure du canal inguinal où existe l'étranglement, qui se trouve formé par un collet circulaire falciforme, adhérant antérieurement et postérieurement à l'intestin, dans l'étendue d'une ligne environ. Au-dessus de l'étranglement existe une petite perforation au tube intestinal, sur le bout supérieur duquel la gangrène remonte à une hauteur de trois pouces. A la gangrène, succède une rougeur violacée que l'on retrouve jusqu'à l'estomac. Le bout inférieur, qui n'a qu'une longueur de six pouces jusqu'au cœcum, est fortement revenu sur lui-même, ainsi que tout le gros intestin, dont le volume est à peine égal à celui qu'il a chez enfant de six ans. Dans le bout supérieur, sont contenues beaucoup de matières stercorales liquides, qui eussent flué dans le ventre par la petite ouverture qui existait à l'intestin, si une adhérence ne se fût formée en cet endroit. L'étranglement levé, on vit une dépression circulaire très prononcée à l'intestin, qui, examinée à sa face interne, parut en cet endroit privé de ses deux membranes internes. Partout les intestins sont adhérens entre eux par de fausses membranes récentes. Le petit bassin renferme une très grande quantité de pus. A l'ouverture de l'abdomen, il s'était écoulé beaucoup de sérosité purulente et un gaz assez fétide qui s'enflamme à l'approche de la lumière, et qui brûle ainsi pendant plusieurs minutes. Les poumons sont un peu engoués postérieurement; le reste des organes est sain.

Nous avons dit qu'à l'ouverture du ventre, il s'échappa une assez grande quantité de gaz inflammable; cette circonstance confirme ce fait important, que l'inflammation des membranes amène un changement notable, non-seulement dans la quantité, mais encore dans la nature de leur sécrétion. Le gaz dont la déflagration a, chez ce sujet, duré plusieurs minutes, était probablement du gaz hydrogène carboné.

Nous avons montré, dit M. Dupuytren, que les étranglemens internes qui proviennent de la réduction en masse de hernies étranglées par le collet du sac, peuvent presque toujours être diagnostiqués, tant à l'aide des signes commémoratifs de l'existence antérieure d'une hernie primitivement située au dehors, qu'à l'aide des symptômes actuels; il est cependant des cas où il n'est pas aisé de les reconnaître, sur-tout si l'on n'a pas été présent à la réduction de la hernie. L'incertitude devient encore plus grande, si le malade est atteint de deux hernies réduites ensemble, et qui n'offrent actuellement aucun signe d'étranglement plutôt d'un côté que de l'autre.

3e Observation. — *Hernie inguinale double. Étranglement par le collet. Opération. Pansement. Guérison.* Geoffroy (Jacques), serrurier, âgé de quarante ans, portait deux hernies inguinales, la gauche, depuis douze ans, la droite, depuis trois; la première était maintenue par un bandage depuis sept à huit ans, la seconde était abandonnée à elle-même.

Un jour, en passant sur la place du Carrousel, il entend craquer son bandage; il porte la main à sa hernie gauche, que lui cause une vive douleur, et a augmenté de volume. De retour chez lui, il fait de vains efforts pour la réduire, et éprouve tous les symptômes de l'étranglement. Le lendemain, il prend, de lui-même, deux grains d'émétique, et appelle un chirurgien qui, après beaucoup de tentatives de réduction, réussit enfin; mais les accidens persistent, et le cinquième jour de l'étranglement, le malade se fait apporter à l'Hôtel-Dieu. A la visite du lendemain, M. Dupuytren l'examina avec la plus grande attention; le ventre était douloureux; il y avait des hoquets, des vomissemens de matières fécales, et de la constipation. La figure était grippée.

Les signes d'étranglement existaient; mais on pouvait craindre une péritonite; le diagnostic était d'ailleurs difficile à cause des deux hernies qui avaient été réduites, et qui n'offraient point de tumeur derrière l'anneau inguinal. On n'avait même d'autres données sur l'existence antérieure de ces hernies que la dilatation des anneaux et les récits contradictoires du malade. M. Dupuytren ne voulut pas pratiquer d'opération avant d'être bien convaincu qu'il n'y avait plus d'autres chances de salut; mais le lendemain, septième jour de l'étranglement, le malade paraissant voué à une mort certaine, elle fut résolue.

Ayant remarqué qu'il y avait une tumeur à la région inguinale droite, et que le malade y éprouvait une douleur plus grande, ce fut de ce côté, qu'il alla chercher la cause de l'étranglement.

Une incision fut faite à la peau suivant l'axe de la hernie; sous elle était une petite tumeur qu'on put prendre un instant pour le cordon spermatique, ensuite pour le sac herniaire lorsqu'on fut arrivé dans une cavité lisse d'où s'écoula une assez grande quantité de sérosité. C'était un kiste séreux, derrière lequel était placé le véritable sac. Celui-ci, peu volumineux ne contenait ni intestin ni épiploon, mais seulement un peu de sérosité dans laquelle nageaient des flocons albumineux. Le doigt introduit dans l'abdomen reconnaît l'adhérence des intestins, soit entre eux, soit avec les parois abdominales, signes non équivoques de péritonite. A l'instant même, M. Dupuytren pratique l'opération de l'autre côté : on incise avec ménagement les couches celluleuses qui recouvrent la tumeur; on ouvre une poche, dans laquelle était une masse graisseuse qui en impose pour l'épiploon; M. Dupuytren le croit lui-même un instant; mais, apercevant au-dessous un feuillet fibreux, et faisant tousser le malade, il voit se soulever ce feuillet qu'il incise avec précaution, ainsi que quelques couches subjacentes. Aussitôt s'écoule beaucoup de sérosité sanguinolente; dès ce moment M. Dupuytren assure qu'il y a de ce côté un étranglement : ce liquide, comparé avec celui qui s'était écoulé de l'autre côté, en est une preuve évidente. On trouve dans le sac une petite masse graisseuse rougeâtre, qu'on reconnaît pour l'épiploon tuméfié. Le doigt introduit dans l'anneau sent, à une assez grande hauteur, une bride circulaire. On attire ce sac au-dehors; avec lui on fait sortir une petite portion d'intestin rouge, rénitente; pendant qu'un aide tient fortement, et assujettit les deux bords de l'incision de ce sac, on conduit sur le doigt le bistouri boutonné, et on débride en haut et en dehors; la douleur du débridement détermine des efforts expiratoires qui font sortir une plus grande portion d'intestin : on coupe la bride en plusieurs sens, et pour éviter d'opérer une réduction en bloc, on fixe cette bride formée par le collet du sac pendant que l'on tient l'intestin. Le malade, pansé, est reporté dans son lit, il passe assez bien la journée. Du petit-lait, des quarts de lavement sont administrés; des fomentations sont appliquées sur le bas-ventre qui est douloureux; la face est rouge, le pouls accéléré, la langue couverte d'un enduit brunâtre (saignée.) — Le lendemain, plus de vomissemens, mais coliques toujours fréquentes, pouls accéléré, face injectée; plusieurs saignées sont pratiquées ce jour-là et le suivant. Enfin les douleurs du ventre se calment tout-à-fait; le malade guérit parfaitement. Il était en état de sortir à la fin de septembre.

4e Observation. — *Hernie inguinale double. Étranglement par le collet. Opération. Guérison.* On apporte à l'Hôtel-Dieu, le 27 septembre, un homme qui paraît dans l'état le plus désespéré: les extrémités sont froides; le visage décoloré; le pouls extrêmement petit, à peine perceptible; le ventre tendu, douloureux, sur-tout à sa partie inférieure : il y avait de plus des hoquets, des vomissemens de matières sans odeur; constipation : on croit qu'il n'a que quelques heures à vivre; à peine peut-il répondre qu'il avait depuis long-temps deux hernies inguinales, que ces hernies étaient devenues douloureuses depuis une époque qu'il ne sait pas préciser. On le plonge dans un bain, en attendant l'arrivée de M. Dupuytren, qui le trouve dans le même état. Les signes commémoratifs étaient d'une importance extrême, cependant ce malheureux, pendant un quart-d'heure, ne cesse de se contredire. On était donc réduit aux signes sensibles, et ces signes ne pouvaient pas indiquer d'une manière positive la cause de la maladie : était-ce une péritonite, un étranglement interne? M. Dupuytren ordonne qu'on continue les quarts de lavement, et qu'on saigne le malade. Le soir une évacuation alvine très abondante a lieu, de nouvelles selles ont lieu pendant la nuit; les vomissemens cessent; mais les hoquets sont très rapprochés.

Le lendemain, pouls développé; face rouge; ventre souple; le malade est plus susceptible d'attention, et fait l'histoire de sa maladie. (On vérifia l'exactitude de son récit par des questions multipliées, présentées sous diverses formes.) Il avait, depuis onze ans environ, deux hernies, qui avaient paru à six mois de distance l'une de l'autre. Ces hernies, qu'il contenait au moyen d'un bandage à pelote double, sortaient quelquefois sous celui-ci, mais étaient facilement réductibles : la droite sortait plus aisément que la gauche. Ces hernies ne lui avaient jamais causé d'incommodité, lorsque, la veille de son entrée, il fait un effort : les deux hernies s'échappent et deviennent douloureuses ; il réduit lui-même la hernie droite, appelle un médecin, qui réduit la gauche, et lui prescrit de la camomille. Les accidens de l'étranglement augmentent ; on l'apporte à l'Hôtel-Dieu. Quel parti prendre? La plupart des symptômes de l'étranglement existaient ; mais on n'avait pas ici de vomissemens de matières fécales ; les évacuations alvines se faisaient librement. On fait marcher le malade ; la hernie gauche sort ; mais elle est molle, et rentre avec facilité. Il n'y a pas de raison suffisante pour opérer. Le soir, même état ; le malade avait beaucoup évacué ; point de vomissemens ni de hoquets ; ventre souple et sensible à la pression, sur-tout dans l'hypogastre et aux régions iliaques. M. Dupuytren, persuadé des grands avantages de l'opération, s'il y a étranglement, se décide à la pratiquer : il opère le côté droit, parce que la hernie, qui, suivant le récit du malade, sortait plus aisément de ce côté que de l'autre, quand il se portait bien, n'avait pas reparu par l'effet de la marche.

Une incision de deux pouces et demi à trois pouces est pratiquée à la peau suivant la direction de l'anneau ; aussitôt se présente une espèce de cordon cylindrique qu'on avait senti à travers les tégumens. On l'ouvre avec précaution, et on parvient dans une poche lisse qu'on reconnaît pour le sac herniaire ; le doigt, introduit dans cette poche, rencontre en haut un cul-de-sac ; une sonde cannelée portée dans le même sens, pénètre dans la cavité abdominale et amène une sérosité sanguinolente. On agrandit l'ouverture faite à ce sac ; on l'attire au dehors, et on voit que son collet est froncé sur lui-même et rétréci comme par une espèce de cicatrice. Ce collet est incisé ; le doigt, porté dans la cavité abdominale, ne trouve plus d'étranglement. Le malade guérit parfaitement sans accidens.

Ces deux observations sont d'une haute importance et doivent appeler toute votre attention; aussi vont-elles nous fournir l'occasion de développer les idées générales que nous avons émises précédemment. On conçoit, en effet, l'embarras que doit éprouver un praticien appelé à donner les secours de son art à des malades atteints de hernie étranglée et réduite en masse. La première difficulté consiste à prononcer, en l'absence de toute hernie, s'il existe ou non un étranglement; et lorsque son existence est constatée, la seconde difficulté est d'atteindre l'étranglement qui, en rentrant dans le ventre, s'est soustrait à l'investigation des yeux et aux instrumens chirurgicaux. Mais y a-t-il des signes à l'aide desquels on puisse, après la réduction de la hernie, décider si l'étranglement persiste ou non au-dedans du ventre? L'observation a résolu affirmativement la question, en montrant que les symptômes commémoratifs et actuels, mettaient presque toujours sur la voie de la lésion. Les premiers sont la largeur de l'anneau, la mobilité de la hernie qui en est la conséquence, la réduction en masse qui en est le résultat, et la persistance des accidens sans aucune rémission. Mais il peut arriver qu'ils n'aient pas été observés avec soin ; il faut alors recourir aux signes actuels dont plusieurs ont déjà été indiqués, mais sur lesquels nous croyons devoir insister de nouveau à cause de la difficulté du diagnostic ; ces signes sont une douleur fixe et circonscrite dans la région de l'hypogastre, se faisant sentir derrière l'ouverture par laquelle la hernie est sortie et rentrée, et une tumeur plus ou moins sensible dans cette région.

Arrêtons-nous quelques instans sur ce dernier symptôme qui présente plusieurs particularités d'un haut intérêt. Lorsque la tumeur qui constitue la hernie est réduite en masse, elle ne saurait errer dans l'abdomen, parce qu'elle est formée, en partie du moins, par le péritoine qui, bien que mobile, reste toujours dans la région à laquelle il appartient et y retient par conséquent la tumeur. La hernie se trouve donc constamment derrière l'ouverture par laquelle elle est rentrée, et appliquée à son côté interne. Environnée par le tissu cellulaire qui unissait auparavant le péritoine aux parois de l'abdomen, et qui s'est laissé déplacer pour la recevoir, elle se trouve, en outre, recouverte par une seconde lame du péritoine, précisément celle qu'elle a détachée de la face postérieure de l'abdomen ; de sorte que pour pénétrer dans le sac herniaire par une incision des parois du ventre, il faudrait couper deux fois le péritoine, pénétrer dans sa cavité avant d'arriver à celle du sac, à moins toutes fois qu'on ne voulut agir, comme pour la ligature de l'artère iliaque externe, en soulevant et en décollant la membrane séreuse.

Cette méthode pourrait être employée : je n'y ai pourtant jamais eu recours. Il en existe une heureusement plus simple et moins dangereuse : elle consiste à aller chercher et à attirer la hernie par l'ouverture qui l'a transmise dans le ventre, assuré que l'on est de la rencontrer appliquée à la face interne de cette ouverture, de pouvoir la saisir avec des pinces et de l'amener au-dehors, en incisant ou sans inciser les bords de l'anneau. Si on examine la tumeur par la cavité du péritoine, on voit qu'elle est logée dans la fosse iliaque, un peu plus en dehors dans la hernie crurale, un peu plus en dedans et plus profondément dans la hernie inguinale. Elle présente une ouverture étroite et serrée dans laquelle plongent deux bouts d'intestin pour former une anse dans la cavité du sac. C'est dans ce point que les intestins sont comprimés, resserrés, amincis, étranglés et gangrénés, le bout supérieur plus souvent que l'inférieur; le premier très dilaté, au point de se déchirer; le second mince, vide et tel que l'intestin d'un enfant.

Les rapports anatomiques de la tumeur étant connus, arrivons aux autres symptômes : La douleur et la tumeur ne sont pas les seules qui révèlent la persistance de l'étranglement dans le ventre; en déprimant les parois abdominales, on éprouve une résistance plus ou moins grande qu'on rencontre quelquefois à l'anneau, soit en introduisant le doigt dans cette ouverture, soit en faisant tousser le malade; l'effort que fait cette tumeur pour sortir, en dilatant le canal et quelquefois en soulevant la peau qui la revêt, doit être également pris en considération. Mais ce qui est plus caractéristique encore, c'est la continuité et sur-tout la nature des vomissemens. De faibles vomituritions ne suffiraient pas pour établir l'existence d'un étranglement interne. Il faut, pour dissiper tous les doutes, d'abondans vomissemens, présentant sur-tout un caractère particulier. Des matières muqueuses ou bilieuses indiqueraient tout aussi bien une irritation, une gastrite ou une entérite qu'un étranglement; mais des vomissemens d'une bouillie d'un jaune doré, ayant l'odeur stercorale et fournie par une matière delayée, ne sauraient laisser d'incertitude; lorsque ce signe est joint aux précédens, on doit admettre que la hernie est rentrée en masse et étranglée au-dedans, comme elle l'était au-dehors.

Terminons cette série d'observations par celle d'un individu qui est entré dans les derniers jours de mars de cette année à l'Hôtel-Dieu. Cet homme, âgé d'environ quarante ans, d'une taille moyenne, d'une assez bonne constitution, portait depuis quinze ou vingt ans une tumeur à la région inguinale droite. Cette tumeur rentrait et sortait dans les premières années de son apparition. Il y a huit ans environ, il abandonna son bandage, la tumeur cessa alors de rentrer complétement, lors même qu'il était couché et malgré tous les efforts qu'il faisait pour y parvenir. Le 24 mars 1832, à la suite d'un repas où il avait mangé copieusement des haricots, sa tumeur devint tendue, plus volumineuse ; bientôt des nausées et des vomissemens eurent lieu, tous les signes d'une hernie étranglée se déclarèrent. Des tentatives de réduction furent faites, mais elles n'eurent aucun résultat. Le malade fut alors conduit à l'Hôtel-Dieu. On le mit au bain, et l'on essaya ensuite de réduire, mais on n'y put parvenir. Une application de sangsues fut faite sur la tumeur : le malade fut de nouveau mis dans le bain sans aucune amélioration ; le vingt-cinq au matin, vingt-quatre heures après l'étranglement, les accidens persistant, M. Dupuytren fit faire une saignée et ordonna que le malade fût ensuite conduit à l'amphithéâtre pour y être opéré. Voici dans quel état se trouvait la hernie : elle avait envahi le scrotum du côté droit; dans sa partie inférieure elle était molle, transparente, ce qui indiquait la présence d'un liquide ; au-dessus de l'anneau on sentait une tumeur dure ; les signes que nous avons indiqués ailleurs firent reconnaître à M. Dupuytren, que l'étranglement avait lieu au collet du sac herniaire, et cette opinion fut également partagée par M. Sanson. Une incision de trois pouces environ fut faite sur le trajet de la tumeur, et divisa successivement toutes les couches qui recouvraient la hernie; dans ce temps de l'opération plusieurs artères honteuses externes furent coupées; on en fit aussitôt la ligature. Parvenu au sac, M. Dupuytren l'ouvrit en dédolant; il n'en sortit d'abord qu'un peu de sérosité; l'ouverture fut agrandie à l'aide de ciseaux; il s'écoula un liquide sanguinolent, en moindre quantité qu'on ne l'avait d'abord pensé; mais si la sérosité manquait, en revenche le sac était distendu par une énorme portion d'épiploon qui paraissait y avoir passé presqu'en entier; l'intestin était rouge, sans aucun signe de gangrène; l'étranglement existait à la partie moyenne du collet, il fut facilement levé; mais il restait à faire rentrer cette masse d'épiploon qui par hasard n'avait point contracté d'adhérence. M. Dupuytren fut obligé de débrider plus largement; la réduction de l'épiploon fut pénible, plusieurs fois même on crut qu'il ne pourrait rentrer complètement; cependant M. Dupuytren parvint à le réduire en entier. Vous n'ignorez pas, dit le professeur, que l'on a conseillé de couper dans ce cas une portion de l'épiploon, mais la ligature partielle des artères est extrêmement longue, et souvent même on ne parvient pas à les lier toutes, ce qui expose à des hémorrhagies; si on fait la ligature en masse il peut survenir de l'inflammation, de la suppuration et des accidens très graves; d'ailleurs l'épiploon contracte avec la plaie des adhérences qui sont souvent fort gênantes et douloureuses. Il vaut donc mieux, lorsqu'il est libre, essayer de le faire rentrer dans l'abdomen. On peut craindre il est vrai une inflammation par suite des efforts de réduction; mais la chaleur du ventre suffit souvent pour prévenir cet accident. Dailleurs, on peut le combatre avec succès par des saignées locales et générales, par des applications émollientes, des bains, etc. L'opération terminée, M. Dupuytren a fait un point de suture au milieu du sac et le pansement a eu lieu selon les règles.

Nous ne pouvons nous empêcher, avant de parler du traitement, reprend M. Dupuytren, de faire encore une remarque relativement à l'étranglement du collet du sac herniaire. Si cette cause d'étranglement existe plus spécialement dans la hernie inguinale, nous l'avons également observée dans les hernies crurales : nous pourrions vous en citer plusieurs exemples; mais comme ils ont beaucoup de ressemblance avec ceux que nous venons de donner, nous nous contentons d'appeler votre attention sur ce point.

Établissons actuellement les régles générales de la *thérapeutique* de ces affections si communes et ordinairement si graves.

On sent qu'il doit y avoir de très grandes modifications, suivant le siége de l'étranglement. S'il a lieu à l'orifice inférieur, une simple incision suffira pour faire cesser les accidens; mais il n'en pourrait être ainsi, s'ils étaient causés par le collet du sac; car si l'on se bornait à inciser l'anneau, la hernie rentrerait, mais l'obstacle ne serait pas levé, et l'on verrait les malades périr en peu d'heures. Il faut donc introduire le doigt dans le sac, et le lui faire parcourir : on arrive à sa partie supérieure. Mais cette introduction n'est pas toujours aussi facile; on est alors obligé de débrider, le doigt glisse ensuite avec facilité et arrive à la partie supérieure du sac, qui représente une espèce de voûte; il n'y a plus d'orifice, et on reconnaît l'étranglement. Dans ce cas, on est obligé d'opérer sur des parties qui ne sont point soumises à la vue. Pour cela le chirugien, armé d'un bistouri étroit, concave ou convexe, mais par-dessus tout boutonné, le glisse à plat le long de son doigt. Parvenu à l'ouverture, il fait le débridement en avant et en haut, comme s'il faisait l'incision simple. Quelques personnes se servent d'une sonde cannelée; mais j'ai vu très souvent, ajoute le professeur, des accidens résulter de l'emploi de ce moyen, parce qu'il arrive assez ordinairement que l'instrument abandonne la cannelure et blesse l'intestin, ce qui donne lieu à des péritonites; et après la mort, si vous le déroulez, vous trouvez une petite ouverture au milieu des parties saines. Ces accidens ne sont point à craindre, lorsque le doigt sert de guide à l'instrument. La forme du bistouri ne me paraît point avoir une influence marquée sur la rapidité de l'opération. Mais il est certain que le bistouri boutonné en a une incontestable pour la sûreté.

A quelle hauteur faut-il aller pour trouver l'étranglement? On sent qu'il est impossible de rien dire de positif sur ce sujet. Dans quelques cas, il est au niveau de l'ouverture supérieure du canal inguinal, quelquefois plus bas; nous avons montré que souvent aussi on le rencontre plus haut. Il faut d'ailleurs, pour la certitude de l'opération, essayer d'attirer en dehors, avec toutes les précautions et tous les ménagemens possibles, une portion de l'intestin, afin de s'assurer s'il n'existe plus d'obstacles. Quelquefois, continue M. Dupuytren, il m'est arrivé de trouver l'étranglement à la hauteur du doigt, sans pouvoir le faire venir à l'extérieur; mais dans ce cas, un bistouri boutonné étroit, garni partout, à l'exception de deux ou trois lignes, suffisait pour lever l'étranglement.

Il est inutile de dire que lorsque la hernie est rentrée, il faut employer tous les moyens connus pour la faire sortir. On engagera le malade à tousser, à marcher; en un mot, on facilitera autant que possible la réapparition de la hernie.

FIN DU PREMIER VOLUME.

TABLE DES MATIÈRES.

CONTENUES

DANS CE PREMIER VOLUME.

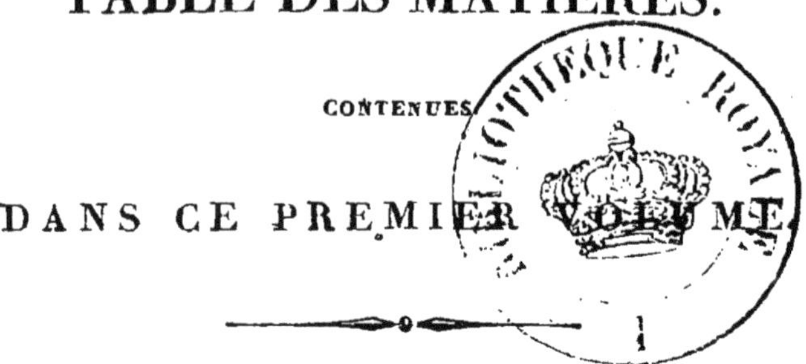

BIBLIOTHEQUE ROYALE

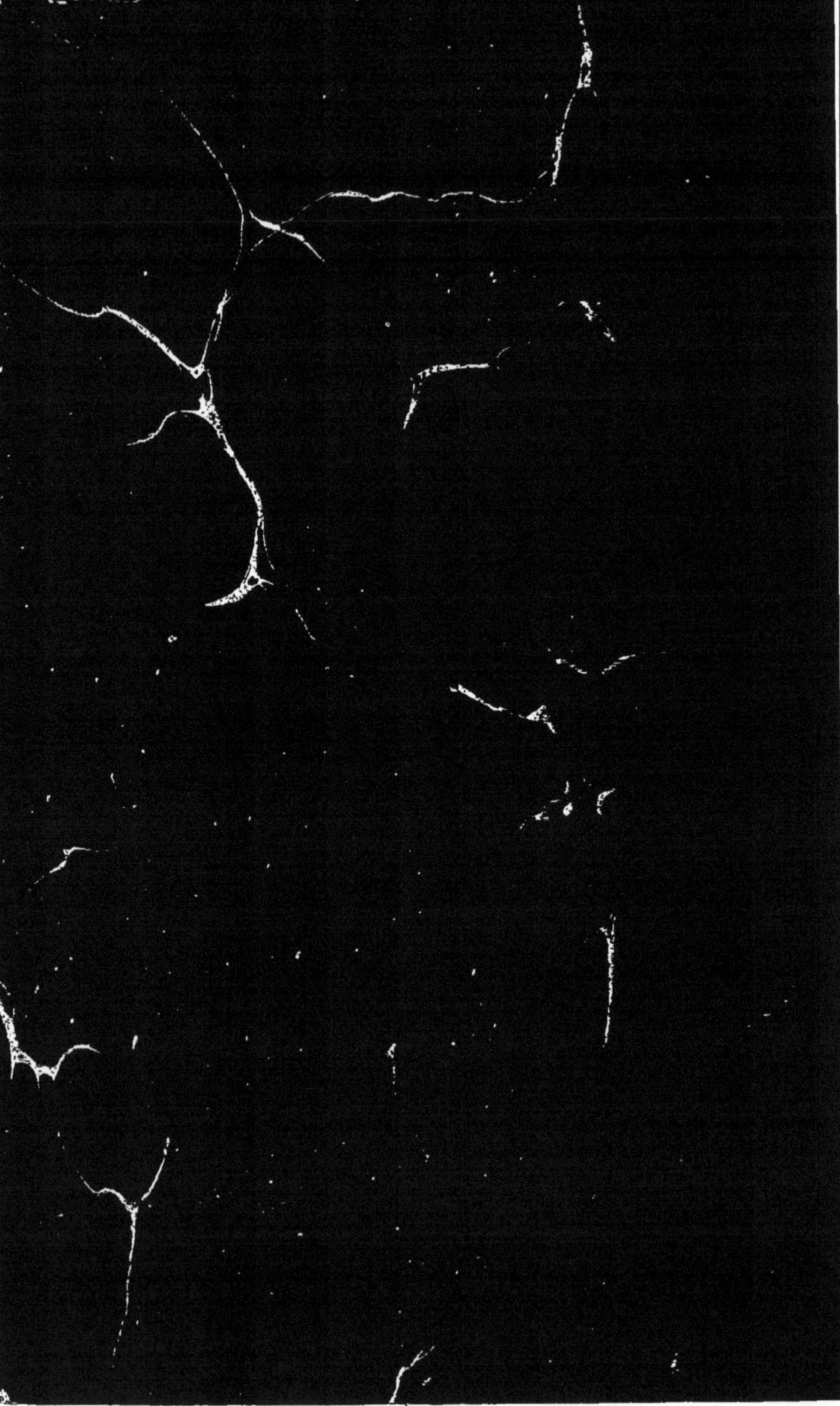

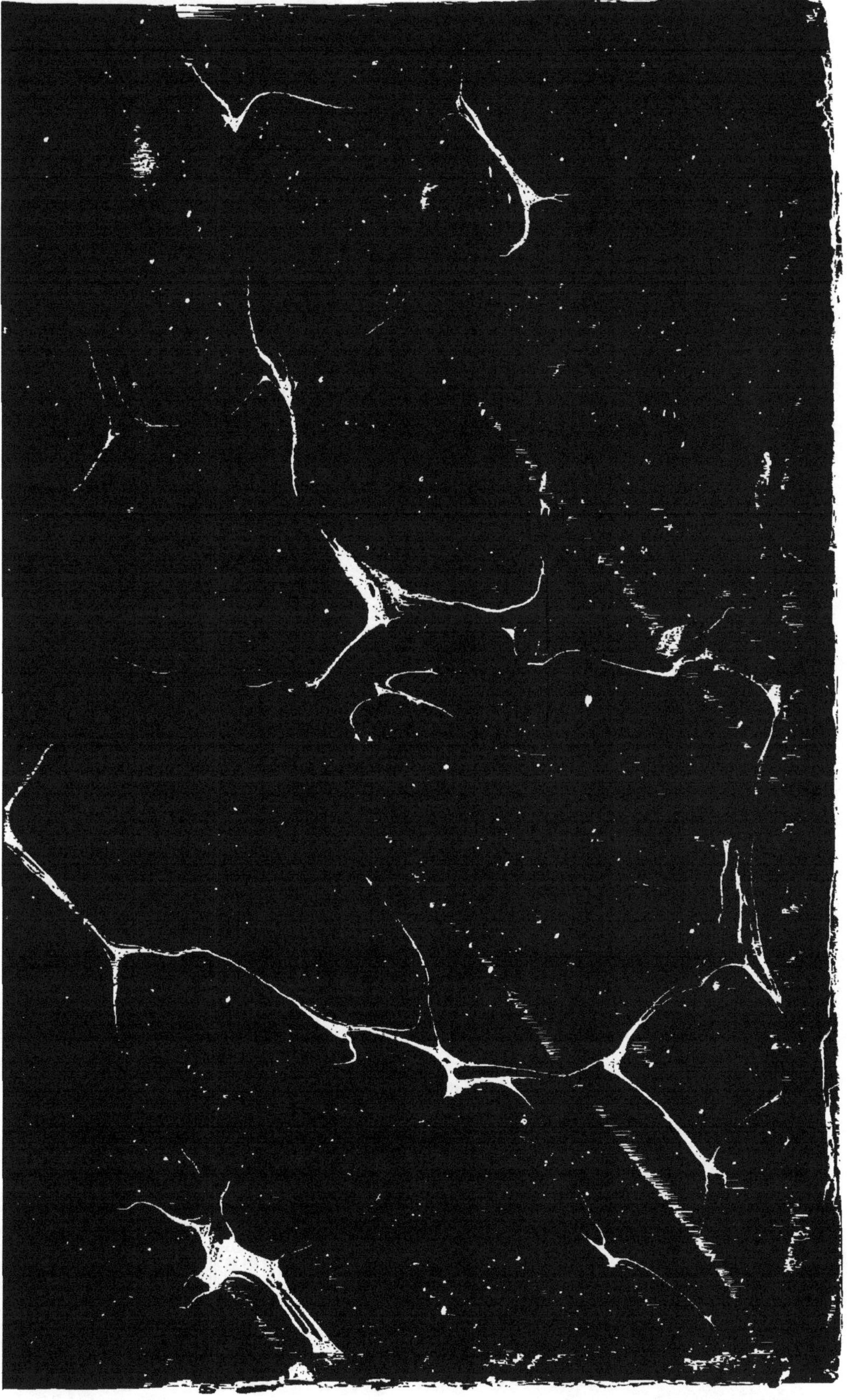

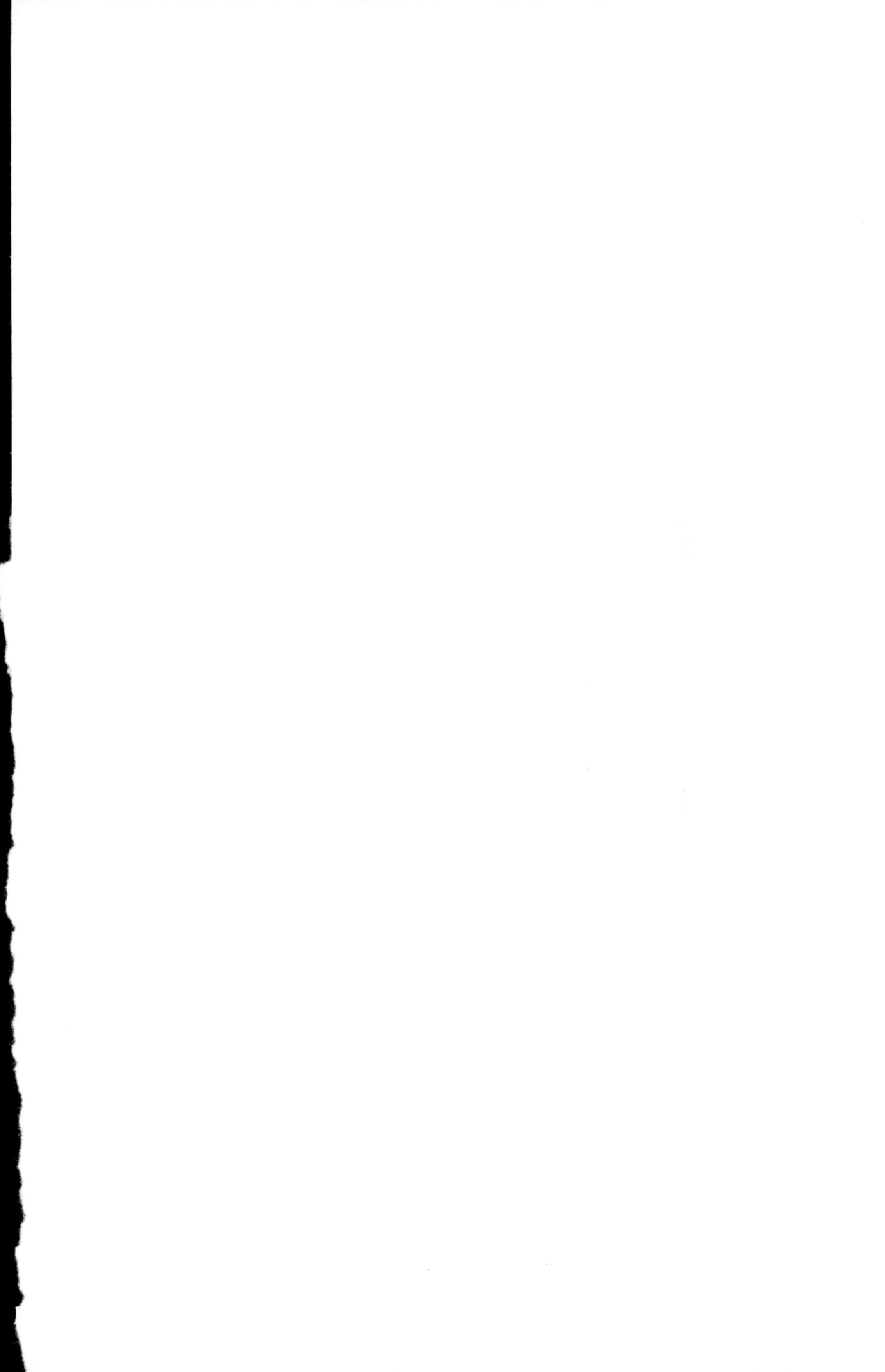

www.ingramcontent.com/pod-product-compliance
Ingram Content Group UK Ltd.
Pitfield, Milton Keynes, MK11 3LW, UK
UKHW020254230726
13925UKWH00001B/41

9 782013 693226